SANATORIUM-ÉCOLE

HYGIÈNE ALIMENTAIRE

DU

TUBERCULEUX

PAR

LE Dr COSTE DE LAGRAVE

Médecin de Sanatorium

PARIS

A. MALOINE, ÉDITEUR

25-27, RUE DE L'ÉCOLE-DE-MÉDECINE, 25-27

1907

HYGIÈNE ALIMENTAIRE
DU TUBERCULEUX

SANATORIUM-ÉCOLE

HYGIÈNE ALIMENTAIRE

DU

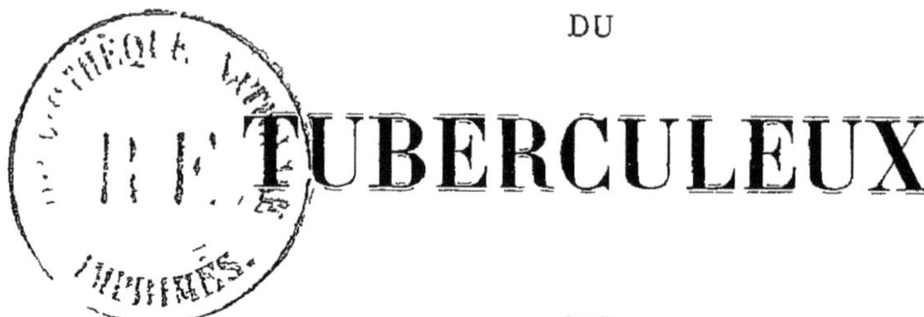

TUBERCULEUX

PAR

LE Dr COSTE DE LAGRAVE

Médecin de Sanatorium

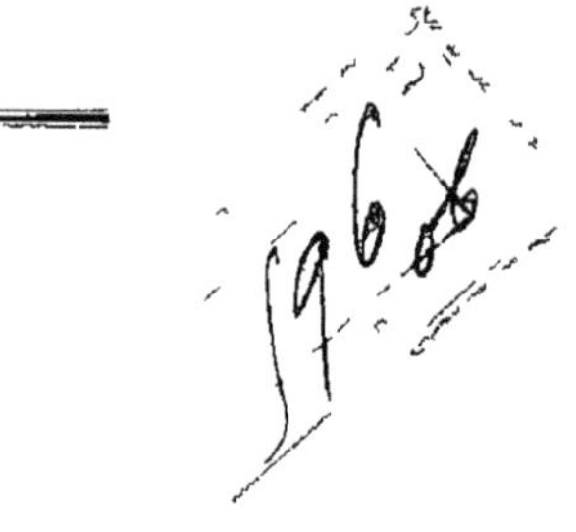

PARIS

A. MALOINE, ÉDITEUR

25-27, RUE DE L'ECOLE-DE-MÉDECINE, 25-27

1907

A MONSIEUR LE PROFESSEUR GRANCHER

CHER MAÎTRE,

Vous avez bien voulu accepter la dédicace de ce livre. C'est un honneur dont je suis fier.

Dans ce désir que vous avez bien voulu exaucer, je vous prie de voir, non le mérite de mon travail, mais l'effort accompli pour me ranger parmi vos disciples.

Tout ce qui ressort de l'alimentation des tuberculeux relève de votre enseignement. Si mon œuvre a de la valeur, elle vous le doit. Tout ce qu'elle a de bon vient de vous.

Et quel exemple meilleur que le vôtre pouvais-je me proposer.

L'histoire dira que vous avez sauvé des millions d'enfants.

Et vous poursuivez votre tâche en étendant de plus en plus votre charité et vos bienfaits, rendus plus efficaces encore par l'autorité incontestée de votre science et par le grand renom de votre sagesse, de votre jugement et de votre bonté.

COSTE DE LAGRAVE.

Juillet 1906.

HYGIÈNE ALIMENTAIRE DU TUBERCULEUX

PREMIÈRE PARTIE

PRÉLIMINAIRES

CHAPITRE PREMIER

EXPOSÉ

ARTICLE PREMIER. — **Exposé.**

La guérison de la tuberculose s'obtient par l'hygiène, représentée dans ses quatre parties :

1° *La cure d'air* ;

2° *La cure de repos* ;

3° *La cure d'alimentation* ;

4° *La cure par le froid.*

La cure d'alimentation forme avec la cure d'air, la cure de repos et la cure par le froid les éléments indispensables au traitement de la tuberculose.

LA CURE D'ALIMENTATION est la plus importante.

En effet, la cure d'air est en quelque sorte un corollaire de la cure d'alimentation. L'air peut être considéré comme un véritable aliment.

La cure de repos est, elle aussi, un corollaire de la cure d'alimentation. Le repos est la condition nécessaire à une bonne alimentation et à une bonne nutrition. Le repos a pour but de favoriser l'alimentation et la nutrition intime des tissus.

La cure par le froid est aussi un corollaire de la cure d'alimentation. Le froid favorise l'alimentation.

Le tuberculeux qui mange va bien et guérit.

Le tuberculeux qui ne mange pas meurt.

Il est vrai que tout homme meurt, s'il ne mange pas.

Mais le même tuberculeux guérira s'il mange bien, si son alimentation est riche, abondante, bien comprise, bien dirigée, bien choisie.

Ce même tuberculeux mourra si son alimentation est pauvre, insuffisante, mal dirigée, mal choisie.

Il est donc important que le tuberculeux connaisse son alimentation, et qu'il sache ce qu'il doit manger.

Le tuberculeux doit faire son éducation.

Le tuberculeux doit apprendre tout ce qu'il doit faire pour guérir.

La vie est au bout. L'existence conservée en est le prix. La santé reconquise vaut la peine de faire l'effort nécessaire.

Puis l'étude la plus intéressante n'est-elle pas l'étude de soi-même ?

Nous apprenons l'histoire des peuples, la géographie de la terre, ses mers, ses continents, ses transformations successives à travers les âges. Nous observons les mœurs des animaux. Nous recherchons la manière de cultiver beaucoup de plantes, d'avoir de beaux fruits ou de belles fleurs. Nous étudions les astres, le soleil, la lune, les étoiles. Et nous pourrions omettre d'étudier nous-mêmes, l'homme ?

Cette étude de l'homme est la plus attrayante de toutes.

L'instinct de la conservation nous y engage tous les jours. L'amour que nous avons pour nous-mêmes, et pour nos proches, nos parents, nos frères, nos enfants, nous en fait une obligation.

Bien plus, notre bonheur, notre vie heureuse dépendent de la connaissance que nous avons de nous-mêmes.

L'homme est heureux s'il obéit aux lois de la nature. L'homme est heureux si, connaissant les lois naturelles qui le régissent, il leur obéit.

L'homme est malheureux s'il désobéit aux lois de la nature, que ce soit volontairement ou involontairement.

Et pour n'envisager que l'alimentation qui nous occupe, l'homme est heureux quand il mange ce qu'il doit manger, ce qui est utile à son existence, et seulement ce qu'il doit prendre.

L'homme est malheureux, quand, méconnaissant les lois de l'hygiène, il met dans son estomac des aliments qu'il ne peut digérer.

Quand l'homme trouble par sa faute et chaque jour ses digestions, les maux fondent sur lui. Il souffre, il a mal à l'estomac, il a des douleurs d'entrailles. Il est sujet à des troubles nombreux et variés. Puis le moral est atteint. Cet homme est malheureux, ses facultés cérébrales sont bouleversées. Il devient mélancolique, il a des idées tristes, il voit la vie en noir, il pleure tous les jours, il ne rit jamais, il abrège son existence. Cette existence se passe dans le malheur, dans les larmes, dans le désespoir.

Pour le tuberculeux, ce n'est pas seulement le bonheur qu'il faut conquérir, c'est encore la vie.

Et c'est pour l'aider à reconquérir cette existence si précieuse que nous allons lui parler de l'alimentation.

Le tuberculeux connaissant son alimentation, mettra de son côté toutes les chances de guérison.

Il évitera les fautes nombreuses qui empêcheraient son rétablissement.

CHAPITRE II

DÉFINITIONS

ARTICLE 2. — Nutrition. — Alimentation.

Le corps humain est comparable à un palais splendide. A chaque pas on rencontre des merveilles et des trésors. Ce palais est immense, et les richesses sont sans nombre. L'esprit pourrait être fatigué d'admirer tant de belles choses à profusion. Il pourrait se perdre dans le dédale et l'immensité du palais.

Aussi parmi tant de sujets d'admiration, nous n'en considérerons qu'un seul, *l'alimentation et la nutrition.* Nous aurons un fil conducteur qui nous empêchera de nous perdre dans ce labyrinthe. Nous nous maintiendrons dans une partie seule, l'alimentation, jusqu'à ce que nous l'ayons explorée dans tous ses détails.

ORIGINES DE LA NUTRITION

1° *Le protoplasma.* — La matière organisée la plus simple est appelée *le protoplasma.* C'est une matière azotée albuminoïde.

Le protoplasma se nourrit en prenant au milieu ambiant, qui est de l'eau, des éléments neufs, des corps nouveaux, oxygène, hydrogène, carbone, azote.

Ces éléments neufs remplacent les éléments anciens qui tombent dans ce même milieu ambiant.

2° *La cellule.* — L'être organisé le plus simple est *la cellule ;* elle aussi se nourrit en prenant au milieu qui l'entoure les éléments neufs, les corps nouveaux, oxygène, hydrogène, carbone, azote, ou leurs composés variés.

La cellule prend ces éléments neufs et les incorpore, les fait entrer dans l'intérieur de son corps. La cellule rejette les éléments vieux qui lui ont servi.

Tel est le principe de l'alimentation et de la nutrition.

C'est ce qui constitue la vie de tous les êtres organisés.

Pour tous, la vie est un échange continuel d'éléments neufs contre des éléments vieux.

Les éléments neufs sont pris à l'extérieur. Ils sont incorporés de telle façon qu'ils font partie de l'individu.

Ces éléments servent pendant quelque temps, ils se transforment, ils s'usent, ils deviennent vieux, ils meurent, ils tombent et sont rejetés à l'extérieur.

3° *L'homme.* — L'homme comme la cellule la plus simple se nourrit et s'alimente.

L'homme prend à l'extérieur des éléments neufs, il les incorpore. Ces éléments neufs font partie de son individu, de sa personne ; ils subissent des transformations successives. C'est la vie. Ces éléments servent, s'usent en servant, deviennent vieux, ils tombent, ils sont rejetés à l'extérieur.

Cette vie, ces phénomènes vitaux ont lieu tous les jours, à tous les instants. Ils sont de même nature pour le protoplasma, pour la cellule et pour l'homme. Aussi simples et compréhensibles à considérer chez le protoplasma, chez la cellule et chez l'homme.

L'ensemble de ces phénomènes constitue la nutrition.

DÉFINITION DE LA NUTRITION

La nutrition est l'ensemble des phénomènes, des actes, des mouvements par lesquels l'homme prend à l'extérieur des éléments neufs, et se les incorpore. Ces éléments neufs font alors partie intégrante des tissus et de l'individu.

Ces éléments neufs servent, s'usent, ils vieillissent, ils meurent. Une fois usés, vieux et morts, ils sont rejetés à l'extérieur.

De la sorte, tous les éléments, tous les corps chimiques, toute la matière faisant partie de l'homme se renouvelle et change dans un espace plus ou moins long. Certains éléments ne font que passer. D'autres restent plus longtemps. Mais tous changent dans un délai maximum de cinq ans environ. Au bout de cinq ans, l'homme ne possède aucun des corps matériels qui le constituaient. Le corps humain se renouvelle complètement tous les cinq ans.

DÉFINITION DE L'ALIMENTATION

L'alimentation est une partie de la nutrition.

C'est le premier acte. C'est le commencement de l'action totale.

Le mot alimentation se prend dans deux sens voisins que nous définissons :

1° L'alimentation est l'*acte* par lequel l'individu prend les éléments neufs ou aliments, et les mange. Un malade s'alimente bien parce qu'il mange beaucoup d'aliments. Ce malade fait une bonne alimentation, il assure une bonne alimentation ;

2° L'alimentation est l'ensemble des éléments neufs ou *aliments* que l'individu prend et mange, viande, pain, lait, œufs, etc. Un malade prend une bonne alimentation, c'est-à-dire il prend des *aliments*.

C'est le sens le plus usité.

Une comparaison fera mieux comprendre :

Une machine à vapeur marche au moyen du charbon mis dans le foyer et au moyen de l'eau mise dans la chaudière.

Dans le premier sens, l'alimentation de la machine consiste dans le fait ou l'acte de mettre du charbon dans le foyer et de l'eau dans la chaudière.

Dans le second sens, l'alimentation de la machine est constituée par le charbon qu'on lui donne et l'eau qu'on lui fournit.

DÉFINITION DES ALIMENTS

Les aliments sont des corps que l'on trouve dans la nature et que l'individu utilise pour s'en nourrir.

Les aliments sont des corps qui, transformés, servent à former des éléments neufs incorporés à notre individu, pour remplacer les éléments vieux.

Nous allons étudier les différents aliments ordinairement utilisés par l'homme, en les classant suivant leur facilité à être digérés.

Il est des aliments dont toute la substance peut être utilisée et transformée par l'homme.

Il est d'autres aliments qui contiennent des parties ne pouvant être digérées, et qui rendent l'aliment plus difficile à être digéré.

DIFFÉRENCE DES ALIMENTS ET DES CORPS NON ALIMENTAIRES

Tous les produits de la nature ne sont pas des aliments.

L'homme trouve des aliments autour de lui, mais il doit les choisir, les séparer des produits inactifs, il doit prendre soin d'éliminer les produits nuisibles.

Les pierres, la terre, le bois ne sont pas des aliments.

Si les animaux mangent de l'herbe, l'homme ne peut en faire son alimentation ordinaire. Il ne peut prendre qu'en petite quantité certaines plantes herbacées.

Dans le règne végétal, l'homme se nourrit de graines, de fruits, de certaines racines.

Il lui faut éviter les plantes et fruits empoisonnés qui donnent la mort.

Une pratique des religions anciennes était de consacrer les repas. Les aliments étaient présentés au prêtre qui acceptait ce qui était salutaire et qui rejetait ce qui était mauvais.

Dans le règne animal, l'homme se nourrit de la chair des animaux. Cette chair a un pouvoir nutritif plus grand que celui des plantes. Et les anciens Égyptiens, en adorant le bœuf Apis, rendaient un tribut d'estime à l'animal qui leur fournissait une alimentation de qualité supérieure.

Dans le même ordre d'idées, ils adoraient les oignons, et d'autres plantes alimentaires.

De nos jours, nous ne disons plus adorer le bœuf et les oignons, mais nous conservons pour le bœuf, les oignons et les plantes alimentaires le même tribut d'estime que les anciens peuples.

Les repas, les plantes, ne sont plus portés au prêtre pour qu'il choisisse les salutaires et qu'il rejette les mauvais, mais cependant on présente souvent les champignons à des connaisseurs, pour savoir s'ils sont bons ou mauvais. Dans les grandes villes il existe des inspecteurs chargés de vérifier les aliments champignons ou autres produits portés sur les marchés. Il existe aussi de nombreux laboratoires d'analyse où sont examinés scientifiquement les aliments, le vin, le lait, le pain, la farine, etc., de façon que les aliments de mauvaise qualité et nuisibles soient rejetés et que les fabricants soient même poursuivis. Le vin falsifié est jeté à l'eau, le lait fraudé est jeté au ruisseau, le poisson avarié est enlevé.

De la sorte on a découvert qu'un fabricant de poudre de bois vendait cette poudre de bois pour de la farine et que cette poudre de bois, sous le nom de farine, servait à faire du pain.

C'est que la question de l'alimentation est une question de vie ou de mort, et tous les individus s'associent pour se défendre contre les difficultés que présente l'alimentation, et ils confient à des spécialistes compétents le soin de choisir les aliments de bonne qualité et de rejeter ce qui n'est pas aliment utile.

Dans le règne animal, l'homme se nourrit de la chair des animaux et de leurs produits, le lait, les œufs, le miel, etc.

Mais tous ces produits sont sujets à des altérations. Ils peuvent alors devenir nuisibles. La viande putréfiée est un véritable poison.

L'homme se nourrit encore de sels pris dans le règne minéral.

Le chlorure de sodium ou sel marin, est le plus répandu, le plus commun, mais le plus souvent l'homme trouve les sels minéraux dans les autres aliments végétaux ou animaux.

Article 3. — **Ration d'entretien. Suralimentation.**

Notre corps doit recevoir tous les jours des éléments neufs, pour remplacer les éléments vieux, ayant servi et ne pouvant plus être utiles.

C'est l'alimentation qui apporte ces éléments neufs, éléments pris au monde extérieur, aux végétaux, aux animaux, à la terre sous forme de sels.

QUANTITÉ D'ALIMENTS NÉCESSAIRES

La quantité d'éléments neufs que nous pouvons utiliser est variable. Elle est plus ou moins grande.

Si l'homme mange peu, il est sobre.

Si l'homme mange beaucoup il fait de la suralimentation.

De la sobriété. — Certains organismes vivent avec très peu d'éléments neufs. Ils prennent très peu d'aliments. Ils entretiennent l'existence avec le moins d'aliments possible. Tels sont les paysans à la campagne, obligés de compter avec des provisions insuffisantes, et devant servir pour toute l'année. Ces paysans doivent économiser parcimonieusement ces provisions pour les faire durer jusqu'à la récolte suivante. Tels sont les pauvres qui vivent d'aumônes et qui le plus souvent ne mangent pas à leur faim.

La sobriété est une vertu héréditaire, une qualité transmise par nos ascendants. Il est des personnes qui restent sobres, frugales, toute leur vie, par devoir, par vertu, par abnégation. La frugalité est une vertu que certains hommes s'imposent, car elle est quelquefois difficile à supporter, et elle est la cause d'un grand nombre de privations. La sobriété est une vertu se rattachant à l'ordre, à l'économie, à la prévoyance.

Il y a des races qui sont plus sobres les unes que les autres. La race jaune a la réputation d'être très sobre. Les Anglais au contraire ne sont pas une race sobre.

La sobriété est une puissance, une richesse.

La même quantité d'aliments nourrit deux personnes sobres, au lieu d'une.

La récolte qui fait vivre cent mille ouvriers chez un peuple fait vivre deux cent mille hommes chez le peuple voisin qui est sobre.

Le même approvisionnement nourrit cent mille soldats dans un camp et deux cent mille soldats dans le camp opposé.

L'avantage est donc pour le peuple sobre. Il est plus riche, plus puissant, plus fort, plus nombreux.

Travail proportionné aux aliments. — Toutefois, le travail est proportionné aux aliments pris par l'individu.

Quand on met beaucoup de charbon dans la machine à vapeur, le rendement est plus grand, la force développée est plus puissante, le travail effectué par la machine peut être dix fois plus considérable.

Le même raisonnement est vrai aussi pour l'homme. L'homme qui ne mange pas ne peut pas travailler. L'homme qui mange beaucoup peut travailler beaucoup.

Autrement dit : L'homme qui ne travaille pas n'a pas besoin de manger beaucoup. L'homme qui travaille beaucoup a besoin de manger beaucoup.

Le même homme, ouvrier travailleur de la terre ou travailleur de la pensée, s'il mange peu fera peu de travail, s'il mange beaucoup pourra faire un travail dix fois plus grand.

Il y a cependant une question de race à considérer. Les individus et les races sobres savent utiliser les aliments pour produire un maximum de travail. Les individus et les races qui ne sont pas sobres ne savent pas utiliser aussi bien les aliments.

De la comparaison de l'homme sobre et de l'homme qui n'est pas sobre, il résulte que la même quantité d'aliments produit un travail beaucoup plus considérable chez l'homme sobre.

Pour faire beaucoup de travail, il faut une alimentation abondante.

Encore faut-il que l'organisme fonctionne bien. Car il y a des individus qui mangent beaucoup et qui ne peuvent rien faire. Ils sont incapables d'un effort moyen. Ces individus sont anéantis par l'excès d'alimentation, ils emploient toutes les forces dont ils sont capables pour digérer les aliments.

DIFFÉRENCE DE L'ALIMENTATION ET DE LA SURALIMENTATION

Alimentation. — L'alimentation est l'ensemble des aliments nécessaires pour entretenir la vie de l'individu, et lui permettre de travailler.

L'alimentation peut être abondante ou restreinte ; elle peut atteindre un maximum et un minimum.

Le même homme peut vivre avec une quantité d'aliments variant de plus de la moitié, tout en ne faisant que de l'alimentation. Cependant la quantité d'aliments nécessaires, ou l'alimentation, varie suivant les conditions.

Tant qu'il use tous les éléments neufs qu'il absorbe, l'homme fait de l'alimentation. L'ouvrier peut manger beaucoup, s'il travaille beaucoup, il ne fait que de l'alimentation parce qu'il utilise tous les éléments neufs qu'il s'assimile.

Suralimentation. — Mais si l'homme mange une quantité si grande d'aliments qu'il ne puisse les utiliser tous, il fait *de la suralimentation.*

Si l'homme absorbe une quantité d'éléments neufs plus grande que celle qu'il a usée et qu'il rejette, il fait *de la suralimentation.*

Alors il lui reste une certaine quantité d'éléments neufs qui ne sont pas utilisés et qu'il met en réserve pour les jours malheureux. C'est le grenier d'abondance qui s'ouvre aux jours de disette. C'est la réserve du riche qui distribue le pain dans les jours de famine.

La suralimentation est constituée par un excès d'aliments utilisables.

La suralimentation se compose : 1° de l'alimentation ordinaire ; 2° des aliments supplémentaires en quantité suffisante pour encombrer l'organisme d'éléments neufs non utilisés, et mis en réserve. Ce supplément d'aliments forme la suralimentation, il s'ajoute à l'alimentation.

Les aliments de suralimentation ont un rôle différent des aliments de simple alimentation.

RATION D'ENTRETIEN

La ration d'entretien ou la ration alimentaire est la quantité d'aliments nécessaire à l'homme, chaque jour, pour vivre, entretenir son existence et subvenir aux travaux de la journée.

Cette ration d'entretien varie chez le même homme, suivant qu'il travaille ou qu'il est au repos.

Si l'homme est au repos absolu, il lui faut peu d'aliments pour entretenir sa vie, car il fait peu de dépense et il use peu d'éléments neufs. Il n'a pas besoin d'en acquérir un grand nombre pour remplacer ceux qui tombent.

Si l'homme travaille, il use ses éléments neufs. Il a besoin d'en acquérir un grand nombre, sa ration alimentaire qui fournit ces aliments neufs doit être plus grande, plus importante, plus élevée. La ration qui entretient le travail doit être plus forte.

La ration qui entretient: 1° l'existence; 2° le travail, doit être plus forte que celle qui n'entretient que l'existence.

La ration d'entretien est la quantité d'aliments nécessaire pour subvenir aux dépenses de l'organisme, dépenses occasionnées d'une part par la vie propre de l'individu, d'autre part par son travail.

Si l'homme ne travaille pas, cette ration d'entretien sera petite, réduite, car elle devra satisfaire seulement les dépenses nécessaires pour entretenir l'existence.

Si l'homme travaille beaucoup, la ration d'entretien devra être abondante car elle devra satisfaire, d'une part les dépenses de l'organisme pour entretenir l'existence, d'autre part les dépenses occasionnées par le travail. C'est une addition. Cette ration d'entretien devra être augmentée en proportion du travail qui est fait.

Par exemple. Le soldat à la guerre ou en manœuvres a besoin d'une ration d'entretien plus grande que le soldat au repos en temps de paix.

L'ouvrier qui travaille du matin au soir a besoin d'une ration d'entretien plus grande que l'ouvrier au repos qui ne fait rien du matin au soir.

Article 4. — Digestion.

L'homme trouve autour de lui les aliments nécessaires à son existence. Mais ces aliments ne peuvent pas aller remplacer immédiatement dans les tissus les éléments anciens, usés et prêts à tomber. Ces aliments doivent subir des transformations successives pour pouvoir faire partie du corps humain.

Cette transformation des aliments en éléments que le corps peut absorber et assimiler s'appelle *la digestion.*

C'est un travail important, et pour lequel l'organisme emploie des moyens mécaniques, des moyens chimiques et des moyens physiologiques.

Les moyens mécaniques (ou physiques) sont représentés par *la mastication* et par les mouvements musculaires qui font avancer les aliments le long de l'appareil digestif. *Déglutition* dans l'œsophage, *mouvements péristaltiques* dans l'estomac et dans l'intestin.

Les moyens chimiques et les moyens physiologiques sont représentés par *les sécrétions.*

Les moyens chimiques sont constitués par les différentes transformations chimiques ou combinaisons qui ont lieu pendant la digestion.

Les moyens physiologiques sont constitués par la transformation des aliments au moyen des sécrétions et de *leurs ferments*, qui sont de véritables substances vivantes.

Ces sécrétions sont :

1° *La salive* dans la bouche;

2° *Le suc gastrique* dans l'estomac;

3° Dans l'intestin, *le suc pancréatique, le suc intestinal* et *la bile.*

En se plaçant à un autre point de vue, en envisageant les opérations successives de la digestion, on peut dire qu'il y a trois parties dans la digestion : 1° dans la bouche; 2° dans l'estomac; 3° dans l'intestin. Ce qui donne trois digestions :

1° *Digestion buccale ;*
2° *Digestion stomacale ;*
3° *Digestion intestinale.*

Dans les espèces inférieures, l'appareil de la digestion est constitué par une poche dans laquelle les aliments restent quelque temps. Ils sont macérés, transformés puis assimilés. Le résidu est rejeté par la même ouverture.

Dans les espèces supérieures, et chez l'homme en particulier, l'appareil digestif est constitué par un long tube présentant des inégalités et des renflements.

Les différentes parties de l'appareil digestif sont : *La bouche, la gorge* ou *pharynx, l'œsophage, l'estomac* et *l'intestin* divisé en trois parties, *le duodénum, l'intestin grêle* et *le gros intestin.*

Au tube digestif sont annexées des glandes nombreuses.

Digestion buccale. — Les aliments entrent par la bouche, sont mastiqués et viennent au contact de la salive qui les enveloppe et facilite leur glissement tout en commençant le travail de la digestion. C'est ce qui constitue la première digestion ou digestion buccale.

Déglutition. — Puis les aliments sont déglutis, et tombent dans l'estomac.

Cet acte est *la déglutition.*

Digestion stomacale. — Dans l'estomac, les aliments subissent la seconde digestion ou *digestion stomacale*, au contact du suc gastrique.

Digestion intestinale. — Puis les aliments cheminent dans l'intestin où ils continuent à être digérés au moyen des sucs intestinaux, du suc pancréatique et de la bile.

Sécrétions. — L'organisme sécrète environ *huit kilogrammes* ou huit litres de sécrétions, en 24 heures pour le travail de la digestion. Les aliments se trouvent en contact avec ces sucs, ces sécrétions et sont digérés, c'est-à-dire transformés et rendus assimilables.

Tous les aliments ne sont pas digérés de la même façon.

Les aliments azotés, comme la viande, sont digérés dans l'estomac au moyen du suc gastrique, qui est acide.

Les aliments hydro-carbonés, comme le sucre, sont digérés dans l'intestin au moyen du suc pancréatique qui est alcalin.

Cependant la digestion des aliments hydro-carbonés commence dès leur contact avec la salive dans la bouche et se continue dans l'estomac ; mais une très faible quantité d'aliments subit cette première digestion buccale.

Les graisses ou corps gras sont séparés en petites gouttes infiniment petites, au moyen du suc pancréatique et de la bile, c'est ce qui constitue *l'émulsion* des corps gras.

Les sucres sont transformés en sucre assimilable au moyen du suc pancréatique et de la salive.

Les aliments digérés sont transformés par ces diverses digestions en aliments assimilables, c'est-à-dire pouvant entrer dans le corps humain et faire partie des tissus vivants.

Cette transformation a lieu au moyen de *ferments.*

FERMENTS DE LA DIGESTION

On peut définir *les ferments de la digestion*, *des principes vivants*, *solubles*, *transformant les aliments en éléments assimilables.*

Les ferments de l'estomac transforment les aliments azotés ou albuminoïdes.

Cette transformation est successive.

L'albumine de l'œuf, par exemple, subit cinq transformations successives pour devenir albuminoïde assimilable ou albumine assimilable.

Le ferment de la digestion stomacale, ferment sécrété par l'estomac, s'appelle *pepsine*.

La pepsine est l'ouvrier qui transforme et digère les aliments azotés ou albuminoïdes.

C'est un corps vivant, car la pepsine peut transformer une quantité plus ou moins grande d'albumine.

La pepsine n'agit que dans un milieu acide, et l'acide gastrique, sécrété également par l'estomac, favorise le travail de la digestion stomacale.

Si nous examinons l'action de la pepsine sur l'albumine de l'œuf, nous suivrons les cinq transformations successives de cette albumine.

L'albumine de l'œuf étant l'albuminoïde nº I, au contact de la pepsine, l'albumine de l'œuf ou albumine nº I, est transformée en albuminoïde nº II.

Puis celle-ci est transformée en albuminoïde nº III.

Puis celle-ci est transformée en albuminoïde nº IV

Puis celle-ci en albuminoïde nº V.

Et enfin cette dernière est transformée en albuminoïde nº VI qui est assimilable.

Prenons une comparaison.

Quand l'ouvrier prend un bloc de pierre pour construire une maison, il taille d'abord cette pierre.

Le bloc de pierre est comparable à l'albumine.

L'ouvrier va faire de ce bloc de pierre informe une pierre de taille à surfaces planes, à bords réguliers, à angles droits, et ayant par conséquent six faces.

L'ouvrier taille d'abord une première face de la pierre, elle est alors comparable à l'albuminoïde nº I. Puis l'ouvrier taille une seconde face de la pierre, c'est l'albuminoïde nº II. Puis l'ouvrier taille une troisième face de la pierre, c'est l'albuminoïde nº III.

Suivons toujours l'ouvrier pas à pas sans rien omettre de son travail. L'ouvrier taille la quatrième face de la pierre, c'est l'albumine nº IV. Puis l'ouvrier taille la cinquième face de la pierre, c'est l'albuminoïde nº V. Enfin l'ouvrier taille la sixième et dernière face de la pierre, et la pierre est prête à être utilisée et à faire partie de l'édifice. La pierre est prise et va prendre sa place emportée par d'autres ouvriers. C'est l'albuminoïde n° VI qui est assimilée, qui fait partie de nos tissus, qui est prête pour aller prendre sa place dans l'organisme.

Le tailleur de pierres, l'ouvrier de l'albumine, c'est *la pepsine*, ouvrier vivant, matière vivante soluble, ferment que sécrète l'estomac pour ce travail de transformation.

Les aliments hydro-carbonés, c'est-à-dire les aliments contenant de l'eau et du charbon, et dont l'amidon et le sucre sont d'excellents représentants, ces aliments hydrocarbonés subissent, par la digestion, une transformation successive et analogue, en hydrocarbure n° I, hydrocarbure n° II, hydrocarbure n° III, hydrocarbure n° IV, hydrocarbure n° V, etc. Ils arrivent ainsi à la transformation dernière qui les rend assimilables et prêts à faire partie du corps humain.

Le terme hydrocarbure est technique. Pour plus de clarté on peut le remplacer par les termes de *sucre* et *sucroïde*.

On dira que *les aliments sucrés* ou *sucroïdes* se transforment par la digestion en sucroïdes n^{os} I, II, III, IV, etc. La dernière transformation donne un véritable sucre ou sucroïde assimilable.

Cette transformation des hydrocarbures ou sucres et sucroïdes se fait au moyen d'*un ferment*, matière vivante, soluble, sécrétée par *la glande pancréas*.

La salive de la bouche, sécrétée par les glandes salivaires, contient ce même ferment, mais en petite quantité. Toutefois, il suffit qu'il soit présent dans la salive pour que l'on puisse dire que le premier acte de la digestion se passe dans la bouche.

Prenons encore une comparaison.

Le menuisier qui prépare une planche rabotte d'abord une face. C'est la transformation n° I, d'amidon en dextrine, ou sucroïde n° I.

Puis le menuisier rabotte l'autre face de la planche, c'est la transformation n° II, de dextrine en glucose, ou sucroïde n° II.

Ce sont les deux transformations les plus longues, les

plus difficiles, celles qui demandent le plus de travail, pour la planche comme pour l'amidon.

Puis le menuisier rabotte et égalise un bord de la planche, c'est la transformation n° III, de glucose A en glucose B, assimilable, que nous appellerons sucroïde n° III.

Puis le menuisier rabotte et égalise l'autre bord de la planche, c'est la transformation de glucose B, assimilable, en *glycogène*, que nous appellerons sucroïde n° IV.

Ces deux dernières transformations sont plus faciles pour la planche, de même pour l'amidon devenu glucose.

La planche est prête alors à servir, de même l'amidon transformé en *glycogène*.

Article 5. — **Digestion buccale.**

MASTICATION

La mastication est le premier acte de la digestion.

La mastication consiste à broyer et à triturer les aliments avec les dents. A cet effet, la langue pousse sans cesse les aliments sous les dents.

Ce broiement, cette trituration facilitent l'imprégnation des aliments par la salive et par suite facilitent leur glissement pour se rendre dans l'estomac.

Les aliments réduits en parcelles très petites, en lamelles peu épaisses, sont attaqués sur tous les points par les sucs digestifs.

Il est important que la mastication soit bien faite.

Les dents sont utiles. Nous avons des dents pour nous en servir. Et si les préparations culinaires facilitent la mastication en rendant les aliments plus tendres, elles ne la suppriment pas.

On ne connaît pas assez l'importance des dents, leur utilité, leur prix et leur influence sur les bonnes digestions.

Beaucoup d'hommes sont morts jeunes parce qu'ils n'avaient pas de dents. Ils ne pouvaient mâcher leurs aliments, ils mangeaient peu, ou bien ils avalaient les morceaux sans les mâcher, ils avaient de mauvaises digestions, ils sont devenus tuberculeux et ils sont morts.

Pour donner une idée du prix des dents. La première dent perdue ou arrachée vaut 20 francs, et chaque dent perdue vaut le double de la précédente dent perdue.

Il est question des dents définitives seulement.

Si la première dent perdue vaut un louis, la seconde dent perdue ou arrachée vaut deux louis, soit 40 francs.

La troisième dent perdue ou arrachée vaut quatre louis, soit 80 francs.

La quatrième dent perdue vaut huit louis, soit 160 francs.

La cinquième dent vaut seize louis, soit 320 francs.

La sixième dent perdue ou arrachée vaut trente-deux louis, soit 640 francs.

Ce qui revient à dire : il vaudrait mieux donner ou perdre 640 francs, plutôt que perdre la sixième dent.

Le prix total des six premières dents est de 1.360 francs.

Il vaudrait mieux perdre 1.300 francs, plutôt que les six premières dents, car la vie est compromise à mesure que les dents s'en vont. On ne peut plus manger que certains aliments, ceux que l'on peut avaler sans les mastiquer, soupes, purées, hachis.

On est obligé de remplacer les dents qui manquent. Si on ne les remplace pas, et si l'on ne sait pas choisir son alimentation, si on ne peut la choisir, ce qui arrive souvent, on meurt parce que l'on n'a pas de dents.

L'importance des soins de la bouche est considérable, c'est la vieillesse que l'on se prépare, c'est son bonheur que l'on soigne, car avec les bonnes digestions on est heureux, avec les mauvaises digestions on est malheureux.

Quand on n'a pas de dents, il faut se faire mettre des fausses dents. Elles aident à manger.

Une fausse dent vaut à peu près le quart d'une vraie dent comme rendement. Une fausse dent fait quatre fois moins de travail qu'une vraie dent. Avec une fausse dent il faut mastiquer quatre fois plus qu'avec une vraie dent. Pour manger avec une fausse dent, il faut quatre fois plus de temps qu'avec une vraie dent.

Aussi faut-il prendre grand soin de ses dents. Il faut soigner les dents dès l'enfance, car la carie dentaire est une maladie microbienne. Et quand la bouche est contaminée, les dents se gâtent rapidement les unes après les autres.

Enfants et grandes personnes doivent montrer leur bouche à un dentiste tous les six mois au moins, et se soumettre à ses avis.

Il faut se laver la bouche tous les matins.

Si la bouche est saine et propre, on peut conserver la propreté de la bouche et des dents en les nettoyant tous les jours avec du savon et une brosse, puis en se rinçant la bouche à l'eau tiède. C'est un procédé facile, à la portée de tout le monde, et l'on a aucune excuse de ne pas le mettre en pratique.

On peut encore s'essuyer les dents avec une serviette.

Au lieu d'eau pure, on peut se servir d'une eau dentifrice que l'on trouve dans le commerce. Elles ont un pouvoir antiseptique des plus restreints.

Au lieu de savon, on peut se servir d'une poudre dentifrice.

Une très bonne poudre dentifrice est composée de parties égales de charbon et de quinquina.

On peut employer une poudre à base de chlorate de potasse ; c'est le meilleur antiseptique de la bouche avec les préparations astringentes à base de tannin.

La poudre peut être réduite en pâte par l'adjonction de glycérine en petite quantité.

Exemple de poudre :

Pierre ponce pulvérisée. . . . 20 grammes
Chlorate de potasse. . . . . . 20 —
Teinture de carmin, quelques gouttes.

Pour faire une pâte dentifrice, ajouter quantité suffisante de glycérine.

Mais les soins de la bouche doivent être plus sévères s'il existe des dents gâtées ou s'il est fait usage d'un dentier.

Il faut alors se laver la bouche avec une solution faiblement antiseptique (chlorate de potasse ou phénosalyl) et il est bon de faire cette petite manœuvre le matin et après chaque repas, soit trois fois par jour.

Dans certains cas encore il faut recourir à des solutions antiseptiques plus énergiques.

Elles sont nécessaires lorsqu'il existe avec des dents gâtées, mortes ou plombées, de la périostite, de la gingivite, des abcès et fluxion dentaire, de la stomatite.

L'antisepsie de la bouche peut alors se faire en passant sur les dents et sur les gencives de la teinture d'iode. On peut se servir pour cela d'un tampon de ouate enroulé autour d'un support, par exemple une allumette en bois.

Il ne faut pas user de ce procédé trop souvent.

Pour la première fois, on peut appliquer de la teinture d'iode sur les gencives deux jours de suite. Puis il ne faut appliquer cette teinture d'iode que tous les deux jours ou même tous les trois jours.

On peut encore se servir de teinture d'iode étendue au dixième, et en appliquer tous les jours sur les gencives ; elle est moins active et très bien supportée.

L'antisepsie de la bouche peut se faire encore avec une solution d'acide phénique, de thymol, de phénosalyl ajoutés à l'eau dentifrice :

Alcool } parties égales.
Acide phénique neigeux }

Ajouter quelques gouttes à l'eau dentifrice pour la toilette de la bouche.

On peut encore se servir d'eau additionnée de teinture d'iode.

On peut se servir de chlorate de potasse en solution à 4 grammes pour 100.

Le phénosalyl est très commode et très pratique, on en verse quelques gouttes dans un verre d'eau.

DÉGLUTITION

Les aliments sont déglutis après être mastiqués.

La déglutition consiste à faire passer les aliments de la bouche dans l'estomac.

Les aliments mastiqués et enrobés de salive forment une petite masse, le bol alimentaire.

Le bol alimentaire est poussé par la langue dans l'arrière-bouche, dans la gorge. Le bol alimentaire repousse le voile du palais qui l'empêche de refluer vers le haut dans les fosses nasales.

Le bol alimentaire est pris ensuite par le pharynx. A son passage, une soupape, l'épiglotte, s'abaisse et ferme la glotte ou orifice du larynx. L'épiglotte empêche ainsi les aliments d'aller dans le larynx, la trachée et les poumons.

Puis le bol descend dans l'œsophage poussé par les contractions successives de l'œsophage. Il arrive ainsi à l'estomac.

Les premières opérations de la digestion, *mastication, déglutition*, nous obligent de parler *de la gorge, du pharynx et des fosses nasales.*

Le pharynx est un organe commun à l'appareil digestif et à l'appareil respiratoire, et celui-ci prend son origine aux fosses nasales et au nez.

FOSSES NASALES

La bouche, la gorge, le pharynx, les fosses nasales sont des cavités communiquantes.

Les affections microbiennes de ces cavités ont des origines communes, qui doivent être étudiées en même temps.

Si l'antisepsie de la bouche est ordinairement conseillée et acceptée, il n'en est pas de même de l'antisepsie des fosses nasales. La raison en est que cette antisepsie est plus difficile à mettre en pratique.

Pour la bouche, le nombre et la variété des microbes qu'elle contient est très grand, certains auteurs en ont trouvé vingt-six variétés, parmi eux se trouvent des microbes à maladies ou microbes pathogènes, par exemple le pneumocoque qui donne la pneumonie.

Or il arrive que l'on peut conserver le pneumocoque dans

la bouche plusieurs années sans être malade, tenant en respect cet ennemi.

Puis un jour, sous l'influence d'un froid intense, l'organisme est paralysé dans ses moyens de défense car le froid est un paralysant.

Alors le pneumocoque qui était resté jusqu'à ce jour inactif et impuissant, le pneumocoque envahit l'économie et donne naissance à une pneumonie. Le malade reste malade une période variant de un mois à trois mois, quelquefois il meurt de cette maladie.

Les microbes conservés dans la bouche peuvent encore être l'origine d'épidémies propagées au moyen de la salive. Tel le bacille de la diphtérie. Certains enfants peuvent le conserver dans la bouche sans être malades, mais ils contagionnent leurs voisins qui n'ont pas la même résistance au mal, et ils entretiennent parfois de la sorte une épidémie de diphtérie dans une école nombreuse.

Pour les fosses nasales, on a trouvé des microbes nombreux et variés, très souvent le bacille de la tuberculose. Ces microbes restent inactifs, puis, sous l'influence d'un froid, l'organisme est en état d'infériorité, on prend un rhume de cerveau ou coryza, lequel se propage par voisinage à l'arbre aérien, c'est-à-dire à la gorge et aux poumons. Le rhume de cerveau tombe sur la poitrine suivant l'expression populaire. A l'occasion de ce rhume de cerveau la muqueuse des fosses nasales est enflammée, lésée, détériorée, et elle peut se laisser envahir par les microbes qui se trouvent à la surface.

Les inflammations de la gorge et du nez peuvent se propager à l'oreille. Cette traînée inflammatoire se fait au moyen de la trompe d'Eustache, petit conduit qui fait communiquer le pharynx avec l'oreille moyenne.

C'est là l'origine d'inflammations de l'oreille, de maladies diverses, d'abcès, d'otite scléreuse, le désespoir des spécialistes et bien plus des malades qui restent atteints de *surdité* toute leur vie sans espoir de guérison.

Il est donc important de faire l'antisepsie de la bouche et des fosses nasales.

L'antisepsie des fosses nasales n'est pas conseillée. Elle est laissée dans l'oubli.

Pous assurer l'antisepsie des fosses nasales nous conseillons de respirer du menthol.

Dans ce but, on se munit d'un flacon de menthol.

Le flacon doit être à ouverture large, permettant d'introduire facilement tout l'index ou le pouce. Cela pour que les vapeurs de menthol puissent être respirées par le nez.

Le flacon contient de 5 à 10 grammes de menthol.

Il ne doit être rempli qu'à moitié ou au quart seulement. Par la chaleur on peut le faire fondre et le faire adhérer aux parois du flacon.

Le menthol chauffé dans la poche ou dans la main émet des vapeurs très facilement.

Pour se servir du menthol, on place l'orifice du flacon contre une narine, on bouche l'autre narine, et on respire à fond deux ou trois fois.

On fait de même pour l'autre narine, et on recommence suivant le besoin.

Avec une certaine pratique du menthol, on arrive à enrayer tout rhume de cerveau au début. On arrive à ne jamais être enrhumé du cerveau alors qu'auparavant on éternuait cinquante fois par jour

Pour faire le lavage des fosses nasales, on fait passer un courant d'eau tiède et salé dans une narine, pour le faire ressortir par l'autre narine. On se sert de la pesanteur pour établir le courant, et on met le liquide de lavage à une hauteur de 1 mètre et demi.

Ce moyen n'est pas assez pratique, et n'est pas d'usage courant.

Les poudres prisées peuvent être utiles, par exemple acide borique en poudre additionné d'un dixième de menthol.

L'habitude de priser du tabac trouve sa raison d'être dans le besoin de faire l'antisepsie des fosses nasales. Le tabac est légèrement astringent par le tannin, et irritant par la nicotine, il forme révulsif. Sans conseiller ou défendre le tabac, nous approuvons la poudre à priser quand une bonne formule en sera donnée.

ARTICLE 6. — Absorption.

Le travail de la digestion une fois terminé, c'est le travail d'absorption qui lui succède.

Quand l'aliment a été digéré, il est prêt à être absorbé.

Les aliments albuminoïdes sont transformés en albumine absorbable.

Les féculents sont transformés en glucose absorbable.

Les graisses sont émulsionnées, séparées en gouttelettes excessivement petites et prêtes à être absorbées.

Les sucres sont transformés en sucre absorbable.

Les sels sont en solution naturelle et absorbés tels.

Tous ces aliments mélangés, digérés, forment un magma appelé *chyme*.

Définition. — Les aliments digérés sont absorbés par l'organisme.

L'absorption des aliments est ce phénomène, cet acte qui consiste à rendre partie intégrante de l'individu un élément qui n'en faisait pas partie.

L'absorption est le phénomène par lequel l'aliment entre dans notre corps, dans nos tissus, prêt à être utilisé par ces tissus.

L'absorption est l'acte par lequel nos tissus prennent les éléments neufs de la digestion pour les incorporer, les faire entrer dans notre corps.

La surface de l'intestin est organisée de façon à absorber très facilement les éléments neufs.

L'absorption a lieu au moyen de la surface du tube digestif et plus particulièrement au moyen de la surface intestinale.

Cette surface du tube digestif est très grande, très étendue. Elle est très développée sur l'intestin, car il existe à sa surface un nombre considérable de *petits appareils à absorber*, appelés *les villosités*. Chaque villosité est une sorte de petite langue ou languette minuscule qui vient se mettre en contact avec les aliments digérés et transformés.

La surface de l'intestin est tapissée de petites cellules. Ce sont ces cellules qui vont accomplir l'acte de l'absorption. Ces cellules sont les ouvriers qui vont transporter les éléments neufs de l'extérieur à l'intérieur. Ces ouvriers vont faire passer les éléments neufs de la cavité intestinale, dans les tissus de l'organisme.

Ces cellules forment une corporation d'ouvriers très importante et très utile. Leur rôle est bien net et bien défini.

Quand la pierre de taille a été taillée par un ouvrier qu'elle est prête pour la construction, d'autres ouvriers la prennent, la transportent à l'endroit où la construction s'élève.

D'autres ouvriers la mettent en place, la cimentent, l'adaptent aux voisines.

De même pour le corps de l'homme. Les éléments neufs provenant de la digestion, préparés par les ouvriers de la digestion, ces éléments neufs sont pris par d'autres ouvriers pour être mis en place. Ces ouvriers sont les cellules de l'intestin.

Quand la planche a été rabottée et qu'elle est prête à être utilisée, elle est prise par un autre ouvrier qui va la mettre en place.

Pour les aliments, ce sont les cellules de l'intestin qui ont un rôle analogue et qui transportent les éléments neufs prêts à être utilisés.

Ces cellules de l'intestin ont plusieurs éléments à mettre en place. Ce sont les albuminoïdes, les éléments hydrocarbonés, fécules, graisses, sucres, les sels. Et de même que la pierre et la planche ne sont pas transportées de la même façon, de même les éléments neufs de la digestion ne sont pas transportés de la même façon, ils ne suivent pas tous la même voie.

LES CELLULES DE L'INTESTIN

Les cellules de l'intestin vont accomplir un travail de *triage*.

Choisissant et classant tous les éléments neufs qui se trouvent à leur contact, les cellules de l'intestin les prennent, les absorbent et leur font suivre un chemin tout tracé et toujours le même pour chaque élément.

L'élément albuminoïde, elles le prennent dans leur intérieur et elles le donnent au vaisseau capillaire sanguin voisin.

L'élément hydrocarboné, ou féculent, ou sucroïde, elles le prennent en particule excessivement petite, et le donnent également au vaisseau capillaire voisin.

La graisse, les corps gras émulsionnés et réduits en petites boules excessivement petites, les cellules de l'intestin prennent ces gouttelettes de graisse et leur font suivre une autre voie. Elles les donnent aux vaisseaux lymphatiques de la région.

Les sels sont absorbés en solution et vont dans les capillaires sanguins.

Ces cellules de l'intestin ont donc un gros effort à faire quand le féculoïde et le corps gras sont intimement mêlés ensemble. Elles doivent les séparer pour leur faire suivre un chemin différent. C'est pour cela que les sauces faites avec de la farine et de la graisse sont si indigestes.

Les sels sont absorbés d'après les lois physiques de l'endosmose. Ils se trouvent en solution dans les liquides et ils passent au travers de la surface intestinale, pour aller dans les vaisseaux capillaires sanguins. En cela ils sont comparables à une solution d'eau salée qui passe au travers d'un papier buvard. Toutefois les cellules de l'intestin président à ce passage, à cette absorption des sels aliments, et elles favorisent cette absorption.

Quand les aliments digérés, transformés, ont été pris par les cellules de la surface intestinale et donnés, transmis par ces cellules aux vaisseaux capillaires sanguins et aux vaisseaux lymphatiques, l'absorption est accomplie, finie, terminée. L'élément neuf fait partie du corps humain.

DES VAISSEAUX CAPILLAIRES

Nous avons parlé de vaisseaux capillaires sanguins et de vaisseaux lymphatiques. Il faut expliquer ce que sont ces organes.

Un pays possède des fleuves, des rivières, des canaux.

Sur ces fleuves, rivières et canaux, sont des barques, des bateaux, des chalands qui transportent des marchandises.

Le pays possède aussi des routes, des chemins de fer. Et sur ces voies de communication roulent des véhicules qui transportent des marchandises sur les routes, ce sont des voitures et des charrettes. Sur les chemins de fer ce sont des locomotives et des wagons.

Le corps de l'homme lui aussi, possède des voies de communication comparables aux routes, aux fleuves, aux canaux, aux chemins de fer. Il possède même de petits appareils comparables aux bateaux, aux voitures, aux wagons destinés à transporter les marchandises.

Ces voies de communication dans le corps humain sont appelés *vaisseaux*, *artères* et *veines*. Il vaudrait mieux les appeler canaux, car se sont plutôt des canaux, des tuyaux dans lesquels sont transportés les marchandises utiles, qui s'appellent LE SANG.

Ces voies de communication s'appellent aussi *vaisseaux lymphatiques*. Ce sont des canaux, des tuyaux dans lesquels sont transportés d'autres marchandises utiles appelées *la lymphe*.

Il y a une différence entre les vaisseaux capillaires sanguins et les vaisseaux lymphatiques.

Les vaisseaux lymphatiques prennent leur origine dans l'intérieur des tissus, l'orifice d'entrée est un tuyau ouvert entre deux cellules. C'est un robinet par lequel peut s'écouler le liquide placé entre deux cellules, ainsi que les produits sécrétés par ces cellules.

Les vaisseaux capillaires sanguins font suite, d'un côté aux petites artères, de l'autre aux petites veines.

Les capillaires sanguins servent d'intermédiaire ou de trait d'union entre les artères et les veines. C'est un trait d'union en forme de tuyau.

Toutefois, la paroi de ces vaisseaux capillaires sanguins est perméable et laisse passer beaucoup de choses.

Nous avons vu qu'ils reçoivent les éléments neufs venant de l'absorption intestinale.

Les vaisseaux capillaires sanguins servent aussi à faire passer les globules sanguins venus des artères et passant dans les veines. Ce passage a lieu avec frottement aux parois du capillaire. Et pendant ce passage et ce frottement, il y a échange d'éléments vivants.

CHUTE DES CELLULES ÉPITHÉLIALES

Les cellules intestinales sont situées à la surface de l'intestin, c'est pour cela qu'on les appelle *cellules épithéliales*, épithélium voulant dire revêtement superficiel.

Ces cellules épithéliales de l'intestin, une fois qu'elles ont accompli leur œuvre, leur travail, tombent dans l'intestin. Elles sont vieilles et meurent.

Ce travail de l'absorption est important, pénible, fatigant. Les cellules qui l'exécutent meurent à la tâche et elles laissent derrière elles, ou au-dessous d'elles, des cellules plus jeunes pour les digestions suivantes.

Article 7. — **Assimilation**.

Les éléments neufs sont absorbés.

Ces éléments neufs se trouvent dans le sang et dans les capillaires voisins de l'intestin. Ces éléments neufs se trouvent également dans les lymphatiques voisins de l'intestin.

Que deviennent ces éléments neufs ?

1° Les éléments neufs, *albuminoïdes, hydrocarbures, sucroïdes*, *sels* provenant de la digestion vont dans les capillaires sanguins. A ces capillaires font suite de petites veines qui se réunissent pour former des veines de plus en plus grosses aboutissant à une seule veine, LA VEINE PORTE.

Cette veine porte reçoit donc tout le sang de l'intestin, sang chargé des éléments de la nutrition. (Elle reçoit aussi le sang de la rate.)

La veine porte aboutit au FOIE.

La veine porte se déverse dans le foie.

Qu'est-ce que le Foie?

Le foie est la plus grosse glande de l'économie.

Cette glande est aussi importante que grosse.

Le foie est l'alambic où tous les éléments neufs de la nutrition vont aboutir.

Le foie va prendre ces éléments, albuminoïdes, sucroïdes, hydrocarbures, sels, qui ne sont pas encore matière organisée. Ce n'est pas encore de la matière organisée vivante, quoique dans le sang. *Le foie prend ces éléments neufs, et en fait de la matière vivante.*

Le foie prend ces éléments neufs dans ses alambics, dans ses cellules. Là se fait une petite cuisine, une petite manipulation de laboratoire. Ce qui est vieux, usé, mort, est rogné, raclé, mis de côté et remplacé par l'élément neuf.

Le foie fait des cellules neuves.

De même le cordonnier, avec du cuir, du fil, des aiguilles, un marteau, un établi, fait des chaussures neuves.

Et de même que le cordonnier se sert du vieux cuir encore bon pour faire des chaussures neuves, de même le foie utilise des éléments ayant déjà servi, et pouvant servir encore pour faire des cellules neuves.

Le foie est comparable à un filtre par où passe le sang pour se régénérer, pour se purifier, pour abandonner ses impuretés.

Le foie est un filtre. Le sang arrive par la veine porte, c'est le sang veineux, ayant déjà servi en grande partie, par conséquent chargé des éléments vieux, mais également chargé des éléments neufs de la nutrition.

Le sang passe par le filtre qu'est le foie, il y est transformé, et, de là, il se rend au cœur droit, par l'intermédiaire des veines sus-hépatiques et la veine cave inférieure qui fait suite.

Le foie reçoit aussi le sang de la rate.

La rate est le cimetière des globules rouges.

La rate retient les vieux globules rouges ayant servi, usés, ne pouvant plus marcher ; mais comme ils ont encore des éléments pouvant servir, entre autres l'hémoglobine, corps des plus intéressants, la rate envoie ces éléments au foie.

Le foie régénère les globules rouges détériorés par le service. Il en fait de neufs, comme le cordonnier qui ressemelle les chaussures et les remet à neuf.

Le foie fait aussi de nouveaux globules rouges avec les cellules blanches.

Enfin le foie élimine certains déchets de l'organisme. Il retient ces déchets comme un filtre retient les impuretés.

Ces déchets sont à considérer, car ce sont des corps inutiles et quand ils sont trop abondants, ils sont nuisibles.

Ils agissent alors comme de véritables poisons.

L'homme peut s'empoisonner lui-même avec des produits de sa fabrication, avec les produits fabriqués dans ses tissus. Le foie empêche cet empoisonnement.

2° *Les corps gras* ont été absorbés par les lymphatiques. Les lymphatiques de l'intestin sont des lymphatiques spécialisés pour la nutrition; ils s'appellent *chylifères*. Leur contenu s'appelle le *chyle*.

Examinons le chemin suivi par les corps gras absorbés ou le chyle.

Ces lymphatiques ou chylifères se réunissent les uns aux autres successivement pour aboutir à un gros vaisseau lymphatique, le canal thoracique, qui présente un renflement (la citerne de Pecquet). Ce canal thoracique, après avoir reçu d'autres lymphatiques, va se jeter dans la veine sous-clavière droite et le cœur droit.

C'est dire que le produit de la digestion et de l'absorption, en ce qui concerne les graisses, est déversé directement par les chylifères dans le sang veineux, et non dans le foie.

Les graisses, en effet, sont prêtes à servir par le fait qu'elles sont émulsionnées en gouttelettes très petites. Le corps les met en réserve sous la peau, dans divers tissus, dans divers endroits, pour les reprendre quand il en aura besoin. C'est le grenier d'abondance qui doit s'ouvrir aux jours de disette.

Le palais splendide et immense, aux merveilles sans nombre, possède une usine chargée de faire des meubles pour les habitants, des instruments pour les ouvriers, des habits pour les soldats, des armes, de la poudre, tout ce qu est nécessaire. On porte à cette usine par des canaux, par des trains, par des charrettes, tous les produits et toutes les récoltes. L'usine fournit des équipements et des armes pour les soldats, du pain et des vivres pour les nourrir, des chaussures pour la marche. Elle fournit tout.

Cette usine, c'est *le foie.*

EXPULSION DES DÉCHETS DE L'ORGANISME

Nous avons vu que les cellules épithéliales de l'intestin tombent lorsqu'elles ont accompli leur fonction.

Elles se réunissent dans l'intestin, elles cheminent.

La bile, qui est déversée par le foie dans l'intestin à la fin de la digestion, fait une sorte de balayage ou de nettoyage de l'intestin et ces cellules sont entraînées vers la partie terminale.

Il en est de même des produits alimentaires qui n'ont pu être digérés ou absorbés, par exemple le bois et les produits ligneux des plantes. L'organisme doit se débarrasser de ces déchets. Le fait est important, car il est la meilleure condition pour la digestion suivante.

Si l'organisme garde ces déchets, il s'empoisonne.

Aussi une règle d'hygiène prescrit d'aller à la garde-robe tous les matins. C'est le commencement de la digestion suivante. C'est la meilleure préparation à une bonne digestion.

Il est plus important que tout d'aller à la selle tous les jours. Il est important d'y aller à la même heure, à peu de chose près.

Cet acte, cette libération de l'organisme est plus important que d'aller toucher de l'argent, par exemple. Car l'argent on peut aller le toucher le lendemain, on n'en sera pas malade pour cela. Tandis que si on retarde au lendemain pour se débarrasser des déchets nuisibles, on sera empoisonné, et si l'organisme prend l'habitude de conserver ces déchets nuisibles, et de s'en exonérer seulement tous les quatre ou cinq jours, il subira un empoisonnement chronique, il sera prédisposé à des affections intestinales qui entraînent la mort.

DEUXIÈME PARTIE

CLASSIFICATION DES ALIMENTS SUIVANT LEUR FACILITÉ A ÊTRE DIGÉRÉS

CHAPITRE PREMIER

ALIMENTS TRÈS FACILES A ÊTRE DIGÉRÉS

Exposé. — Eau. — Bouillon. — Sucre. — Lait. — Œufs. — Préparation de lait, œufs et sucre. — Viande maigre. — Des différentes sortes de viandes. — Poisson. — Les sels. — Thé, café, alcool.

ARTICLE 8. — **Exposé.**

Dans cette catégorie sont compris les aliments les plus faciles à digérer.

Ce sont ceux qui nourrissent le plus sous un petit volume.

Ce sont ceux dont toutes les parties sont utilisables.

Ce sont ceux dont la transformation est la plus facile.

Par la digestion, l'organisme est obligé de faire un travail de séparation. Il laisse de côté les produits inutiles, qui ne peuvent être transformés, comme le bois. L'organisme ne prend que les produits utiles, et pouvant être transformés.

Dans les aliments de cette catégorie, les produits inutiles sont en si petite quantité qu'elle est négligeable.

Ces aliments présentent une composition telle que toutes

leurs parties peuvent être tranformées facilement et servir à une bonne nutrition.

Il n'y a donc pas de produits étrangers qui, comme le bois ou les pierres, viennent troubler la digestion et s'opposer au travail des ouvriers représentés par les cellules épithéliales de l'intestin.

L'homme en se perfectionnant, en développant ses facultés intelligentes, perd d'autre part les moyens que ses ascendants éloignés possédaient pour broyer les aliments et les digérer.

L'homme, sachant mieux choisir et préparer ses aliments, perd de sa puissance à digérer.

Le travail de la digestion est plus fin, plus délicat, plus parfait, parce qu'il a lieu sur des produits plus faciles à transformer. Si, chez les hommes rudimentaires comme chez les animaux, la puissance digestive est très grande, c'est qu'ils n'ont pas développé, par la suite héréditaire des générations, l'intelligence et les facultés cérébrales. Ces facultés cérébrales, se développant dans la suite des générations, ont diminué la puissance à digérer. Aussi les aliments de cette catégorie sont-ils éminemment favorables aux travailleurs de la pensée, aux hommes qui possèdent des facultés intellectuelles développées, aux personnes qui demandent à leur cerveau un travail considérable, et qui, par contre, ne peuvent demander à la digestion une puissance très grande. Il y a opposition entre la puissance de l'intelligence et la puissance de la digestion.

Article 9. — **Eau**.

L'eau est l'aliment le plus facile à être digéré. Chez les plus malades, une boisson composée d'eau aromatisée ou non est parfois seule supportée, alors que tout autre alimentation serait préjudiciable. C'est *la tisane* que l'on donne aux malades, et qui dans la majorité des cas est la meilleure médication et la seule utile.

On ne peut pas se passer d'eau aussi longtemps que des

autres aliments. Les jeûneurs qui sont restés quarante jours sans manger prenaient un peu d'eau chaque jour. Ils n'auraient pu vivre sans eau.

Beaucoup de personnes saines, bien portantes, peuvent rester deux ou trois jours sans manger et sans s'aliter ; mais ces mêmes personnes ne peuvent rester plus de vingt-quatre heures sans boire.

L'eau nécessaire à notre organisme rappelle les premières origines du monde animal, dans un milieu humide, alors que, sous l'influence d'une température plus élevée, l'eau baignait constamment la surface du sol.

Si l'eau est facile à être digérée, c'est qu'elle ne nécessite aucun travail de digestion. L'eau nécessaire est absorbée par les organes sans subir de transformation. L'eau qui est en surplus reste dans le tube digestif et contribue à le laver.

INFLUENCE DE L'EAU SUR LA DIGESTION

Quelle est l'influence de l'eau sur la digestion ?

Faut-il boire en mangeant ou ne pas boire ?

Faut-il boire peu ou beaucoup ?

Réponse : Il faut boire d'une façon moyenne. Il faut boire suivant sa soif et ne pas pas boire si l'on n'a pas soif.

Les uns disent : L'eau, introduite dans l'estomac avant ou pendant la digestion, dilue le suc gastrique, et en général toutes les sécrétions qui concourent à la digestion. L'eau affaiblit la puissance digestive de ces sécrétions. Par exemple l'acide gastrique, qui est très actif lorsqu'il est concentré, sera beaucoup moins actif étant dilué.

Le raisonnement est vrai, mais il faut tenir compte de ce que les sécrétions nécessaires à la digestion exigent une grande proportion d'eau, et qu'un peu plus ou un peu moins d'eau ne fait pas grand'chose.

L'ensemble des sécrétions utilisées par la digestion en vingt-quatre heures est de 8 kilos ou de 8 litres environ (salive, suc gastrique, suc pancréatique, suc intestinal, bile) ; par conséquent, si l'on boit un ou deux verres d'eau au moment du repas, on n'augmente pas de beaucoup la quantité de liquide employé pour la digestion et on facilite quelquefois ces sécrétions, l'eau étant absorbée immédiatement et allant donner au sang un apport favorable.

Quand on boit en mangeant, on délaie les aliments et on peut manger davantage. La nutrition est meilleure, plus abondande, et en ce qui concerne le tuberculeux le fait à une assez grande importance.

Faut-il boire peu ou beaucoup ?

Certains conseillent de boire peu. Seulement un verre d'eau après le repas.

Boire peu a pour avantage de ne pas diluer les sécrétions de la digestion, comme il a été dit.

Mais *boire peu* a comme inconvénient de ne pas laver suffisamment le sang et les tissus des déchets de l'organisme. Il faut une quantité d'eau suffisante pour laver l'organisme. Si cette eau n'est pas assez abondante, les sels et les déchets s'accumulent, et telle est l'origine de concrétions diverses, d'accumulation de sable ou de calculs dans les urines et parfois dans les reins, d'où les coliques néphrétiques ; accumulation de concrétions dans le foie, d'où coliques hépatiques.

Il est vrai que cette facilité à faire des concrétions ou des calculs peut être utilisée pour les tubercules, et dans le but de favoriser l'incrustation calcaire des lésions tuberculeuses ; mais l'avantage compense-t-il les inconvénients ? On peut en douter.

La quantité d'eau à boire doit être indiquée par la soif. Cette quantité peut varier.

En hiver, par le froid, quand on ne prend pas d'exercice violent, quand la transpiration n'est pas sollicitée ou provoquée par le travail musculaire, on boit peu.

En été, quand la chaleur occasionne une transpiration abondante, quand le travail musculaire a occasionné une dépense d'eau sensible, on doit boire davantage.

Il faut boire en mangeant. On peut boire aux repas.

Autant que possible, il faut s'abstenir de boire en dehors des repas. Boire entre les repas devient une habitude que l'on ne peut perdre facilement, et quand cette habitude de boire est prise, elle a une tendance à augmenter bien plus qu'à diminuer.

L'eau s'absorbe dans le tube digestif. Elle passe directement dans l'intestin sans s'arrêter dans l'estomac.

L'eau est absorbée par l'organisme, suivant les besoins de cet organisme. L'eau en excès n'est pas absorbée. Elle reste dans l'intestin et chemine tout le long. Elle peut de la sorte servir à laver l'intestin.

Lorsque l'intestin est embarrassé par une nutrition trop abondante à la suite de repas copieux, on peut laver l'intestin en buvant de l'eau bouillie à l'exclusion de toute alimentation. En vingt-quatre heures l'intestin est nettoyé. Chez les enfants ce lavage intestinal est très utile. Les enfants ont de l'entérite, de la diarrhée verte, des troubles digestifs très facilement. Donner de l'eau bouillie à un enfant, à l'exclusion de tout autre chose, supprime les troubles intestinaux, quelquefois au bout de douze heures, d'autres fois au bout de vingt-quatre ou quarante-huit heures.

QUALITÉ DE L'EAU

L'eau peut être bonne ou mauvaise.

L'eau de bonne qualité est claire, limpide, d'une saveur fraîche, sans odeur. Elle ne contient pas de germes, et tient en solution très peu de sels.

L'eau de mauvaise qualité peut présenter plusieurs défauts.

Sels de l'eau. — L'eau peut être de composition défectueuse, et renfermer en solution des sels divers. Ce sont des eaux minérales. Quelques-unes sont utilisées comme médicament. Celles qui contiennent des sels purgatifs sont employées dans ce but.

Celles qui sont alcalines sont utilisées dans certaines affections, l'arthritisme ou diathèse acide par exemple.

Certaines eaux renferment des sels à base de soufre, ce sont les eaux sulfureuses.

Toutes ces eaux doivent être employées sur indication médicale. Elles ne peuvent servir à l'alimentation journalière.

Les eaux calcaires, renfermant du carbonate ou bicarbonate de chaux, sont les plus favorables aux tuberculeux, elles contribuent à cicatriser leurs lésions et à les incruster de sels calcaires.

Microbes de l'eau. — La qualité de l'eau peut être viciée par des germes divers. De la sorte, ces eaux viciées transmettent certaines maladies. Le germe de la fièvre typhoïde est transporté et absorbé surtout au moyen de l'eau qui est bue.

L'eau peut être souillée par des germes de la putréfaction, ou des germes de maladie de toutes sortes et de toutes natures. Aussi faut-il veiller avec grand soin à la qualité de l'eau que l'on boit.

La filtrer est un premier procédé simple, facile, et le plus souvent suffisant. Mais le filtre laisse passer beaucoup de germes, son maniement est délicat, il faut savoir le nettoyer. Pour obvier à ces inconvénients, on peut faire bouillir l'eau.

L'eau bouillie est privée de germes de maladie.

Toutefois, l'eau bouillie est un peu lourde, parce qu'elle est privée de l'air qu'elle avait en dissolution; pour y remédier, on peut faire une infusion légère de thé, ou d'une tisane amère quelconque, petite centaurée, camomille, houblon, etc.

Les pouvoirs publics s'occupent de distribuer l'eau potable. C'est un service des plus importants. Car suivant les conditions diverses qui se sont présentées, ils distribuent la vie ou la mort. Que d'épidémies de fièvre typhoïde ont été distribuées, propagées par l'eau que la municipalité vendait aux habitants d'une ville. Ce service mérite non seulement une surveillance spéciale mais encore des crédits spéciaux, et bien plus, une sanction.

La municipalité qui aura distribué la mort sous forme de fièvre typhoïde contenue dans l'eau bue par les habitants; la municipalité qui aura tué ou fait mourir des habitants par la fièvre typhoïde distribuée avec l'eau; cette municipalité devra subir la sanction du fait accompli. Elle devra être poursuivie pour homicide involontaire et les victimes devront être indemnisées. Mais cela n'est pas encore dans les mœurs et dans la mentalité de notre génération.

Article 10. — **Bouillon.**

Le bouillon est une décoction de viande.

Le bouillon se fait avec de l'eau dans laquelle on a mis de la viande et des légumes et que l'on a fait bouillir pendant un temps plus ou moins long, variant entre une heure et cinq heures.

L'ensemble s'appelle le *pot-au-feu.*

Le bouillon se compose du liquide seulement ; c'est une solution de certains principes de viande, surtout les sels et quelques principes azotés.

Le bouillon contient très peu d'éléments nutritifs ; il n'est pas nourrissant, il ne nourrit pas. Ce serait une erreur que de donner du bouillon sous prétexte d'alimentation.

Le bouillon est absolument défendu aux petits enfants, car il dilate leur estomac, sans apporter de principes nutritifs.

Mais le bouillon a cet avantage de contenir des principes eupeptiques, qui préparent la digestion, il excite la sécrétion du suc gastrique en particulier.

Le bouillon ne nourrit pas. Des chiens, nourris avec du bouillon seul, meurent plus vite que s'ils boivent seulement de l'eau.

Il ne faut pas abuser du bouillon. Pris en petite quantité, il est très bon pour ouvrir l'appétit. C'est le meilleur apéritif. Si ce liquide était pris en trop grande quantité, ce serait une boisson tenant une place inutile dans l'estomac.

Enfin il est bon de définir et de différencier les termes de bouillon et potage qui sont pris quelquefois l'un pour l'autre.

Le bouillon est du liquide sans aucune adjonction d'aliment solide.

Le potage est une préparation faite avec du bouillon auquel on ajoute des pâtes, du vermicelle, du tapioca, ou même du pain. Il s'appelle alors potage aux pâtes, potage au vermicelle, potage au tapioca, potage au pain appelé aussi soupe au pain ou soupe grasse.

Le bouillon se donne aux malades graves qui ne peuvent supporter une alimentation substantielle, par suite de fièvre et de température élevée.

Cependant le bouillon ne constitue pas à lui seul une alimentation et en cas de fièvre continue l'alimentation du malade doit comprendre d'autres aliments avec le bouillon.

Le bouillon maigre est une décoction de légumes et de plantes herbacées. C'est un aliment qui vaut par les légumes qu'il contient.

Article 11. — **Le sucre.**

Le sucre est un aliment des plus faciles à être digéré.

A l'enfant qui vient de naître on donne un peu *d'eau sucrée.*

A l'enfant qui ne peut supporter aucune alimentation on donne un peu d'eau sucrée, parce que le sucre est inoffensif.

A la fièvre typhoïde qui ne peut supporter qu'une alimentation sévèrement choisie, on donne de *la tisane sucrée*, parce que le sucre est inoffensif.

Le sucre représente, dans la catégorie des aliments très faciles à digérer, tous les aliments hydrocarbonés, c'est-à-dire les aliments qui fournissent l'eau et le charbon à la machine humaine.

Le sucre est le seul aliment hydrocarboné très facile à digérer.

Le sucre peut remplacer tous les farineux, les féculents et toutes les plantes ou graisses qui les apportent à l'alimentation.

Le sucre remplace encore tous les corps gras, les huiles et même l'aliment d'épargne si répandu, *l'alcool*.

AVANTAGES DU SUCRE POUR LE TUBERCULEUX

Ceci a une grande importance, car pour le tuberculeux dyspeptique qui ne peut se nourrir de farineux, de graisses et de boissons alcooliques, à certains moments le sucre seul pourra fournir la chaleur nécessaire au corps humain, chaleur qui est due à une combustion de charbon ou de carbone. *Le sucre* est le seul charbon que certains malades puissent consommer.

Cette ressource est précieuse, car sans sucre et sans aliment charbonneux, sans charbon, la chaleur de l'individu ne peut être aussi bien assurée.

Cette chaleur doit alors être entretenue par les aliments azotés ; mais ils sont alors détournés de leur but, de leur fonction, qui est de remplacer les éléments ou matériaux azotés du corps humain, et cette déviation continuelle de leur fonction accumule des déchets anormaux dans l'organisme.

Le corps humain est un foyer où brûle constamment un feu divin.

C'est une lampe toujours allumée et qui ne doit jamais s'éteindre.

La mort arrive quand le feu de ce foyer est mort, quand la flamme de cette lampe est éteinte.

Il faut du charbon pour alimenter continuellement et durant toute la vie ce foyer, cette flamme qui est en nous, et qui est notre vie.

Avec *le sucre*, la chaleur du corps est entretenue d'une façon normale et régulière.

DIGESTION DU SUCRE

La digestion du sucre est très facile. Le sucre est la transformation dernière des éléments charbonneux ou hydrocarbonés, féculents, farineux, amidons, etc. Ces aliments subissent une série de transformations dont les dernières phases sont des sucres, glucoses ou sucroïdes. Le corps humain, les tissus, le sang, le foie contiennent du sucre vivant, du sucre faisant partie des tissus vivants, et appelé *glycogène*.

La grande difficulté pour digérer les féculents consiste à les transformer en *sucres* ou *sucroïdes*, transformation qui a lieu en partie dans l'intestin et en partie dans le corps humain après l'absorption des aliments hydrocarbonés. Cette digestion est un travail qui nécessite les forces de l'organisme, des sécrétions de ferments et de diastases, un travail d'absorption, des transformations dans l'intimité des tissus, dans le foie, dans les glandes.

Ce travail est supprimé complètement avec *le sucre* comme aliment. *Le sucre* est absorbé, les modifications qu'il doit subir sont les dernières, celles qui ont lieu dans l'intimité des tissus et qui sont très faciles. Les transformations difficiles n'existent pas.

Il existe une grande variété de *sucres*. Quoique ayant une composition analogue, ils diffèrent par quelques atomes d'hydrogène et d'oxygène en plus ou en moins.

Le sucre est un excellent aliment pour faire la suralimentation.

Le tuberculeux peut manger du sucre tant qu'il voudra. Il fera ainsi un *cure de sucre*, et il engraissera.

LA CURE DE SUCRE

La cure de sucre consiste à manger méthodiquement du sucre, chaque jour et en quantité aussi forte que possible.

Pour le tuberculeux c'est une façon de faire de la suralimentation. C'est un procédé qui lui réussit d'une façon remarquable. Le sucre se digère très facilement, et le tuberculeux engraisse.

Chez certains malades qui ne peuvent prendre de l'huile de foie de morue, *le sucre* obtient les mêmes effets que l'huile de foie de morue, il assure la suralimentation, c'est l'apport de charbon nécessaire pour entretenir la chaleur vitale, il donne les éléments nutritifs nécessaires aux muscles.

La cure de sucre ne saurait être trop recommandée au tuberculeux.

La cure de sucre s'effectue en prenant du sucre avec les aliments; dans le chocolat ou le café au lait du matin, dans le lait pris aux repas ou entre les repas, au goûter ; dans de l'eau en solution concentrée, sous forme de sirop.

Et surtout en usant de toutes les friandises et bonbons que les confiseurs savent si bien préparer.

La dose de sucre à prendre n'est pas limitée; souvent l'on peut facilement prendre un demi-kilogramme de sucre dans la journée, et sans que le dégoût se produise.

ARTICLE 12. — **Le lait.**

GÉNÉRALITÉS

Le lait est l'aliment complet par excellence et l'aliment le plus facile à digérer.

Le lait est *une sécrétion vivante*, c'est *un aliment vivant.*

C'est l'aliment que l'on donne aux malades graves quand ils peuvent prendre quelque chose.

Une fièvre typhoïde s'alimente avec *du lait.*

Le lait est la nourriture de l'enfant, la seule nourriture qu'il puisse accepter dans les premiers mois de la vie.

Nul autre aliment ne peut remplacer *le lait* pour l'enfant.

Le lait guérit toutes les dyspepsies, tous les troubles de la digestion.

Le lait régularise la digestion et remet tout en ordre quand des excès de régime ont troublé le bon fonctionnement de l'estomac.

Le lait apprend à l'estomac les bonnes digestions.

Quand l'estomac a oublié de fonctionner normalement, sous l'influence de maladies, d'émotions, ou d'habitudes contraires à l'hygiène, le lait vient donner de nouveau la vie à l'homme comme il l'a donnée à l'enfant.

Le lait est l'aliment complet. Il possède les variétés d'aliments nécessaires à une bonne alimentation et à une bonne digestion.

Le lait est le type de l'aliment complet, c'est-à-dire : le lait est le modèle sur lequel on doit se guider pour constituer l'alimentation, la variété des aliments et leurs proportions.

COMPOSITION DU LAIT

Le lait contient :

1° *De l'eau*;
2° *Des albuminoïdes*;
3° *Du beurre*;
4° *Du sucre*;
5° *Des sels.*

1° *De l'eau.* — Le lait contient une grande proportion d'eau. La composition du lait nous indique quelle quantité d'eau nous pouvons boire, comparée aux aliments solides. Cette quantité d'eau est en général bien plus grande dans le lait que dans l'alimentation ordinaire de l'homme. S'il faut 5 litres de lait pour nourrir un homme par jour, il est peu de personnes qui boivent 4 à 5 litres d'eau par jour.

L'eau du lait supporte les autres principes du lait, les albuminoïdes, le beurre, le sucre, les sels; les uns en suspension, les autres en solution.

2° *Des albuminoïdes.* — Dans le lait les albuminoïdes sont représentés par la caséine. La caséine est l'albumine du lait, l'aliment azoté du lait.

La caséine donne le fromage par une certaine transformation.

Quand le lait est exposé à l'air, il s'aigrit, il devient acide.

Sous l'influence d'un acide le lait se caille, se sépare en deux parties : 1° une partie solide, *la caséine* avec le *beurre*; 2° une partie liquide, *le petit lait* avec *le sucre* et *les sels.*

On facilite à volonté cette opération au moyen d'un ferment digestif, *la présure*, pris dans l'estomac des veaux.

Le lait se caille alors comme il se caille dans l'estomac.

Le fromage contient les principes nutritifs du lait, *l'albuminoïde* ou *caséïne* et *le beurre*. Aussi le fromage est-il un aliment très nourrissant et très facile à digérer. *Le fromage* a été surnommé le bifteck du pauvre. *Le fromage* a un pouvoir nutritif aussi grand que la viande. On peut vivre avec du pain et du fromage.

3° *Le beurre*. — Le beurre contenu dans le lait représente les corps gras.

Le beurre se digère avec une grande facilité.

C'est le corps gras qui se digère le plus facilement.

C'est le corps gras le plus utile et le plus avantageux, car il ne donne pas de mauvaises digestions ou d'acidité de l'estomac.

Quand on prend trop de beurre, il peut provoquer de la diarrhée, et cependant ce résultat arrive rarement.

Le beurre est un excellent aliment pour les enfants.

Les grandes personnes doivent aussi en user largement, et surtout les tuberculeux.

Chez le tuberculeux, le beurre peut être donné à la place de l'huile de foie de morue quand elle n'est pas tolérée. Et le tuberculeux peut prendre tous les jours des doses élevées, 100, 200 ou 300 grammes de beurre, suivant sa capacité digestive.

Certains malades ont pris chaque jour plus de 500 grammes de beurre.

4° *Le sucre*. — Dans le lait, *le sucre* est représenté par *la lactose* ou *sucre de lait*; c'est un aliment hydrocarboné des plus faciles à digérer. *La lactose* se trouve en petite proportion dans le lait; aussi on peut avantageusement ajouter du sucre dans le lait.

Le sucre et *le beurre* sont les aliments hydrocarbonés du lait, nous devons savoir en conclure que ce sont les aliments hydrocarbonés les plus faciles à digérer, bien plus faciles que les féculents et amidons, qui ne peuvent être comparés.

La digestion des féculents et amidons est plus longue, plus lente, plus difficile, elle impose à l'organisme un travail beaucoup plus considérable.

Par contre, le sucre ordinaire n'a pas une composition bien différente du sucre de lait. Ce sont des variétés de sucre, et leur digestion est très facile et très rapide.

5° *Les sels*. — Le lait contient *des sels*, tous *les sels* nécessaires à la vie humaine, à la croissance de l'enfant.

Chlorure de sodium, des *carbonates*, des *phosphates*, sels à base de *chaux*, de *soude*, de *potasse*, de *magnésie* avec du *fer* et du *souffre*.

Ces *sels* restent dans le *petit lait*, le liquide qui se sépare du lait quand il se caille, et quand le fromage se forme.

A cause de ces sels, *la cure de petit lait* peut rendre des services. La cure de petit lait est rafraîchissante, le petit lait est une boisson acidulée, quelquefois légèrement purgative.

Le *petit lait* assure l'antisepsie ou l'asepsie du tube intestinal.

Le *lait* est un aliment qui ne donne pas beaucoup de force musculaire, mais il est très apte à entretenir l'existence d'un homme adulte qui ne se livre pas à des travaux de force.

Le *lait* permet plus facilement de se livrer aux occupations intellectuelles.

La quantité de lait que peut boire un homme en vingt-quatre heures varie de 1 litre à 5 litres de lait.

RÉGIME LACTÉ

Définitions. — *Régime lacté* veut dire alimentation au moyen du lait.

Régime lacté exclusif, c'est l'alimentation avec du lait seul, sans adjonction d'aucune autre alimentation.

Régime lacté mixte ou mitigé, c'est l'alimentation au moyen du lait, comme alimentation principale, et avec adjonction d'autres aliments légers comme accessoires, par exemple, œufs, biscuits, soupe au lait, etc.

PRÉCEPTES DU RÉGIME LACTÉ

Quantité de lait. — Le lait doit être pris par petites quantités à la fois. Si un homme veut faire un repas avec du lait seul, il prendra 1 litre de lait, et devra le prendre dans l'espace d'une heure et quart, au minimum. Il pourra y mettre plus de temps.

Autrement dit, cet homme devra boire ce litre de lait dans un minimum d'une heure et quart. Il pourra le boire en une heure et demie ou deux heures.

Quand une personne doit se soumettre au régime lacté exclusif, elle doit d'abord consulter son estomac et observer la quantité de lait que l'estomac peut digérer.

Plusieurs estomacs difficiles, malades, susceptibles ne peuvent digérer que 1 litre de lait par jour, quelquefois moins. Cette dose de 1 litre de lait par jour servira d'expérience pour savoir si l'estomac peut la supporter.

QUALITÉ DU LAIT

Avant de commencer le régime par le lait seul, il faut s'assurer de la qualité du lait.

Or, il faut savoir que le lait étant très facile à frauder, bon nombre de vendeurs ne s'en privent pas.

FRAUDES DU LAIT

La fraude la moins nuisible est d'ajouter de l'eau au lait. On dit alors que le lait est baptisé. C'est une fraude qui altère le lait rapidement, le lait ne se conserve pas.

Avec un peu de pratique, on peut reconnaître cette fraude au goût, le lait baptisé a le goût et la saveur d'eau.

Une fraude assez commune est d'y ajouter une colle légère d'amidon. Cette fraude donne au lait une apparence crémeuse, onctueuse, corsée. Le lait laisse sur les parois du verre une teinte blanchâtre, de bon aspect. Le lait a une couleur blanche agréable à voir.

Ce lait dépose quelquefois de l'amidon au fond du récipient. C'est la façon de reconnaître la fraude.

Quand il est bouilli, ce lait ne fait pas mal à l'adulte sain et bien portant ; mais c'est une fraude nuisible aux estomacs délicats et malades.

En tout cas, ce lait fraudé est absolument nuisible à l'enfant.

Le conservateur du lait. — Le lait est additionné de *conservateur* (terme commercial).

Le fait arrive souvent dans les grandes villes. A Paris, par exemple.

Le lait vient de la campagne, provenant de fermes qui se trouvent à 15 ou 20 kilomètres de la ville, quelquefois plus.

La vache est traite deux fois par jour. Le matin avant le départ des animaux pour le pâturage et le soir, à la rentrée des animaux, soit le matin de 4 à 5 heures et le soir de 5 à 7 heures.

Aussitôt trait, le lait est mis dans de grands récipients, puis véhiculé vers la ville.

Le lait arrive à Paris vers 6 heures du matin. Il commence à être distribué vers 7 heures et toute la matinée il est manipulé.

Le laitier doit avoir une provision de lait en réserve pour les demandes de la journée. Ce lait en réserve court grand risque de s'abîmer, et pendant les chaleurs le lait ne peut arriver à passer la journée sans être altéré, gâté, tourné ou caillé.

C'est une perte sèche pour le laitier qui est responsable du lait qu'il a reçu et qu'il doit payer.

Pour éviter cette perte et ces ennuis, le laitier met du *conservateur* dans le lait. C'est un sel alcalin variable. Souvent c'est du carbonate de soude. Ce sel neutralise l'acidité du lait et l'empêche de se coaguler.

Cette adjonction de sel alcalin, carbonate de soude ou autre, passe inaperçue quand on ne prend qu'une petite quantité de lait par jour, par exemple le café au lait le matin, ou même un demi-litre de lait à chaque repas. Les autres aliments font passer le sel basique.

Mais il n'en est pas de même quand c'est un malade qui a besoin de lait pur et non falsifié. Ce lait fraudé, additionné de sel basique, ce lait ne peut guérir le malade, il n'est pas supporté par l'estomac malade. Ce lait n'est même pas supporté par un estomac sain au-delà de 1 litre et demi par jour.

Toutefois, les sels à base de chaux, carbonate et phosphate ajoutés au lait ne seront pas préjudiciables au tuberculeux, tel le bicarbonate de chaux.

LE LAIT DE PARIS

Le lait de bonne qualité guérit les maladies d'estomac, mais le lait de Paris ne peut guérir les maladies d'estomac, dans les conditions ordinaires de la vente du lait.

Si l'on veut soigner une maladie d'estomac par le régime lacté à Paris, il faut des recommandations et des conditions telles que le lait revient à un prix beaucoup trop élevé pour les bourses moyennes.

On peut en effet avoir du bon lait à Paris. Pour cela, il faut qu'il vienne directement de la campagne chez le consommateur. Il faut qu'il soit cacheté au départ pour ne pas être changé en chemin. Il faut qu'il soit porté matin et soir. Il est alors distribué deux heures après la traite et il est consommé dans les six ou huit heures qui suivent.

CONSERVATION DU LAIT

Une bonne pratique pour conserver le lait est de le faire bouillir matin et soir.

Les germes et microbes qui se développent si facilement sont tués et n'altèrent pas le lait. Le lait étant un liquide nourricier excellent, les germes et microbes s'y développent avec une très grande rapidité. Ces microbes sont en général peu nuisibles à la santé, mais ils altèrent le lait et le rendent inutilisable.

Le *lait bouilli* ou *lait cuit* se digère moins facilement que le lait cru. Il se produit par le fait de l'ébullition une transformation de la caséine qui se durcit.

Si le fait a une importance négligeable pour les grandes personnes, il a une très grande importance pour les enfants qui digèrent le lait cru très bien et qui ne digèrent pas toujours le lait bouilli.

4

Dans ces cas, on peut donner aux enfants le lait pasteurisé. C'est du lait chauffé à une température suffisante pour détruire les germes vulgaires et entre autres le bacille de la tuberculose.

L'adjonction de bicarbonate de soude au lait conserve le lait sans nuire à sa digestion. Mais le bicarbonate de soude altère le goût du lait et sa présence se reconnaît très facilement.

L'adjonction de bicarbonate de chaux au lait peut rendre des services pour le conserver.

DOSES FRACTIONNÉES

Pour être supporté, le lait doit être pris par petites quantités à la fois.

Chez l'enfant qui présente des troubles digestifs et qui ne supporte pas le lait, on est obligé quelquefois de donner une petite cuillerée à café de lait, toutes les cinq minutes. toutes les dix minutes ou même tous les quarts d'heure.

Un litre de lait par jour. — Chez l'adulte obligé de se soumettre au régime lacté exclusif, le lait sera pris par petites quantités toutes les heures, soit une demi-tasse à café toutes les heures, soit 60 à 80 grammes de lait toutes les heures.

Le litre de lait sera pris ainsi dans une journée.

Cinq cents grammes de lait par jour. — Si l'estomac n'accepte pas cette quantité de lait, le malade prendra une cuillerée à soupe de lait tous les quarts d'heure ou toutes les demi-heures ou même toutes les heures, soit 15 à 20 grammes de lait chaque fois, soit par jour 300 à 500 grammes de lait.

Ordinairement le lait est toujours supporté de cette façon et le malade peut augmenter progressivement et lentement la quantité de lait prise chaque jour.

Deux litres de lait par jour. — Au lieu d'une demi-tasse toutes les heures, le malade prendra trois quarts de tasse de lait, puis la tasse entière de lait toutes les heures.

Si cette quantité est tolérée le malade augmentera et

prendra une tasse et demie, puis deux tasses de lait toutes les heures, il prendra ainsi 2 litres de lait dans la journée.

Trois litres de lait par jour. — Puis le malade, prenant un bol de lait toutes les heures, arrivera à prendre 3 litres de lait par jour.

Il est bon de rester quelque temps à 3 litres de lait par jour. Pour beaucoup de malades, c'est un maximum qui ne peut être dépassé, le malade a la sensation d'avoir l'estomac plein, la faim est supprimée, elle est satisfaite par le lait.

Cinq litres de lait par jour. — Il est des personnes qui peuvent augmenter et prendre 5 litres de lait par jour. Il faut être prudent. Trop de lait pouvant amener de la dilatation de l'estomac.

Puis au-dessus de 3 litres de lait, on peut augmenter l'alimentation s'il est nécessaire, avec quelques légers aliments solides, par exemple des œufs et du sucre. On pourra faire avec le lait, les œufs et le sucre, quantité de préparations agréables, crèmes, œufs au lait, flan, etc. Le malade fera ainsi de petits repas et pourra varier la monotonie du régime lacté.

LAIT AUX REPAS

Le lait peut être pris aux repas.

Boire du lait en mangeant est une excellente méthode qui régularise les digestions et favorise une bonne nutrition.

Un demi-litre de lait est une quantité à peine suffisante comme boisson à un repas. Il est préférable d'avoir trois quarts de litre pour chaque repas, la soif est ainsi satisfaite.

Un litre de lait par repas est la quantité la plus avantageuse. C'est le luxe de l'alimentation. Le malade peut ne pas boire tout le lait, mais le plus souvent il boit très bien ce litre de lait en mangeant. Ce litre de lait est bu dans l'espace d'une heure et quart, temps suffisant.

Il ne faut pas boire le lait par trop grandes quantités à la fois, car cette pratique donne de la dilatation d'estomac. Le lait reste en effet dans l'estomac pour y être digéré, contrairement à l'eau qui ne reste pas dans l'estomac, qui ne fait qu'y passer, pour aller immédiatement dans l'intestin.

LAIT FERMENTÉ. KÉFIR. KOUMIS.

On fait avec le lait des boissons fermentées qui s'appellent *kéfir*, *koumis*, suivant l'origine, lait de jument (koumis), ou lait de vache (kéfir).

Ce sont de bons aliments, de bonnes boissons légèrement acides, gazeuses et excitant l'appétit chez certains estomacs dyspeptiques. Elles assurent l'antisepsie de l'intestin et par ce fait le *kéfir* et le *koumis* sont très utiles.

Leur préparation est un peu minutieuse.

Ces boissons se préparent au moyen d'un *ferment* spécial comparable au levain du pain mais se présentant sous forme de petites boules appelées *graines*.

On laisse ce *ferment* en contact avec du lait, soit 1 litre de lait. Ce litre de lait est séparé de la graine ou ferment au bout d'un jour ou deux. Il sert à transformer en koumis 4 autres litres de lait auxquels on l'additionne. Il faut remuer les bouteilles de lait assez souvent, toutes les six heures, pour que le ferment agisse sur toutes les parties du lait.

La *graine* est lavée, puis sert à faire fermenter un autre litre de lait et ainsi indéfiniment.

Toutefois la *graine* s'use par l'usage et par déperdition dans le lavage.

Le *koumis* a des propriétés laxatives ou constipantes, suivant qu'il est vieux ou jeune, suivant qu'il a fermenté un jour ou plusieurs jours.

A un jour, le *koumis* est constipant (peu de germes).

A deux jours, il est neutre.

A trois jours, il est laxatif (beaucoup de germes).

Dans une certaine limite, car il faut tenir compte de la température qui active la fermentation, si elle est élevée, et qui retarde cette fermentation, si elle est très basse.

LAIT AGENT DE CONTAGION DE LA TUBERCULOSE

On accuse le lait de transmettre la tuberculose.

Il faut tenir l'accusation pour vraie, surtout en ce qui concerne les enfants. C'est par le tube intestinal que le bacille de la tuberculose entre dans le corps et dans les tissus de l'enfant. Les enfants tuberculeux sont beaucoup plus nombreux qu'on ne pense. Mais l'enfant résiste merveilleusement au bacille tuberculeux.

Cependant l'enfant conserve pendant longtemps ce bacille dans l'organisme, et plus tard, sous l'influence d'une cause déprimante, le froid, le surmenage, une maladie intercurrente, grippe, variole, rougeole, coqueluche, le manque d'air et de lumière, l'organisme se trouve en état d'infériorité, le bacille se développe, il envahit l'économie et une poussée aiguë de tuberculose se déclare.

On peut, pour éviter ce danger, pasteuriser le lait, c'est-à-dire le chauffer à 60 ou 70°, température qui tue le bacille de la tuberculose et qui permet de conserver le lait assez longtemps dans les vases où il a été traité.

Faire bouillir le lait est une méthode que l'on peut employer pour les enfants déjà âgés. Le lait bouilli se digère moins bien que le lait naturel non bouilli. C'est une différence très minime dont ne s'aperçoivent pas les estomacs d'adultes. Les estomacs d'enfants sont plus sensibles à cette modification apportée par le lait bouilli.

Pour les adultes il est toujours de règle de faire bouillir le lait avant de le boire, quand on n'en connaît pas l'origine.

RÔLE DU LAIT DANS L'ALIMENTATION

Pour le tuberculeux, le lait ajouté à la nourriture journalière complète cette nourriture.

Si l'alimentation journalière est défectueuse en ce qui concerne certaines parties ou certaines variétés d'aliments qui font défaut, le lait y supplée.

Si certains aliments sont indigestes, le lait les rend plus faciles à être digérés.

Le *lait* et les *œufs* ont un même but chez le tuberculeux. Ils donnent une alimentation complète, bien proportionnée et facile à digérer. Ils apportent les sels variés indispensables à une bonne alimentation.

Aussi on ne saurait trop recommander le lait et les œufs aux tuberculeux.

DU LAIT ET DE L'HUILE DE FOIE DE MORUE

Le *lait* possède encore un avantage considérable.

Le *lait* permet de digérer l'huile de foie de morue plus facilement.

L'huile de foie de morue est un aliment des plus utiles au tuberculeux. Il faut que le tuberculeux prenne de l'huile de foie de morue et la digère.

Cet aliment n'est pas toujours accepté avec plaisir par le malade. Quelquefois cet aliment donne lieu à des renvois gazeux aromatisés à l'huile de foie de morue.

Quelquefois le tuberculeux ne peut prendre qu'une cuillerée d'huile de foie de morue par jour.

Le *lait* bu après l'huile de foie de morue supprime tous les petits inconvénients de l'huile.

Bien plus, grâce au lait, le tuberculeux peut prendre deux ou trois fois plus d'huile de foie de morue. Si le malade peut digérer sans lait une cuillerée d'huile de foie de morue, il peut, grâce au lait, digérer deux ou trois cuillerées d'huile.

Si le malade peut digérer sans lait deux ou trois cuillerées d'huile de foie de morue, grâce au lait, il pourra digérer six ou huit cuillerées d'huile de foie de morue, résultat qui a son importance.

De plus, l'entraînement pour digérer l'huile de foie de morue doit durer quelque temps, c'est-à-dire, pour qu'un organisme apprenne à digérer six à huit cuillerées d'huile de foie de morue, il faut un entraînement qui dure deux ou trois ans. quelquefois plus.

Avec le lait, cet entraînement dure moins longtemps et quelquefois au bout de six mois le malade arrive à digérer quatre à six cuillerées d'huile de foie de morue par jour, alors qu'auparavant il ne pouvait en digérer qu'une ou deux cuillerées par jour.

Certains malades qui ne pouvaient accepter d'huile de foie de morue peuvent, grâce au lait, l'accepter et la digérer.

Ceci est à considérer, car il y a des tuberculeux qui ne pourront pas guérir s'ils ne prennent pas d'huile de foie de morue et il faut, par divers procédés, arriver à leur faire accepter cette huile.

Chez le tuberculeux, l'usage de l'huile de foie de morue diminue de moitié la durée du traitement.

La guérison arrive en moitié moins de temps en prenant de l'huile de foie de morue. Ce résultat vaut la peine d'être examiné, car le malade supprime des risques de rechute et supprime une partie des ennuis multiples de la maladie.

Le tuberculeux qui digère l'huile de foie de morue est à l'abri des rechutes.

Le tuberculeux qui use de l'huile de foie de morue et du tannin est sûr de conserver une bonne santé pendant toute sa vie et de n'avoir jamais de rechute sérieuse.

Le lait favorise ce résultat dans une grande mesure.

Le *lait* favorise également l'usage du *tannin* comme l'usage de l'huile de foie de morue. Et de la sorte il contribue pour sa part à la guérison de la tuberculose. Il forme avec le tannin des composés *albuminoïdes tannés*, plus facilement acceptés par l'estomac.

ARTICLE 13. — **Œufs.**

La nature a mis près de l'oiseau à l'état embryonnaire les éléments nécessaires pour le faire croître, grandir, et pour lui permettre de vivre pendant plusieurs jours, le temps où il reste dans la coquille de l'œuf, couvé par la mère.

Aliment complet. — *L'œuf* est un aliment complet, et des plus faciles à digérer.

L'œuf se compose du blanc et du jaune.

Le blanc d'œuf est constitué par de l'albumine liquide et soluble, et par des sels.

Le jaune d'œuf est constitué par des éléments albuminoïdes des matières grasses, des sels.

L'œuf contient tous les éléments nécessaires à l'existence.

ŒUFS ET LAIT COMPARÉS

L'œuf et *le lait* sont des *aliments complets* tous les deux. Ils présentent quelques différences.

Le lait contient une quantité d'eau plus considérable.

L'œuf contient une proportion plus grande d'albumine.

Tous les principes de l'œuf sont assimilables après digestion. Le lait au contraire provoque une expulsion de déchets assez considérable.

L'œuf contient une proportion d'hydrocarbure, ou de charbon beaucoup moins grande que le lait.

L'œuf ne peut donner une alimentation suffisante pour l'homme qui travaille ; les aliments des muscles, les aliments qui produisent la chaleur, le charbon qui brûle, les aliments hydrocarbonés ne sont pas en assez grande proportion.

Cette chaleur nécessaire à la vie, l'œuf la reçoit de la poule qui le couve, sans cela l'œuf ne peut se développer ni donner un être vivant.

QUANTITÉ NÉCESSAIRE A L'EXISTENCE

L'œuf est un aliment très substantiel sous un très petit volume. Un œuf pèse trente grammes. Il est composé d'éléments qui sont tous utilisés. Deux œufs par jour, avec de l'eau, peuvent entretenir l'existence d'un individu qui ne se livre à aucun exercice.

ŒUF PREMIER ALIMENT DES CONVALESCENTS

L'œuf est un aliment léger dont la digestion est très facile, l'œuf est le premier aliment solide que l'on donne au malade qui entre en convalescence. Au malade convalescent de fièvre typhoïde, on donne, comme premier aliment solide, un œuf à la coque.

EAU ALBUMINEUSE

L'albumine de l'œuf, en solution dans l'eau est quelquefois plus facile à digérer que le lait. C'est un aliment que l'on peut donner à la place du lait lorsqu'il existe des troubles intestinaux.

L'*eau albumineuse* se prépare en faisant dissoudre le blanc d'un œuf ou de deux œufs dans un verre d'eau (200 à 250 grammes); on ajoute du sucre en poudre, on remue, on peut aromatiser avec de l'eau de fleurs d'oranger.

Il ne faut pas préparer de grandes quantités d'eau albumineuse, car elle s'altère facilement.

ŒUFS COMME SURALIMENTATION

Les œufs, comme le lait, peuvent être donnés au tuberculeux en surplus de son alimentation ordinaire.

On dit alors que les œufs forment la suralimentation.

Le tuberculeux peut prendre chaque jour la quantité d'œufs qu'il voudra, de deux à vingt-quatre œufs par jour.

Ordinairement le tuberculeux qui mange bien s'en tient à quatre ou six œufs par jour.

Quand il veut faire cette suralimentation, les œufs sont pris deux par deux.

La meilleure façon de les présenter, est de les tremper dans l'eau bouillante. Ce sont *des œufs ébouillantés*. Ils sont chauds, brûlants presque et pourtant ils ne sont pas cuits.

Le malade boit ces œufs ébouillantés en faisant deux trous à la coquille, un trou à chaque extrémité. Il faut avoir soin de percer aussi la poche fibreuse de l'œuf située sous la coquille. Le malade aspire d'un côté et boit l'œuf en le soulevant comme un verre.

D'autres fois on casse deux œufs crus ébouillantés dans un verre à bordeaux, et on boit le contenu.

ŒUFS DURS

Les œufs se digèrent mieux crus que très cuits ou durs. Les œufs durs se digèrent parfois difficilement. Le malade ne pourrait avaler six œufs durs de suite, tandis qu'il pourra très bien boire six œufs crus de suite. L'albumine liquide et soluble se digère très facilement, tandis que l'albumine cuite coagulée et durcie par la cuisson se digère difficilement.

ŒUFS ET TANNIN

Les *œufs* ont un avantage considérable, celui de faire digérer le *tannin*.

Le *tannin* est un produit éminemment utile au tuberculeux.

La puissance du *tannin* pour guérir la tuberculose est égale à la puissance de *l'huile de foie de morue*.

Le *tannin* a cet avantage sur l'huile de foie de morue, c'est que le tuberculeux peut user du *tannin* pendant toute l'année, et pendant plusieurs années de suite. L'organisme n'en est jamais saturé.

Si le malade doit se reposer et cesser de prendre du tannin pendant quelques jours, ce n'est pas pour longtemps, et il peut reprendre l'usage du tannin et le continuer pour ainsi dire indéfiniment.

L'huile de foie de morue, au contraire, ne peut pas se prendre pendant toute l'année, elle doit être supprimée pendant les fortes chaleurs. Au bout de quelques mois de son usage, il arrive que l'organisme est saturé et l'on est obligé soit de diminuer la dose et de prendre des doses très petites, soit de supprimer complètement l'huile.

L'œuf permet à l'estomac délicat de supporter le *tannin*.

Il faut un entraînement spécial pour s'habituer au *tannin.*

Il faut commencer par la dose d'un demi-gramme de *tannin* après chaque repas, midi et soir.

Si cette dose n'est pas supportée on la diminue jusqu'à prendre 25 centigrammes de tannin par jour.

Chez certains malades, les petites doses elles-mêmes ne sont pas supportées. Il faut alors mélanger le tannin à l'œuf.

Il existe plusieurs procédés, voici le plus simple :

On fait dissoudre dans un peu d'eau une cuillerée à café bien pleine de *tannin* en poudre (tannin à l'alcool, chimiquement pur, de Merck). Soit 4 à 5 grammes de *tannin* à dissoudre dans un peu d'eau (2 à 4 cuillerées à soupe). On remue.

On ajoute *l'œuf, jaune et blanc*, puis on remue.

On a ainsi un magma, une bouillie composée de *tannin* et *d'albumine.*

Le tannin et *l'albumine* forment un corps nouveau que l'on peut appeler :

Tannin et albumine.
Tannate d'albumine.
Albumine tannée.

Ce corps est dû à une combinaison chimique.

On prend de cette bouillie de *tannin et œuf* une cuillerée à café que l'on fait diluer dans du lait sucré, et on boit après le repas, de préférence.

On augmente petit à petit la quantité de bouillie *tannin et œuf*, et on arrive à en prendre 2 ou 4 cuillerées à café après chaque repas. L'organisme s'habitue de la sorte à digérer le tannin, et il en subit les bons effets qui sont la guérison de la tuberculose.

La préparation précédente de *tannin et œuf* sera confectionnée plus finement si, au *tannin* dissout dans l'eau, on ajoute séparément d'abord *le jaune de l'œuf* que l'on mélange intimement au tannin, puis *le blanc de l'œuf* que l'on mélange à son tour, la préparation est moins grumeleuse.

Article 14. — Préparations de lait, œufs et sucre.

On fait avec le lait, les œufs et le sucre un grand nombre de préparations agréables.

Les tuberculeux ont souvent un appétit capricieux, ils n'ont pas faim ; ils doivent cependant manger. Il y a plusieurs manières de préparer les œufs, elles permettent de varier les préparations et d'exciter l'appétit du tuberculeux.

Œufs au lait, à la vanille, au café, au chocolat ; gâteau à la crème, gâteau de riz, de semoule, pâtisseries variées, de forme, de dessins, et de goûts innombrables.

Le pâtissier est un personnage important pour le tuberculeux. Il fait manger le tuberculeux qui n'a pas faim.

L'entremets arrive à la fin du repas pour solliciter encore l'appétit. Il est fait le plus souvent avec du lait, des œufs et du sucre.

Tout sanatorium doit avoir, avec le chef cuisinier, un chef pâtissier.

Les gâteaux sont des préparations faites avec des œufs, du lait ou du beurre et de la farine.

La farine ne se digère pas facilement. Mais les gâteaux excitent l'appétit et la gourmandise.

Chez le tuberculeux qui n'a pas faim, la difficulté a vaincre est de faire manger quelque chose. Si ce tuberculeux aime les gâteaux il en mangera volontiers plusieurs, et il est toujours sûr de les digérer.

Puis, si le pâtissier est bon, il fera de la pâtisserie soignée, à pâte feuilletée, légère et mince. *Les gâteaux bien faits se digèrent facilement*, tandis que les gâteaux mal faits sont lourds et donnent, par un usage continuel, de la gastrite et des digestions difficiles.

Enfin si le tuberculeux ne peut digérer les gâteaux parce qu'ils sont faits avec de la farine, le pâtissier lui préparera des entremets sans farine.

Les préparations que l'on peut faire avec des œufs et du lait sont très nombreuses.

Crèmes aux fruits cuits, pêches, poires, pommes, prunes, abricots. Crêmes renversées, aromatisées de différentes façons, crème au café, au chocolat, aromatisée à la vanille, au citron, au rhum, au cognac, au kirsch, aux amandes amères, crèmes additionnées de confitures de groseilles, de framboises, de cerises, d'abricots ou de gelées de pommes, de poires, ou encore avec des compotes de fruits divers, pommes, poires, prunes, etc.

Les bonnes choses pouvant être utiles au tuberculeux sont en très grand nombre, il faut savoir les trouver.

Les bonbons pourront être associés aux gourmandises précédentes, bonbons au chocolat, à la crème ou pralines, chocolats variés, bonbons fondants, nougat, pralines, dragées, etc.

Tout est bon pour exciter l'appétit du tuberculeux et mettre sa digestion en train. Or, le premier acte de la digestion commence par la bouche, les bonbons excitent la sécrétion salivaire et par suite le patient prend et avale plus facilement les aliments. Une fois l'alimentation assurée, la digestion mise en train marche toute seule.

Il ne faut jamais oublier ceci :

C'est que les préparations bien faites se digèrent facilement.

Les préparations de *lait*, *œufs*, *sucre*, *beurre*, se digèrent facilement quand elles sont le résultat d'une science et d'un art particulier, la science et l'art du pâtissier et du confiseur.

Quand ces préparations sont mal faites, elles font mal et déterminent des digestions difficiles.

Article 15. — **Viande maigre.**

La viande maigre est un aliment très salutaire au tuberculeux et pour plusieurs motifs.

1° *La viande maigre* se digère très facilement ;

2° *La viande maigre* par sa composition est un aliment de choix. Elle contient une grande proportion d'aliments albuminoïdes, et tous les sels organiques nécessaires à la nutrition ;

3° *La viande maigre crue* a une action particulièrement favorable pour guérir le tuberculeux.

1° La viande maigre se digère facilement.

Cette digestion de la viande a lieu dans l'estomac, au moyen du suc gastrique. Les albuminoïdes de la viande se transforment au contact du ferment gastrique appelé *la pepsine* en albuminoïdes assimilables appelés *peptones*.

Puis l'absorption a lieu dans l'intestin.

Mais pour la viande, cette absorption est bien plus rapide et bien plus facile que pour les autres aliments féculents et graisses. Car les cellules épithéliales de l'intestin chargées du travail d'absorption tombent en petit nombre à la suite d'un repas composé de viande seule. Tandis que ces cellules épithéliales tombent en grand nombre et forment des déchets à expulser assez volumineux quand le repas a été composé de féculents.

Aussi dans certaines affections abdominales, quand l'intestin est le siège d'inflammation ou d'irritation, quand il a besoin de rester au repos, quand il ne faut pas demander à l'intestin un travail considérable ou même modéré, l'alimentation par la viande est indiquée.

Dans le cas de dyspepsie ayant pour origine une affection de l'intestin, par exemple une dysenterie chronique, l'alimentation par *la viande maigre* donne de bons résultats. En effet :

1° Elle donne à la fonction de digestion le moins de travail possible ;

2° Elle nourrit le malade d'une façon très confortable, et lui donne de quoi réparer ses forces.

Les purées et féculents ne doivent être donnés que plus tard, pour succéder à l'alimentation carnée. On les donnera en petite quantité pour essayer la puissance de digérer et d'absorber de l'intestin.

L'alimentation par *la viande* a cet avantage que cet aliment étant très nourrissant sous un petit volume, et demandant un effort moindre pour être digéré, absorbé et assimilé, le tuberculeux peut prendre une quantité d'aliments plus grande.

Comme l'alimentation et la suralimentation bien tolérées sont excellentes pour guérir le tuberculeux, le malade pourra manger davantage. Il pourra pratiquer la suralimentation avec la viande beaucoup plus facilement qu'avec les féculents.

La viande, aliment albuminoïde n'a pas le même but que les féculents, aliments hydrocarbonés ou charbonneux.

Les féculents remplissent le rôle de charbon dans la machine. Ils sont chargés d'entretenir la chaleur de l'individu. Ils sont brûlés par l'oxygène de la respiration, d'où le nom d'*aliments respiratoires* qu'on leur a donné.

Tandis que *la viande* et les aliments albuminoïdes sont chargés d'aller remplacer les aliments albuminoïdes du corps, éléments qui constituent notre corps, notre organisme, notre individu, nos tissus. C'est pour cela qu'on les appelle *aliments plastiques*, c'est-à-dire contribuant à la plastique, à la constitution de nos formes.

L'élément hydrocarboné ou charbonneux ou respiratoire est en quelque sorte de passage dans notre corps.

Si cet élément est très abondant, il est mis en réserve quelque part. Ces réserves sont plus ou moins grandes ; mais qu'elles soient abondantes ou non, elles sont toujours de passage, tandis que les éléments albuminoïdes ou plastiques restent en nous, et font partie intégrante de notre individu.

Les éléments plastiques ou albuminoïdes contiennent de l'azote, tandis que les éléments respiratoires ou hydrocarbonés n'en contiennent pas. C'est pour cela que les aliments albuminoïdes ou plastiques sont aussi appelés *aliments azotés*.

Cependant, quand il y a disette d'aliments respiratoires, c'est l'aliment azoté qui remplit ce rôle et qui donne son eau et son charbon pour entretenir la chaleur vitale. Mais ce rôle est l'accessoire, c'est un rôle de remplacement, un rôle de fortune, c'est-à-dire que n'ayant pas l'élément de choix pour un travail donné, l'organisme prend l'élément dont il dispose.

L'aliment azoté est dévié de son but, il en résulte que l'azote est en excès, libéré par le charbon et l'eau qui servent à brûler. Les composés azotés sont en excès et forment des déchets gênants dans l'économie.

Pratiquement, quand l'alimentation est composée de viande sans féculents, la constitution de l'individu tend à se modifier. Il devient arthritique, goutteux, rhumatisant, sujet à des calculs du foie ou des reins, à la gravelle et a des éruptions de la peau.

2° La viande maigre, par sa composition, est un aliment de choix.

En effet elle se compose d'éléments et de principes organisés, ayant fait partie d'un corps vivant, et très semblables par leur composition aux principes et éléments qui constituent notre corps. Les albuminoïdes ont la même composition et les différences ne peuvent être constatées par la chimie.

De plus, la composition en principes élémentaires albuminoïdes, hydrocarbures et sels, est la même que celle de notre corps.

Il n'existe que des différences moléculaires très légères.

Enfin, il n'existe aucun corps étranger indigeste. Tous les produits ou éléments de la viande maigre ayant servi déjà une première fois à constituer de la matière vivante, peuvent servir une seconde fois à ce même but.

3° La viande crue est éminemment favorable au tuberculeux.

Le traitement par *la viande crue* est une sorte *d'organothérapie*.

Les tissus vivants possèdent, comme aliments, des qualités que ne possèdent pas les tissus morts. Il s'opère des transformations moléculaires qui font des tissus morts des corps absolument différents des tissus vivants.

Ces transformations se font lentement. Et dans la viande crue d'un animal qui vient d'être mis à mort, il existe beaucoup d'éléments vivants, ou semblables aux éléments vivants. Toutefois, après la mort, plus le temps écoulé est long, plus les modifications des tissus sont accusées, profondes et bien définies.

Les transformations apportées à *la viande crue* pour en faire de la viande cuite sont considérables. Les éléments ne sont plus les mêmes.

Les albuminoïdes sont bien toujours des albuminoïdes, mais ils sont transformés. Ils ont perdu plusieurs qualités. Ils ont acquis d'autres propriétés.

L'albumine molle ou soluble devient par la chaleur de l'albumine coagulée dure et insoluble.

La digestion est obligée de faire un travail complètement différent et beaucoup plus important pour l'albumine cuite que pour l'albumine crue. De même, le travail de digestion est beaucoup plus important pour la viande cuite que pour la viande crue.

La viande crue contient tous les sels de l'économie, *phosphates* et *carbonates* a base de *soude*, de *potasse*, de *chaux*, de *magnésie*, le *chlorure de sodium*, etc.

La viande crue contient ces sels à l'état organique, à l'état vivant, c'est-à-dire à l'état moléculaire qui les rend aptes à faire partie des tissus humains. Par conséquent ces sels sont absorbés très facilement, ils viennent faire partie des tissus humains sans travail de transformation.

MACÉRATION DE VIANDE CRUE

La macération de viande crue est une préparation qui extrait de la viande tous les sucs et sels solubles, c'est-à-dire la partie la plus facile à digérer, qui se trouve être la plus utile, albuminoïdes et sels.

Pour préparer cette *macération de viande*, on coupe en petits morceaux 500 grammes de viande prise à *un animal qui vient d'être tué.* On met cette viande coupée en petits morceaux dans un bol, et on verse sur elle de l'eau bouillie, refroidie, jusqu'au niveau de la viande, sans la recouvrir.

On laisse macérer deux heures à froid.

On met la viande sous une presse spéciale et on en extrait ainsi tout le liquide. On a de la sorte la valeur d'une tasse à café ou d'une tasse à thé d'un liquide rougeâtre contenant les principes actifs de la viande crue.

Le malade boit cette macération de viande crue en plus de son alimentation ordinaire.

Le procédé a l'inconvénient d'être onéreux, d'exiger une grande quantité de viande, et d'exposer le malade aux ennuis de la suralimentation carnée.

La préparation est délicate, sans en avoir l'air. Il faut tenir les objets servant à cette préparation dans un état de propreté excessif. Une parcelle de viande oubliée, ou une légère couche de macération laissée sur les instruments, peuvent être l'occasion de décomposition ou *putréfaction*, qui altèrent les préparations suivantes et peuvent donner lieu à *des empoisonnements.*

Aussi, il faut être très réservé pour prescrire *la macération de viande crue.*

VIANDE CRUE EN BOULETTES

La viande crue en boulettes donne d'excellents résultats, cette méthode est plus pratique.

Il existe plusieurs façons de prendre *la viande crue* :

1° Le malade se fait servir un morceau de viande maigre, du bœuf, sur une assiette. Il racle cette viande avec son couteau, ou bien la coupe en petits morceaux. Il fait des boulettes qu'il imprègne d'une petite quantité de sel fin, et qu'il mange ainsi.

Cette façon de manger de *la viande crue* est pratique quand le malade vit à l'hôtel.

2° *La viande crue* est préparée par un aide.

La viande crue est râpée avec un couteau et mise en boulettes.

Ces boulettes sont servies au malade avec du sucre en poudre sur la même assiette.

Le malade enrobe chaque boulette dans le sucre et les avale.

Les boulettes *de viande crue* peuvent être préparées en hachant la viande et en la tamisant par pression avec un pilon plat, sur un tamis en fil de fer.

C'est *la viande pulpée* ou *viande en pulpe*, ou *de la pulpe de viande.*

En préparant la viande crue, il faut toujours avoir soin de ne prendre que la chair musculaire, et d'éliminer tous les tendons, aponévroses, vaisseaux, nerfs, ganglions, ainsi que la graisse.

La viande crue, qu'elle soit raclée ou pulpée et tamisée. peut être prise de plusieurs façons.

Dans une tasse de bouillon chaud (ne pas dépasser 40 degrés pour ne pas cuire la viande crue).

Dans une tasse de tapioca, moyen qui est très bien accepté.

Dans de la crème.

Avec des confitures.

Les boulettes de viande crue peuvent être aromatisées avec un peu de rhum ou de cognac.

La quantité de *viande crue* à prendre est de *cinquante grammes* par dose. Une fois par jour pour commencer.

Si elle est bien tolérée, le malade prendra cette dose deux fois par jour, soit 100 grammes de viande crue.

Il pourra augmenter suivant la tolérance de l'estomac et sa capacité à digérer la viande crue. Mais il faut être très prudent, car la viande crue non digérée donne la diarrhée.

Le traitement par la viande crue expose toujours le malade aux dangers d'*intoxication*, par les fermentations intestinales et les *ptomaïnes*. Il demande une grande prudence.

Cervelle. — Il se trouve dans l'animal différentes parties qui peuvent servir d'aliment.

La cervelle est très facile à digérer. Elle forme un aliment très riche en albuminoïdes et en phosphore, c'est un aliment des plus précieux et des plus avantageux.

Le foie. — *Le foie* est un bon aliment, facile à digérer. Il apporte à l'alimentation certains éléments du foie; toutefois, la cuisson que l'on est obligé de faire subir au foie pour tuer les germes qu'il renferme souvent, enlève les propriétés particulières de cet organe.

Rognons. — *Les rognons* ou *reins* sont utilisés comme aliments. Ils sont de digestion facile.

DU TANNIN DANS L'ALIMENTATION CARNÉE

L'alimentation carnée, si elle est très utile et avantageuse au tuberculeux, présente un grand inconvénient. Elle favorise un *empoisonnement* particulier, *empoisonnement* qui a lieu par des *toxines*. Ces *toxines* ou *poisons* spéciaux se forment dans l'intestin par suite des transformations de *la viande non digérée et non absorbée.*

Cette viande, dans l'intestin, subit des transformations analogues à la viande à l'air libre, lorsqu'elle se gâte sous l'influence de causes diverses, une température chaude et humide, des variations atmosphériques et électriques, lorsqu'elle est envahie par divers microbes qui activent sa putréfaction.

Il suffit parfois de quelques heures pour gâter la viande, de telle sorte qu'elle ne puisse servir d'aliment. Cette viande gâtée et putréfiée, si on la mange, provoque un *empoisonnement*, se traduisant le plus souvent par de la diarrhée, mais pouvant se traduire encore par des vomissements fréquents, des crampes, de la fièvre, et les symptômes rappelant ceux du choléra.

La mort peut être le résultat de cet empoisonnement.

Un fait analogue se produit dans l'intestin, quand la viande mangée ne peut être absorbée. La digestion stomacale la transforme bien quelquefois en produits assimilables, en peptones, mais le corps ne pouvant absorber ces peptones, parce qu'il n'y a plus de place libre, la viande alimentaire ou les éléments qui en proviennent fermentent, se modifient, se transforment, se putréfient, sont envahis par les microbes intestinaux. Ils donnent lieu à des toxines ou poisons qui provoquent un empoisonnement et la mort.

Chez le tuberculeux, cet *empoisonnement* par la viande et les *toxines* est éminemment nuisible, dangereux et mortel.

Bien plus dangereux que chez l'homme sain.

L'homme sain en est quitte pour un empoisonnement qui dure deux ou quatre jours, et qui disparaît facilement au moyen d'un purgatif salin.

Le tuberculeux, au contraire, quand il est empoisonné par les toxines de la viande, subit une aggravation considérable dans ses lésions pulmonaires.

Il fait une rechute grave à l'occasion de cet *empoisonnement*.

Sa guérison est compromise. Souvent le malade en a pour deux mois à se relever de la chute qu'il vient de subir, quelquefois il en meurt.

C'est le danger de l'excès d'alimentation. C'est le danger de la suralimentation, qui devient alors de l'obstruction alimentaire.

Le *tannin*, pris après le repas, a ce grand avantage de combattre ce danger, et d'une façon très efficace.

Le *tannin* neutralise les toxines et poisons produits par la viande en excès.

Le *tannin* fait avec les albuminoïdes et la viande des produits résistants aux décompositions organiques.

Le *tannin* tanne la peau, il la rend dure, résistante, imputrescible.

Le *tannin* possède la même action sur les produits carnés que l'alimentation met dans le tube digestif. Il les rend imputrescibles. Il arrête leur décomposition, et par suite la formation de toxines.

Le *tannin* assure l'antisepsie de l'intestin d'une façon merveilleuse.

Il faut donc toujours associer le *tannin* au régime de la viande crue. Le malade sera ainsi à l'abri des dangers de la viande crue.

Article 16. — Des différentes sortes de viandes.

Les différentes sortes de viandes qui servent le plus souvent à l'alimentation sont :

1° *Le bœuf, le veau, le mouton;*
2° *La volaille : poulet, dindon, canard, oie ; le lapin;*
3° *Le porc;*
4° *Le gibier : chevreuil, lièvre, sanglier ; les petits oiseaux;*
5° *Le poisson.*

LE BŒUF

HISTORIQUE

Le bœuf occupe une place importante dans l'histoire de l'humanité.

Période préhistorique. — Les premiers hommes étaient chasseurs ou pêcheurs. Ils vivaient du produit de la chasse ou de la pêche. Ils y joignaient des racines, des graines, des fruits sauvages.

Ils ne songeaient pas à faire des provisions pour les jours de disette. La nature y suppléait dans une certaine mesure en accumulant aux jours d'abondance des réserves alimentaires, graisses ou albuminoïdes dans les tissus de l'organisme.

L'homme devenant plus intelligent, développa en lui-même une préoccupation nouvelle, un pressentiment nouveau, un besoin nouveau, un instinct nouveau. Celui d'assurer sa vie à venir. Celui de mettre en réserve des aliments pour les jours à venir.

Cet instinct, ce besoin s'est développé dans la suite des générations. Et l'homme devint pasteur; d'abord pasteur errant, puis pasteur sédentaire. Il cultiva des plantes à graines pour s'en nourrir. Il éleva des animaux pour avoir des réserves alimentaires, et ne plus être aux prises avec la disette et la famine.

Période légendaire. — La légende d'Ésaü vendant son droit d'aînesse pour un plat de lentille indique la transition de l'homme chasseur à l'homme pasteur et cultivateur.

Ésaü, l'aîné, était chasseur. Il avait pris par droit d'aînesse la succession des ancêtres, la profession de chasseur réputée alors la plus noble parce qu'elle était celle des ascendants.

Ésaü était poilu comme les ancêtres et avait hérité de leurs aptitudes à la chasse.

Jacob, plus jeune, plus faible, non poilu, prit les services jugés moins nobles et moins estimables. Il fut pasteur et cultivateur.

Mais voici ce qu'il advint. C'est que Jacob, pasteur et cultivateur eut toujours de quoi manger. Il eut des réserves de moutons et de lentilles, tandis qu'Ésaü le chasseur vivait au jour le jour.

La famille de Jacob, se trouvant dans l'abondance, prospéra, se développa, augmenta en nombre. Les troupeaux de moutons devinrent plus nombreux, les champs de lentilles plus vastes.

Tandis qu'Ésaü le chasseur n'eut qu'une famille proportionnée aux ressources de la chasse, famille peu nombreuse et serviteurs peu nombreux.

Un jour de disette, Ésaü ayant fait mauvaise chasse, la chasse ne suffisant plus à le nourrir lui et sa famille, fut obligé de manger à la table de Jacob. Ce fut Jacob le distributeur, le dispensateur des aliments. Et le fait d'accepter ses services transmit l'importance la plus grande dans la famille de Jacob.

Le chef de famille nourrissait tous les descendants et collatéraux de la famille. De ce fait, Jacob devint le chef de famille.

De ce fait, Ésaü reconnaissait à Jacob la prépondérance, la suprématie, la supériorité; et la légende populaire nous en a transmis l'histoire en disant qu'Ésaü avait vendu son droit d'aînesse pour un plat de lentille.

L'homme se nourrit de la chair des animaux.

Les sacrifices anciens consistaient à tuer un animal en

l'honneur d'une divinité. Le but de ces sacrifices était de tuer l'animal pour le faire servir à l'alimentation des assistants.

Chez les hommes préhistoriques, le bœuf, le mouton, l'âne, le cheval, le renne étaient les animaux qui aidaient l'humanité à vivre et à progresser. Les animaux ont donné de leurs qualités à l'homme. Le chien a aidé l'homme à devenir bon.

Le renne est resté chez certaines peuplades encore à l'état préhistorique, les Esquimaux.

SUPÉRIORITÉ ALIMENTAIRE DE LA VIANDE DE BŒUF

Le bœuf, entre tous les animaux, a joui d'une estime particulière.

Le bœuf est un gros animal, il est docile.

Il fournit une grande quantité d'aliments, et il est maniable; on peut le tuer facilement.

De plus, l'aliment qu'il fournit est de qualité supérieure.

De tous les animaux, *le bœuf* est celui qui nous donne la meilleure chair, la plus nutritive, la plus fortifiante.

Les Égytiens adoraient le bœuf Apis. Ils l'adoraient pour plusieurs motifs, entre autres à cause des services alimentaires qu'il rendait, à cause des bienfaits dont sa chair était l'origine, en les préservant des années de disette et en leur procurant une alimentation abondante, fortifiante et réparatrice.

Le bœuf fait partie de la civilisation actuelle.

La viande de bœuf est supérieure à la viande de tous les autres animaux; elle est plus fortifiante. Elle favorise davantage le travail de l'intelligence et en général tout travail demandant une activité nerveuse spéciale.

Comme conséquence et inconvénients, les déchets provenant de cette alimentation et de ce travail nerveux sont plus nombreux, plus abondants, et encombrent davantage l'organisme.

Ces déchets s'accumulant dans le foie donnent les calculs hépatiques et la congestion du foie, d'autres fois ces déchets donnent la gravelle, des calculs dans les reins, la diathèse urique, ou la diathèse arthritique, ou la diathèse herpétique.

Le bœuf donne l'alimentation la plus variée, celle que l'on peut continuer le plus longtemps sans se fatiguer.

Beaucoup de personnes mangent du bœuf matin et soir en variant les préparations.

Il n'y a pas longtemps, les soldats mangeaient la soupe et le bœuf tous les jours sans varier. Onne pourrait en dire autant d'une autre viande, mouton, volaille, cochon, etc.

Le bœuf entre dans la composition de tout repas un peu important.

La chair musculaire du bœuf est l'aliment par excellence du tuberculeux, viande crue ou viande cuite.

La viande de cheval remplace quelquefois la viande de bœuf ; elle possède les mêmes qualités nutritives.

MORCEAUX DU BOEUF

Les différents morceaux du bœuf sont de qualité inégale.

Les meilleurs morceaux sont :

1° *Le filet.* La chair en est tendre. Il est à conseiller aux tuberculeux qui n'ont pas de bonnes dents ;

2° *Le rumsteck* (les fessiers). Le morceau est plus savoureux, il est tendre et beaucoup d'amateurs le préfèrent au filet ;

3° Puis vient *le faux filet* (muscles du dos) ;

4° En dernier lieu *l'entrecôte.*

Ces quatre morceaux, *filet*, *rumsteck*, *faux filet*, *entre-côte*, sont les meilleurs de l'animal. Ils s'équivalent presque.

La viande doit être rôtie, grillée, braisée ou endaubée.

Les autres parties du bœuf servent à faire le bouilli.

QUALITÉS DE LA VIANDE

La viande doit être parée, c'est-à-dire que le boucher, en la donnant, doit enlever les peaux, le tendons, les artères et ganglions qui ne sont pas nutritifs.

Le plus souvent, le boucher pare la viande après l'avoir

pesée, et garde les rognures. L'acheteur, ne voulant pas perdre ce qu'il a payé, préfère prendre la viande sans être parée. Dans ce cas, c'est celui qui la mange qui doit savoir séparer les tendons, aponévroses, les parties coriaces, pour ne pas surcharger son estomac et entraver la digestion.

Il faut savoir se servir du couteau, avoir un couteau qui coupe et savoir l'aiguiser quand il ne coupe pas.

La viande doit être tendre. — La viande de l'animal tué récemment est toujours un peu dure. Il est bon, avant de faire cuire la viande, de la faire attendre 24 ou 48 heures, dans un endroit frais et non humide, à l'abri des mouches, des insectes et de la poussière.

La façon de faire cuire la viande est importante. Tel morceau, s'il est bien cuit, sera tendre, s'il est mal cuit sera dur. Le talent du cuisinier consiste à savoir faire cuire la viande de façon qu'elle soit tendre. Un cuisinier qui donne de la viande dure ne connaît pas son métier.

Sans donner des règles de détail, il est des principes généraux que tout le monde doit connaître.

La viande trop cuite est dure. Elle diminue de volume de près de moitié. La quantité d'aliment est diminuée d'autant. Elle est plus difficile à être mastiquée et digérée.

La viande doit être cuite lentement et à feu doux.

Elle doit être cuite à point, ce qui veut dire ni trop, ni trop peu. Toutefois, il vaut mieux qu'elle soit moins cuite que trop cuite.

Quand la viande est peu cuite, c'est le bœuf saignant.

Le bœuf en daube doit être cuit à feu doux pendant cinq heures.

La marmite américaine est du bœuf coupé en morceaux mis dans une marmite américaine fermant hermétiquement. Il faut ajouter aussi quelques légumes et du sel. La marmite est mise au bain-marie pendant cinq heures au moins. Il en résulte une gelée très nutritive et très avantageuse aux malades.

Le bouilli. — Le bœuf bouilli est une bonne préparation, pourvu qu'il soit bien apprêté.

La soupe et le bœuf constituent un plat national français

beaucoup plus répandu autrefois, parce qu'il était mieux préparé. La soupe etait un véritable plat, savoureux, nourrissant, confortable. Les bœuf était bon, tendre, savoureux.

La soupe représentait les aliments féculents, et le bœuf, l'aliment azoté. Le tout constituait une alimentation complète et excellente.

Aujourd'hui, il est bien rare de trouver *la soupe et le bœuf* bien préparés. La soupe est mauvaise, le bœuf est coriace, dur, impossible à mastiquer.

Pour bien préparer *la soupe et le bœuf*, il faut du bœuf, des os, des légumes, que l'on met dans l'eau froide. On fait bouillir à court bouillon, c'est-à-dire aussi peu que possible, juste ce qu'il faut pour faire bouillir. Alors le bœuf est tendre.

Si l'on fait bouillir à gros bouillons, le bœuf est dur.

Il faut faire bouillir un minimum de cinq heures, davantage vaut mieux.

On trouve des cuisiniers qui mettent le bœuf dans l'eau bouillante, pour qu'il soit ferme; résultat : le bœuf est dur.

Ces mêmes cuisiniers laissent le bœuf bouillir deux ou trois heures seulement, pour que le bœuf ait plus de goût; résultat : le bœuf est mauvais, le bouillon n'est pas bon, et on préfère une autre préparation.

VARIÉTÉS DE PRÉPARATIONS

Le bœuf donne lieu à un nombre très considérable de préparations soit seul, soit associé.

Le bœuf seul donne le *bœuf bouilli*, *rôti*, *braisé*, *en daube*, *grillé*, *frit* (à la poêle, ce qui donne *le bifteck*), soit six préparations.

Chacune de ces préparations peut être associée à un légume, pommes de terre, petits pois, haricots verts, pois, haricots, lentilles, marrons, fèves, carottes, oignons, navets ou associée aux pâtes, macaroni, tagliarini, ravioli, nouilles, aux légumes herbacés, chicorée, épinards, oseille, cardons, artichauts, laitues, etc., soit plus de vingt préparations différentes.

Il y a certaines de ces associations qui ne sont pas très usitées, tel le bifteck aux marrons, bifteck à l'oseille. Par contre, il en est d'autres qui sont très usitées, bœuf braisé aux marrons, bœuf à l'oseille, bœuf aux carottes, daube et macaroni, etc.

Plusieurs légumes peuvent être associés, c'est le bœuf jardinière.

Si nous appelons l'attention sur toutes ces variétés de préparations, c'est que cette variété est une condition excellente pour exciter l'appétit, et le tuberculeux qui doit saisir toutes les bonnes occasions de solliciter son appétit, doit connaître cette variété si grande et en profiter.

LE VEAU

Dans les six ou huit premiers mois qui suivent sa naissance, le produit du taureau et de la génisse s'appelle *veau*.

Le veau sert à l'alimentation de l'homme dans une grande proportion. La chair de veau a certaines qualités que ne possède pas la chair du bœuf.

La chair du veau est tendre, légère, facile à digérer.

VIANDES BLANCHES ET VIANDES ROUGES

La chair du *veau* est blanche, tandis que celle du bœuf est rouge.

Cette coloration classe les viandes en deux catégories, les viandes blanches et les viandes rouges.

Les viandes rouges ont certaines qualités communes. Elles sont très nourrissantes et forment facilement des déchets qui encombrent l'organisme.

Les viandes blanches possèdent aussi des qualités communes.

Elles sont de digestion facile, légère, et ne donnent pas lieu à des déchets abondants comme les viandes rouges.

Les viandes rouges favorisent la goutte, la gravelle, les diathèses urique, arthritique, hépatique, herpétique.

Tandis que *les viandes blanches* qui leur sont opposées ne provoquent pas ces diathèses, et peuvent, au contraire, contribuer à les modifier quand elles existent.

Les viandes blanches sont moins nutritives, moins fortifiantes, moins puissantes. Leur digestion est plus complète avec des moyens organiques restreints.

L'usage exclusif *de viandes rouges* amène le plus souvent des inconvénients. Il faut alterner les viandes rouges et les viandes blanches.

Les viandes blanches conviennent le plus aux convalescents ayant besoin d'une alimentation légère. Après avoir essayé des potages, des œufs, on passe à la volaille, blanc de poulet, puis au veau. L'estomac du convalescent doit de nouveau apprendre à digérer.

VARIÉTÉS DE PRÉPARATIONS

Le veau est toujours tendre, quelle que soit la façon dont il est cuit : avantage des plus importants.

Le veau est très bon froid.

Le veau forme, soit seul, soit associé aux légumes, une série de préparations très variées.

Veau rôti, *braisé*, *bouilli*, *grillé*, *frit* (escalope de veau), accompagné ou non de pommes de terre, oignons, oseille, petits pois, haricots verts, haricots, lentilles, marrons, pois, chicorée, navets, poireaux, salade, etc. Ces différentes combinaisons associées donnent cinquante façons différentes de manger le veau.

Toutes les associations ne sont pas également usitées, mais certaines sont de tradition, par exemple le veau à l'oseille.

Dans ces préparations, il faut éviter d'enrober la viande avec de la farine ou de la pâte à la farine, cette adjonction est indigeste. La chapelure, au contraire, peut être utilisée.

LE MOUTON

Historique — Le mouton a servi à l'alimentation de l'homme depuis les temps préhistoriques Les habitants des constructions mégalithiques, maisons dont chaque mur était constitué par une seule pierre énorme, et dont le toit en terrasse était également constitué par une seule pierre plate de trois à quatre mètres de côté, ces habitants avaient des moutons servant à leur nourriture, et leurs constructions lourdes et massives protégeaient eux et leurs troupeaux contre les atteintes des tigres, des lions, des panthères et autres fauves.

Dans ces forteresses primitives, en compagnie du mouton, du bœuf, de l'âne, l'homme subissait les émotions suscitées par les attaques nocturnes des félins.

Ces animaux domestiqués faisaient partie de l'existence de l'homme et le protégaient contre de nombreux dangers.

Pour les peuples pasteurs, le mouton avait sur le bœuf l'avantage d'être plus maniable, de pouvoir être conduit plus facilement, de changer de pâturage à volonté, et de se reproduire d'une façon continuelle et rapide.

Le mouton a aidé l'homme à conquérir la civilisation actuelle.

QUALITÉS DE LA VIANDE DE MOUTON

La chair du mouton est d'excellente qualité. Elle peut remplacer celle du bœuf. Elle a sur la chair du bœuf l'avantage d'être moins favorable aux diathèses hépatique, graveleuse, urique, arthritique, herpétique, etc., occasionnées par un excès de déchets azotés.

Sa puissance nutritive est un peu moins grande que celle du bœuf quand on lui demande la perfection des travaux nerveux.

La viande de mouton ne peut être l'aliment quotidien. L'usage journalier de mouton, à l'exclusion de tout autre viande, donne la diarrhée.

La chair du mouton peut servir à la suralimentation par la viande crue à la place de bœuf.

Variétés de préparation. — Le mouton donne lieu à des préparations nombreuses et variées qui alternent pour le goût, d'une façon très heureuse, avec les préparations de bœuf.

Le proverbe dit : *Bœuf saignant, mouton bêlant.* Ce qui veut dire que le bœuf doit être cuit à point, et que le mouton doit être très peu cuit.

Si le mouton est trop cuit, il est dur, moins savoureux et moins nourrissant.

Le mouton peut être *rôti, braisé, bouilli, grillé.* Il peut être associé à tous les légumes, féculents ou autres, il forme ainsi des mets qui varient la monotonie de la suralimentation et qui excitent l'appétit du tuberculeux.

Dans l'alimentation, pour quatre fois que l'on mange du bœuf on mange une fois du mouton.

Le morceau de choix du mouton est *le gigot*, qui donne une chair unie, savoureuse, tendre, et une excellente alimentation.

Puis vient *l'épaule* de mouton; désossée, elle donne une bonne alimentation.

Puis vient *la côtelette* de mouton. La côtelette de mouton est une préparation traditionnelle, mais sa valeur nutritive est moyenne. La noix de la côtelette est un aliment de qualité supérieure, mais le reste de la côtelette est constitué par de la chair un peu dure et de la graisse. Pour la suralimentation, la noix de la côtelette a seule de la valeur, le reste ne se digère pas facilement.

Ceci est dit pour les tuberculeux faisant de la suralimentation, car pour l'homme sain et bien portant, la côtelette de mouton est tout entière alimentation excellente.

La viande de mouton doit être toujours tendre; si elle n'est pas tendre, il y a faute du cuisinier.

Le mouton est en général plus tendre que le bœuf. Toutes les parties du mouton sont tendres. Tandis que dans le bœuf il existe plusieurs régions dont la viande est dure et doit subir une préparation spéciale.

LA VOLAILLE

Par ordre d'importance dans l'alimentation vient en troisième lieu la volaille.

Toutes les volailles ne servent pas dans la même mesure à l'alimentation.

LE POULET

Le poulet est l'animal le plus fréquemment utilisé, puis vient *le canard, l'oie, le dindon, le pigeon.*

Pour vingt ou trente poulets, on mange un canard, une oie, un dindon, un pigeon.

Le coq est l'emblême de la race gauloise. On peut en conclure que les Gaulois ont possédé le coq comme animal domestique de toute antiquité.

Le poulet, comme aliment, est un animal des plus utiles et des plus avantageux. Aucun inconvénient et tous les avantages. Chair tendre, savoureuse, délicate, et digestion facile. C'est la volaille la plus exquise.

Elle est meilleure que le canard, l'oie, le dindon, la perdrix, le faisan, la pintade, le pigeon. On ne se fatigue pas de poulet, on peut en manger tous les jours. On se fatiguerait plus facilement de toutes les autres volailles.

Les poules donnent *les œufs*, ressources des plus importantes et aliment précieux. Une bonne poule pond un œuf chaque jour. Une poule bien nourrie, abondamment, et avec des sels calcaires ajoutés à l'alimentation, par exemple coquilles d'huîtres concassées après calcination, une bonne pondeuse peut donner deux œufs par jour, ou trois en deux jours d'une façon suivie.

Les ressources considérables du *poulet* sont appréciées à la campagne. Toute maison a sa basse-cour composée de poulets ; les autres volatiles sont moins nombreux.

Facilité de cuisson, improvisation de repas, provision de bouche toujours prête, reproduction facile, entretien facile (les poules vivant aux champs), aliment toujours savoureux, tous ces avantages contribuent à faire estimer le poulet.

Le poulet peut se préparer de façons très variées, soit seul, soit associé aux légumes.

Le poulet rôti est la meilleure préparation.

LE CANARD

Le canard vient facilement, s'élève tout seul pourvu qu'il ait de l'eau, une mare suffit, mais n'est pas indispensable.

Dans certains pays humides et chauds, *le canard* est beaucoup plus répandu que le poulet. Au Tonkin on trouve des troupeaux de plusieurs centaines de canards.

En Europe le canard est beaucoup moins répandu que le poulet. Sa chair est excellente, mais elle a un goût particulier qui fatigue à la longue. A part ce petit inconvénient, le canard a tous les avantages du poulet : facilité de l'élevage, commodité, entretien facile.

Le canard se mange rôti.

Le canard aux navets est traditionnel ; mais on peut associer au canard tous les légumes féculents ou herbacés.

Le canard est une viande foncée qui participe cependant des avantages des viandes blanches et de la volaille, pour l'alimentation.

L'OIE

L'oie est un animal qui donne une bonne alimentation Sa chair est un peu commune, mais elle peut donner des préparations nombreuses et savoureuses : oie rôtie, en ragoût, associée aux légumes variés.

La chair de *l'oie* est un peu lourde, un peu difficile à digérer. Cela tient à ce que l'oie étant ordinairement très grasse, cette graisse rend sa digestion moins facile.

Le foie de l'oie donne une alimentation exquise et délicate. Les *pâtés de foie d'oie* comme les *pâtés de foie de canard* sont réputés. Ils constituent une excellente alimentation pour le tuberculeux.

LE DINDON

Le dindon est un animal précieux qui donne une grande quantité de chair alimentaire. La femelle, la dinde, est plus estimée ; elle est plus petite, sa chair est plus fine et plus délicate.

Le dindon et *la dinde* donnent de la viande blanche, tendre et avantageuse pour la nutrition.

On peut varier les préparations à l'infini. Les dindes truffées sont très estimées par tout le monde.

Malgré les qualités nombreuses du dindon et de la dinde, le poulet paraît encore préférable.

LE PIGEON

Le pigeon donne une alimentation légère et savoureuse.

La quantité d'aliment contenue, dans un pigeon est minime, mais comme il est bon de varier l'alimentation, le pigeon y contribue avantageusement.

LE LAPIN

Le lapin se reproduit très rapidement et son élevage est facile.

Les lapins de garenne prospèrent sans aucune sorte de soins.

Le lapin donne une viande blanche assez légère. Il n'est pas toujours tendre. Il faut savoir le bien faire cuire.

Bien préparé, il donne une alimentation des plus avantageuses et économiques.

LE GIBIER

Lièvre, chevreuil, sanglier, faisan, perdrix, alouettes, grives, bécasses, etc.

Le gibier demande à être un peu faisandé pour être tendre,

sinon il est dur. Les animaux tués à la chasse sont d'âge incertain, souvent âgés ; de plus, la vie sauvage développe les tendons, aponévroses et filaments durs ; elle ne favorise pas l'embonpoint, ni la formation de graisse. Les animaux sauvages sont maigres, nerveux, coriaces, c'est pourquoi on les fait macérer pendant plusieurs jours pour qu'ils soient tendres. On prépare une sauce forte, telle la sauce à l'enfer, pour leur enlever le goût de fauve et de sauvage.

Les viandes faisandées sont nuisibles au tuberculeux.

Les viandes faisandées ont subi un commencement de putréfaction; elles contiennent de grandes quantités de ptomaïnes, poisons mortels dus à la décomposition et à la putréfaction de la viande. Le tuberculeux qui mange de la viande faisandée s'empoisonne.

La viande faisandée doit être absolument défendue au tuberculeux, sous peine de mort. Et si nous parlons ici du gibier, c'est pour le proscrire.

LE PORC

Le porc ou *cochon* est un animal qui rend de grands services au point de vue alimentaire.

Le porc, animal domestique des Pélasges et des Gaulois, remonte par son usage aux temps préhistoriques.

Le porc a l'inconvénient d'être de digestion lourde, difficile, de favoriser les diathèses par élimination défectueuse des déchets azotés, les maladies de peau, eczéma et autres.

La loi de Moïse l'avait prohibé pour ce motif.

Cependant, la chair maigre du cochon est de digestion assez facile. Elle est nourrissante, savoureuse, de bon goût.

Ce qui rend le cochon de digestion difficile, c'est la graisse qui accompagne toujours le maigre. L'animal ayant des aptitudes spéciales pour produire de la graisse, ce qui le fait estimer.

PRÉPARATIONS DIVERSES DE COCHON

Les préparations de cochon sont variées et toutes utilisables.

Le porc frais, le jambon sont des aliments de première qualité pour le tuberculeux.

La saucisse, le saucisson, les pieds de porc, la tête de porc, la langue fourrée, etc., sont autant de préparations qui varient l'alimentation et qui sont excellentes quand elles sont récentes.

Par contre, *les boudins, les andouillettes* ne possèdent aucun pouvoir nutritif comme albuminoïde. Ils ne contiennent comme aliment utilisable que la graisse qu'ils renferment.

Ils sont lourds, indigestes, ne peuvent se manger qu'en petite quantité, et par des estomacs solides.

Une condition absolue pour que le cochon soit aliment avantageux, c'est qu'il soit frais, c'est-à-dire que l'animal soit tué récemment.

Le porc frais doit être tué de la veille ou de l'avant-veille, et non de quinze jours, comme il arrive trop souvent.

Le jambon doit être tué de la veille ou l'avant-veille, et être mangé dans les deux ou trois jours qui suivent sa cuisson. Trop souvent on le mange quinze jours plus tard.

La saucisse, la langue fourrée et autres préparations doivent être préparées pour le jour où elles doivent être mangées, et non deux mois à l'avance, comme il arrive.

DANGER DE LA CHARCUTERIE

Ce qui fait le grand *danger* de la charcuterie, ce qui fait qu'elle doit être défendue le plus souvent, c'est que les préparations de charcuterie sont vieilles, datant de quinze jours, de deux mois ou même davantage. A la campagne, le cochon doit durer toute l'année, et l'on mange de la saucisse ou du jambon datant de six mois.

Pour le tuberculeux c'est un désastre. Il se produit dans la charcuterie conservée des transformations, des *toxines* qui *empoisonnent* le tuberculeux.

Mais quand on pourra avoir du cochon fraîchement tué, ce qu'il faut toujours vérifier, on aura tout avantage à utiliser la chair maigre du cochon pour le tuberculeux.

Le jambon, le porc frais chaud ou froid, sont d'excellents aliments.

Le cochon peut être associé à tous les légumes, il leur donne une saveur particulière que l'on doit utiliser pour varier l'alimentation.

Le *porc fumé, jambon fumé, saucisses fumées, saucissons*, etc., sont de digestion un peu difficile. Le *porc fumé* offre une suralimentation qui n'est pas toujours de bonne qualité, à cause des toxines qui se forment à la longue dans la chair conservée de cette façon. Il faut s'en défier. Il n'est pas à conseiller.

ARTICLE 17. — **Le poisson.**

Le poisson est un aliment qui a des qualités égales à celles de la viande.

AVANTAGES DE LA CHAIR DE POISSON

La chair de poisson est formée des mêmes principes albuminoïdes que la chair des animaux. Elle est un aliment azoté au même titre, elle remplit le même rôle dans l'organisme.

Le régime végétarien qui comporte le poisson est un régime mixte Le régime végétarien strict, exclusif, ne comporte que des végétaux, sans aucune sorte de viande d'animal ou de poisson.

Le poisson a été de tout temps aliment de l'homme. Les populations des bords de la mer ont vécu de poisson. Les fleuves et les rivières ont fourni une alimentation précieuse aux premiers habitants du sol. C'est le motif qui fixait les nouveaux arrivants le long des cours d'eau, car, grâce à la pêche, ils avaient une nourriture assurée.

Les habitants des villages lacustres préhistoriques vivaient aussi de la pêche.

Le poisson contient une proportion élevée de *phosphore*. C'est un avantage. Cet élément favorise le développement des races grandes, dont le système osseux a besoin de *phosphates*. Il favorise la force musculaire et le travail intellectuel, l'intelligence naturelle qui a besoin de phosphore pour son fonctionnement.

Le poisson est une viande légère, comparable aux viandes blanches, et en ayant tous les avantages, la facilité à être digérée, ne laissant pas de déchets azotés en excès.

Le poisson, de même que les viandes blanches, ne favorise pas les diathèses uriques, hépatiques, graveleuses, arthritiques, etc.

URTICAIRE

Cependant, chez certaines personnes prédisposées, l'usage du poisson provoque des éruptions cutanées, des maladies de peau. Parmi les crustacés ce sont les *moules* qui donnent lieu le plus souvent à des éruptions d'urticaire.

Plus rarement le poisson donne lieu à des manifestations cutanées diverses. Il arrive même que l'usage de l'huile de foie de morue donne lieu à des éruptions chez des personnes prédisposées.

Dans ce cas l'*urticaire*, l'érytème, l'éruption sont des affections momentanées dues à un empoisonnement particulier, dû à la formation de *toxines* par décomposition après la mort du poisson.

Pour ce motif, le poisson doit toujours être mangé très frais.

Le poisson frais est bien meilleur à tous les points de vue.

Il est bien évident que les personnes prédisposées à cet empoisonnement ne doivent pas s'alimenter de poisson. A part cet accident chez les prédisposés, l'usage du poisson frais ne développe pas de maladie de peau et ne favorise pas d'une façon particulière les diathèses par ralentissement de la nutrition azotée.

VARIÉTÉS DE PRÉPARATION

Le poisson doit être bouilli. C'est la façon la plus ordinaire de le faire cuire. C'est aussi la manière la plus saine et la plus avantageuse pour la nutrition Le poisson bouilli donne une chair qui se sépare bien des arêtes.

Le poisson frit se digère moins bien à cause de la friture, corps gras incorporé à la chair du poisson.

Cependant, le petit poisson de rivière peut être frit, c'est la seule façon de le préparer, à cause de ses dimensions.

Le poisson ne doit pas être enrobé dans la farine, procédé qui augmente son volume, cache la peau indigeste et la rend de digestion difficile.

POISSON MAIGRE OU POISSON GRAS

Le poisson est *maigre* ou *gras*. Ce qui est facile à digérer, c'est la chair maigre. Tandis que le gras du poisson est lourd, indigeste, comme la graisse des animaux.

Il faut choisir les poissons maigres pour l'alimentation.

Il ne faut prendre du poisson gras que la chair maigre.

Les poissons maigres sont : la sole, le merlan, le turbot, le saumon, l'esturgeon, la carpe, le brochet, le maquereau, le hareng, la sardine, etc.

POISSON CONSERVÉ

On conserve quelquefois le poisson en le salant, ou en le fumant, par exemple la morue, les harengs, les sardines ; c'est certainement aux dépends de leurs qualités nutritives. Cependant, le poisson salé paraît mieux conservé que le poisson fumé.

SOUPE DE POISSON

Il n'est pas d'usage d'utiliser le bouillon qui a servi à faire cuire le poisson. Pourquoi ? On fait bien de la soupe avec le bouillon qui a servi à cuire le bœuf. On pourrait faire la soupe avec le bouillon du poisson. Il contient des sels organiques très estimables. Cette soupe n'est qu'exceptionnellement utilisée.

La bouillabaisse est une soupe faite avec certains poissons qu'il est préférable de faire bouillir. Car on ne fait pas debouillabaisseavec du turbot, du saumon ou de l'esturgeon.

Le poisson contient une proportion de phosphate plus grande que la viande, ce qui est très avantageux au tuberculeux.

Un grand repas bien ordonné comporte toujours un pla de poisson, servi au début.

Il faut mentionner que les sauces au vin, appelées matelottes, sont de digestion très difficile et ne doivent pas être utilisées par les estomacs délicats.

CRUSTACÉS ET COQUILLAGES

Avec les poissons, doivent être rangés tous les animaux qui vivent dans l'eau : *les crustacés* et *les coquillages*.

CRUSTACÉS

Ce qui a été dit du poisson s'applique aux crustacés, *homard*, *langouste*, *crabe*, aliments composés de chair maigre.

Le homard et *la langouste* sont peut-être un peu difficiles à digérer pour certains estomacs délicats, mais c'est l'exception.

Les estomacs ordinaires de tuberculeux les digèrent très bien, et cette alimentation est très avantageuse. Elle contient des *sels calcaires* destinés à la confection de la carapace, et que le tuberculeux utilise pour cicatriser ses lésions. Elle contient des sels, *carbonates* et *phosphates*, en quantité plus grande que la chair des animaux.

COQUILLAGES

Les coquillages, *huîtres*, *moules*, *clovisses*, sont d'excellents aliments.

L'huître est la meilleure alimentation pour le tuberculeux, c'est la meilleure chair. C'est une chair vivante, et les tissus vivants ont des qualités alimentaires supérieures aux tissus morts.

Ils s'assimilent mieux. Ils ne contiennent pas de produits de macération ou de décomposition. Ils jouissent des avantages de l'organothérapie.

De plus, *l'huître* est un animal qui fabrique des *sels calcaires* pour sa coquille ; *l'huître* possède dans ce but une forte proportion de *phosphates* et de *carbonates*. Et le tuberculeux retire un grand avantage de cette alimentation chargée de *sels calcaires* organiques. Ces sels donnent la vigueur, la force, l'énergie, ce sont des aliments pour les nerfs. La puissance pour travailler et pour lutter est plus grande.

L'huître se digère avec une facilité remarquable. On peut en manger plusieurs douzaines. Toutefois, la bonne mesure est de prendre douze ou dix-huit huîtres comme ouverture du repas.

L'huître contient un peu d'eau de mer qui sert d'apéritif et de digestif.

Chez les convalescents qui commencent à manger on peut donner deux ou trois huîtres et augmenter graduellement.

Les huîtres sont de qualité variable. La plus fine est *l'huître verte de Marenne*. On la trouve partout.

L'huître portugaise est d'un prix moins élevé. Pour ce motif elle est à conseiller à beaucoup de tuberculeux. En certains pays, on a une douzaine d'huîtres portugaises pour o fr. 60, alors qu'il faut mettre plus du double pour une douzaine d'huîtres vertes de Marenne de même grosseur. *L'huître portugaise* a une puissance de calsification plus grande, sa coquille est plus épaisse, elle possède et assimile plus de *sels de chaux* que les autres espèces ; à ce point de vue, elle est plus utile au tuberculeux.

ARTICLE 18. — **Sels**.

CHLORURES, PHOSPHATES, CARBONATES

L'organisme a besoin de plusieurs sels pour se nourrir.

Les tissus de l'organisme contiennent certains sels, et la vie ne pourrait exister sans eux. Chaque tissu a son sel de prédilection. Pour l'un c'est le *chlorure de sodium*, pour l'autre ce sont les *sels de potasse*.

Le chlorure de sodium est le sel du sérum sanguin ainsi que quelques sels à base de soude.

Les sels des globules rouges sont des sels à base *de potasse*.

Le phosphate de potasse est le sel du muscle.

ABSORPTION DES SELS

Les sels alimentaires sont très faciles à être digérés. Ils sont tous plus ou moins solubles. Ils passent directement dans les capillaires et dans le sang, ou dans les vaisseaux lymphatiques chylifères chargés de prendre et de recevoir les éléments neufs.

Il en est de même, du reste, des médicaments constitués par des sels non organiques. Par exemple le chlorhydrate de morphine est absorbé immédiatement et très rapidement par les muqueuses.

Quand il y a un excès de sel alimentaire, l'organisme le repousse, ne l'absorbe pas. Ce sel reste dans l'intestin où il chemine. Tels sont les sels qui servent aux purgations ; les plus vulgaires sont : *le sulfate de soude* et *le sulfate de magnésie*. Ces sels s'absorbent à la petite dose de 4 à 8 grammes. A dose plus élevée, le sel n'est plus absorbé, il reste dans l'intestin et fait par sa différence de concentration un appel de liquide venant du sang pour aller dans l'intestin.

SELS ORGANIQUES

Les sels organiques pris à un être vivant s'absorbent et s'assimilent mieux que les sels chimiques.

Les sels organiques végétaux s'absorbent mieux également que les sels chimiques. Le végétal est la nourriture naturelle de l'homme et des animaux.

Par exemple, *le phosphate de chaux.* Il existe de nombreuses variétés de *phosphates de chaux.* Ces sels ne sont pas tous également utiles. Les plus avantageux pour servir d'aliments utiles sont *les phosphates* ayant déjà vécu, ayant fait partie d'un être organisé.

La tisane de céréales est une décoction prolongée de graines de blé, orge, avoine, seigle. Cette tisane a pour principal avantage de contenir *les phosphates* solubles de ces graines, c'est-à-dire des *phosphates organiques végétaux.*

CHLORURE DE SODIUM

Le sel le plus important de l'économie est *le chlorure de sodium*, appelé aussi *sel marin*, *sel de cuisine*, *sel de table*, ou plus simplement *le sel.*

Sa présence et sa prépondérance sur les autres sels démontrent l'origine maritime de nos ascendants les plus rudimentaires.

La matière organisée s'est adaptée au milieu où elle se trouvait. Elle a rendu partie intégrante de ses tissus les matériaux au contact desquels elle se trouvait, elle les a fait servir à son usage.

L'homme ne peut se passer de *sel. Le sel* doit faire partie de son alimentation Privé de *sel*, l'homme est atteint d'une anémie spéciale et finit par mourir.

SATURATION DE L'ORGANISME PAR LE SEL MARIN

Le sel est éminemment favorable au tuberculeux, pris à la petite dose de 4 à 6 grammes tous les jours, le sel a un effet de vaso-constricteur, de coagulant, de cicatrisant des plaies pulmonaires. A une certaine époque on a cru trouver dans l'usage du sel la guérison de la tuberculose. Sans aller aussi loin, on peut affirmer que l'usage journalier d'une petite dose de sel marin, est excellent pour modifier avantageusement la tuberculose.

La saturation de l'organisme par le sel marin empêche l'absorption d'autres sels. La saturation de l'organisme par le *chlorure de sodium* empêche l'effet nocif de certains sels et de certains pôisons.

Par exemple le bromure de sodium agit beaucoup mieux quand l'organisme est privé de sel ou chlorure de sodium.

Dans ces conditions la dose de 2 grammes de bromure de sodium est alors très efficace. Tandis que chez l'organisme saturé de chlorure de sodium ou sel marin, le bromure de sodium agit moins bien, la dose de 2 grammes est sans aucun effet thérapeutique, et les doses très fortes de 6 à 8 grammes sont souvent sans effet appréciable.

Chez le tuberculeux la saturation de l'organisme par le *chlorure de sodium* empêche le poison tuberculeux d'agir, et lui enlève ses effets nocifs.

PHOSPHATES

Les sels utiles sont encore *les phosphates*.

Phosphate de soude, *de chaux*, *de potasse*, *de magnésie*, *de fer*. Ces phosphates doivent servir à la fabrication des tissus humains, à leur constitution. Par exemple le phosphate de potasse sert à la constitution des muscles et des globules sanguins, avec les phosphates de magnésie et de fer en plus petite proportion.

Les phosphates servent à l'alimentation des centres nerveux qui en consomment beaucoup. Les phosphates favorisent le travail nerveux, le travail intellectuel et le travail musculaire.

LES CARBONATES

Les carbonates sont des sels très répandus dans le monde minéral et végétal, l'organisme les utilise surtout pour la formation des os.

Carbonate de chaux, *de soude*, *de potasse*, *de magnésie*, *de fer*. Le *carbonate de chaux* apporte *la chaux* à l'organisme.

La chaux est éminemment utile au tuberculeux pour incruster ses lésions et de la sorte les cicatriser et les guérir.

Tous ces sels font des combinaisons nombreuses dans le corps humain, dans le sang, dans les tissus. Ces changements moléculaires et ces combinaisons multiples constituent la vie.

Ces sels se trouvent le plus souvent dissouts dans l'eau des boissons. Mais les uns sont en proportion plus grande que les autres. Pour le tuberculeux ce sont *les eaux calcaires* contenant du *bicarbonate de chaux* et du *carbonate de chaux* qui sont les plus avantageuses. Tandis que les eaux contenant du bicarbonate de soude sont parfois dangereuses.

Article 19. — **Thé, café, alcool.**

THÉ ET CAFÉ

Le thé et *le café* sont des aliments.

Beaucoup de personnes en font un usage quotidien.

Ce sont des toniques nerveux qui doublent la force et la puissance de l'individu. Ils font produire à l'organisme un effort plus considérable et plus parfait.

Ce résultat est dû à l'excitation générale qu'ils occasionnent.

Le thé et *le café* sont des aliments d'épargne en ce qui concerne la catégorie des albuminoïdes. De même que l'alcool est un aliment d'épargne en ce qui concerne les aliments hydrocarbonés.

Le thé et *le café* sont des aliments d'épargne azotés. Ce sont des multiplicateurs des aliments azotés, de la viande en particulier.

Ils favorisent les déchets de ces aliments, soit que, grâce à eux, l'organisme utilise une plus grande quantité d'aliments azotés, soit que le travail nerveux qu'ils provoquent multiplie la production de ces déchets.

Le thé et *le café* favorisent la goutte, la gravelle, la diathèse urique, la diathèse hépatique, les calculs du foie, l'arthritisme.

USAGE DU CAFÉ

Faut-il prendre du café?

Les médecins se divisent en deux catégories : ceux qui conseillent l'usage *du thé* et *du café* ; ceux qui proscrivent l'usage *du thé* et *du café*.

Les médecins auxquels *le café* réussit, le conseillent à leurs clients.

Les médecins auxquels *le café* ne réussit pas, le défendent à tout le monde.

Le thé et *le café* réussissent aux uns et ne réussissent pas aux autres.

Les hommes auxquels *le café* et *le thé* réussissent possèdent, grâce à ces toniques nerveux, des idées plus nettes, plus claires, plus lucides. Ils travaillent mieux et plus lontemps. Leur production est plus près de la perfection. Ils peuvent donner un effort de la pensée constant et soutenu pendant plusieurs heures. Ils peuvent prendre sur le sommeil de la nuit, pour produire un travail utile.

Ceux auxquels *le thé* et *le café* ne réussissent pas, s'ils en font usage, deviennent nerveux, énervés, surexcitables, grincheux, désagréables. Ils ne dorment pas et en éprouvent de la fatigue. Quelquefois leur digestion est troublée et arrêtée par l'usage du café.

Il faut donc consulter son tempérament avant de prolonger l'usage *du thé* et *du café*. Mais surtout, si l'on en prend, il faut que l'organisme l'utilise, l'use, s'en serve, et mette à profit cette force surajoutée pour donner un travail utile.

Le thé et *le café* sont des toniques nerveux dont on peut tirer un grand parti. Le tuberculeux trouvera dans ces toniques une aide salutaire pour relever ses forces déprimées et pour lutter plus avantageusement contre son mal.

PRÉPARATION DU CAFÉ

Le café doit se préparer avec un filtre.

Le café doit être grillé au moment où il va être préparé, il doit avoir une couleur marron foncé.

On met dans le filtre une cuillerée à soupe bien pleine de poudre de café par personne (ou une cuillerée à café bien pleine par petite tasse à café).

On verse sur la poudre une petite quantité d'eau chaude, qui l'imbibe et développe les aromes, on attend deux ou ou trois minutes puis on verse l'eau très chaude par petites quantités.

Le café doit être préparé au moment d'être servi. Le café réchauffé ne vaut rien.

PRÉPARATION DU THÉ

Le thé se prépare en versant de l'eau bouillante sur les feuilles de thé mises dans la théière. Une pincée de feuilles de thé, par personne, donne un thé léger. Une cuillerée à café de feuilles de thé, pour une personne, donne un thé fort.

Il ne faut se servir que de *thé noir*.

On laisse macérer cinq minutes, puis on boit.

Le thé ne doit pas macérer longtemps, sinon le tannin des feuilles de thé se dissout dans l'eau et donne à cette boisson une saveur âpre mais non nuisible.

Tout tuberculeux doit savoir préparer le thé et le café.

ALCOOL

L'alcool est l'aliment d'épargne des hydrocarbonés et sucroïdes.

L'alcool doit être rangé parmi les aliments très faciles à être digérés.

Le travail nécessaire pour la digestion de *l'alcool* est minime, très petit, restreint.

L'alcool passe directement de l'intestin dans les vaisseaux capillaires et de là au foie.

Les malades graves, qui ne supportent aucune alimentation, supportent *l'alcool*.

Les malades affaiblis par l'impuissance de digérer les aliments ordinaires, émaciés, amaigris par la privation de nourriture, ces malades se trouvent bien de *l'alcool* qui passe rapidement, facilement, sans demander de travail aux organes digestifs.

L'alcool est utile à celui qui n'a rien mangé depuis plusieurs jours.

Et cependant l'usage de l'alcool et des boissons alcooliques trouble souvent la digestion. L'usage immodéré des boissons alcooliques donne des maladies de la digestion, dyspepsie, dilatation de l'estomac, maladies de foie, etc.

C'est que : *En tout l'excès est nuisible.*

L'alcool, si on en use modérément à bon escient, s'il est de bonne qualité, est un excellent aliment.

L'alcool, si on en abuse, s'il est de mauvaise qualité, si on en boit trop, est nuisible.

Il en est de même de tout.

La viande, par exemple, aliment si salutaire, prise en trop grande quantité donne lieu parfois à des empoisonnements mortels. Le pain, aliment si nécessaire, si l'on en mange trop donne des indigestions et des dyspepsies acides.

Les croisades contre *l'alcool* font œuvre saine et salutaire; mais ce qui constitue souvent leur échec, c'est que *l'alcool* est utile très souvent. Utile à l'ouvrier qui travaille, utile au paysan qui peine.

L'abus de *l'alcool* est nuisible, mais parfois il est bien difficile d'établir la limite entre l'usage et l'abus.

CHAPITRE II

ALIMENTS FACILES A ÊTRE DIGÉRÉS

Exposé — Légumes fins. — Feculents torréfiés. — Purées. — Pâtisseries. Herbes cuites. — Fruits cuits. — Beurre. — Boissons alcooliques

ARTICLE 20. — Exposé.

Les aliments de cette catégorie sont digérés très facilement par un estomac sain, robuste et bien portant.

Ils ne sont pas digérés aussi facilement par un estomac faible, délicat, malade. Dans ce cas, ils ne peuvent être digérés qu'en petite quantité, et c'est cependant par eux que l'on doit continuer l'alimentation des convalescents quand il faut entraîner l'appareil digestif à un effort de plus en plus grand.

Ils doivent s'ajouter aux premiers aliments, lait, œufs et viandes maigres.

Les aliments de cette catégorie comprennent, en général, des aliments à *charbon*, ou *hydrocarbonés*. Ces aliments valent à cause du *charbon* qu'ils apportent à l'économie, *charbon* destiné à être brûlé et à entretenir la chaleur vitale.

Dans tout charbon, il y a différentes qualités.

L'un brûle très bien, très facilement, très vite, sans donner de déchets abondants, ni cendre, ni fumée. C'est du charbon de première qualité.

L'autre charbon, au contraire, brûle mal, difficilement, lentement. Il donne des déchets abondants, de la fumée épaisse, des cendres abondantes, des scories, des pierres, du mâchefer. C'est du charbon de qualité inférieure.

Cependant, ce charbon inférieur peut être utilisé avantageusement dans de bons fourneaux, dont le tirage est bien assuré, et dont les grilles bien constituées favorisent la chute des cendres et des scories.

Pour les aliments, il en est de même.

Certains aliments carbonés sont pour l'organisme du charbon de première qualité, ils brûlent facilement sans laisser de grands déchets.

D'autres aliments carbonés sont pour l'organisme du charbon de qualité inférieure, brûlant difficilement, et laissant des déchets abondants. Cependant, quand l'organisme est sain, bien constitué, vigoureux, il peut très bien utiliser ces charbons de qualité inférieure, ces aliments hydrocarbonés, et en tirer tout le parti désirable.

Dans la catégorie que nous étudions en ce moment sont compris les aliments qui, pour l'organisme, sont du charbon de première qualité.

Ce sont des farineux ayant subi certaines préparations qui les rendent plus faciles à être digérés. Les aliments, qui pour l'organisme sont du charbon de qualité inférieure, comprennent les mêmes farineux à l'état de graines et n'ayant pas subi de préparation spéciale qui sépare les scories et les parties indigestes.

Ces aliments, formant du charbon de qualité inférieure, seront étudiés dans une autre catégorie.

Il est bon de différencier ces deux qualités de charbon, car, fait important, certains estomacs peuvent digérer les aliments carbonés de qualité supérieure et ne peuvent pas digérer les aliments carbonés de qualite inférieure. De même que certaines grilles ou certains poêles délicats ne peuvent accepter et faire brûler que du charbon de qualité supérieure, le charbon inférieur ne pouvant y brûler.

Le tuberculeux a besoin de bon charbon, de bons aliments faciles à digérer, faciles à brûler, et c'est dans ce chapitre qu'il trouvera le charbon de première qualité, les aliments qui lui sont utiles et avantageux.

Il existe plusieurs variétés d'aliments carbonés faciles à être digérés, nous les rangerons suivant leurs particularités générales communes.

I. *Légumes fins.* — Petits pois, haricots verts.

II. *Féculents torréfiés et cuits.* — Soupe, potage, macaroni, nouilles, farines torréfiées, croûte de pain brûlé, pain recuit.

III. *Purées.*

IV. *Pâtisserie.* — Biscuits, gâteaux.

V. *Herbes cuites.* — Légumes herbacés cuits, salades cuites, épinards, oseille, tomates, cardons, carottes, navets, aubergines.

VI. *Fruits cuits.* — Confitures.

VII. *Beurre, huile.* — Huile de foie de morue.

ARTICLE 21. — **Légumes fins.**

Petits pois, haricots verts. — Les légumes fins sont faciles à digérer, ils forment des aliments légers, très bien reçus par les estomacs délicats et par les estomacs de convalescents.

Petits pois. — Le plus avantageux des légumes fins est le petit pois.

Les petits pois étaient les légumes favoris de Louis XIV. C'est un légume de roi.

Les petits pois possèdent tous les avantages alimentaires et n'ont aucun défaut.

Ils sont bons, savoureux, appréciés des gourmets et estimés par tout le monde.

Ils sont faciles à manger, tendres, faciles à digérer.

C'est un aliment hydrocarboné, un aliment à charbon. Or, les aliments hydrocarbonés faciles à digérer sont rares, et les petits pois sont les premiers.

Les petits pois ont cet avantage de joindre, à l'aliment hydrocarboné, l'aliment herbacé léger, bien supporté par l'estomac et par l'intestin. Cette qualité d'aliment herbacé est due à l'enveloppe du petit pois. Elle facilite le cheminement des aliments dans l'intestin, en excitant légèrement et dans une mesure utile les parois intestinales.

Les petits pois accompagnent très heureusement les plats de viande ; veau aux petits pois, mouton aux petits pois, pigeons aux petits poids, etc. Il faut savoir s'en servir pour exciter l'appétit du tuberculeux.

Haricots verts. — Les haricots verts sont des légumes fins très appréciés et très avantageux. Comme les petits pois, ils sont très bien supportés par les estomacs délicats et par les estomacs de convalescents. Ils contiennent moins d'élément nutritif hydrocarboné. Ils contiennent un peu plus d'aliment herbacé, mais ils sont, eux aussi, très utiles, d'un goût très estimé, et variant heureusement l'alimentation.

Ils peuvent s'associer aux plats de viande, ou se manger en salade, etc.

Article 22. — **Féculents torréfiés et cuits.**

SOUPE, POTAGE, MACARONI, NOUILLES, FARINE TORRÉFIÉE, CROUTE DE PAIN BRULÉ, PAIN RECUIT

Ce sont des féculents ayant subi une deuxième cuisson.

Cette deuxième cuisson donne à ces aliments une facilité plus grande à être digérés. Par exemple, à bord des bateaux, le pain rassis est passé au four pour qu'il paraisse frais. Ce pain recuit se digère bien plus facilement que le pain ordinaire, non recuit.

Les farines d'abord torréfiées avant de servir aux préparations alimentaires sont plus légères et plus faciles à digérer. Ces farines torréfiées sont préparées spécialement pour les enfants et pour les vieillards.

La soupe, *le potage*, sont des féculents recuits et trempés. Il faut remarquer que toutes ces préparations de féculents ont été l'objet d'une sélection, qui a conservé la partie alimentaire la plus légère et la plus facile à digérer, tandis que les parties lourdes et indigestes ont été laissées de côté.

La farine est le produit des graines dont la partie ligneuse, lourde, indigeste a été éliminée Il ne reste que la partie la plus facile à digérer.

Les différentes graines que l'on réduit en farine sont : *le blé*, *l'orge*, *l'avoine*, *le riz*, *le seigle*, *le sarrasin*, quelquefois *les haricots*, *les lentilles*, *les châtaignes*, *les fèves*, etc.

SOUPE

La soupe est composée par du bouillon dans lequel on fait tremper du pain coupé en tranches.

Autrefois *la soupe* était un plat de résistance, un plat important dans le repas. On prenait une assiette de soupe pleine à déborder et comble au maximum. On reprenait une deuxième assiette de soupe.

La soupe était bonne, savoureuse, appétissante, attrayante.

De nos jours, on ne sait plus faire *la soupe*. On sert une préparation fade, insipide, et dont on ne peut avaler qu'une très petite quantité sous peine de voir l'appétit disparaître et le repas se terminer à la soupe. On sert dans les repas du bouillon dans lequel nagent trois tranches de pain. ordinairement grillé.

La soupe bien faite est une préparation qui permet de manger le pain sous une forme plus facile à digérer.

Le pain sec est difficile à digérer par l'estomac délicat. le pain recuit dans le bouillon, comme il l'est dans la soupe, est plus facile à digérer.

Toutefois, l'estomac délicat ne pourra jamais digérer qu'une petite quantité d'aliments hydrocarbonés tel que le pain. Cet estomac délicat ne devra prendre qu'une petite quantité de soupe.

La soupe peut être grasse ou maigre.

La soupe grasse est faite avec du bouillon gras (décoction prolongée de viande et de légumes), et avec du pain.

La soupe maigre est faite avec du bouillon maigre ou des légumes cuits à l'eau et du pain.

La panade est une sorte de soupe faite avec du bouillon, (gras ou maigre) et du pain, et que l'on fait cuire assez longtemps, jusqu'à ce que le tout prenne une consistance crémeuse épaisse.

La panade se digère plus facilement que la soupe ordinaire, car dans la panade le pain subit une cuisson prolongée qui le rend plus facile à être digéré.

La soupe au lait est du pain trempé dans du lait bouillant (avec du sel ou du sucre) ; on fait bouillir à volonté plus ou moins longtemps.

La panade au lait est une soupe au lait contenant assez de pain et que l'on fait bouillir plus d'une demi-heure.

Les panades au lait sont excellentes, très faciles à être digérées par les estomacs délicats. On les donne aux enfants lorsqu'ils sont sevrés. Ils s'en trouvent très bien, et c'est le meilleur critérium de leur bonne qualité alimentaire.

Il existe un grand nombre de variétés de soupes maigres, soupe au fromage, soupe à l'oignon, soupe aux légumes, soupe aux choux, etc., etc. Pourvu que le pain soit bien trempé, puis bien recuit, la soupe se digère très facilement.

Il faut, cependant, tenir compte des légumes ajoutés qui ne sont pas toujours faciles à digérer, comme les choux, et qui, s'ils donnent une saveur spéciale à la soupe aux choux, ne pourront jamais se digérer facilement.

POTAGE

Le potage est du bouillon gras dans lequel on a mis tremper à chaud des pâtes préparées dans ce but, et appeées : *pâtes*, *vermicelle*, *tapioca*, *semoule*, etc.

Pour que *le potage* soit bien préparé, il faut que les pâtes soient mises dans le bouillon brûlant, encore sur le feu, et au besoin il faut faire chauffer quelques instants pour cuire les pâtes.

On a ainsi un potage au vermicelle, un potage au tapioca, un potage aux pâtes, etc.

Le tapioca forme une préparation qui permet de recevoir la viande crue, hachée ou pulpée.

La viande crue hachée ou pulpée se prend facilement dans du bouillon, et forme ainsi un potage à la viande crue.

Pour préparer *le potage à la viande crue*, on met dans une tasse ou un bol la viande pulpée nécessaire, on ajoute petit à petit, en remuant, du bouillon gras dégraissé.

Le bouillon doit être chaud et non brûlant, parce qu'une chaleur trop forte enlève à la viande crue ses qualités, elle coagule les albuminoïdes et les rend difficiles à digérer.

Le bouillon ne doit pas dépasser 45°. Quand tout le bouillon nécessaire a été mis sur la viande crue, il s'est un peu refroidi par ce contact, il n'est plus qu'à une température d'environ 30° Le malade le boit, en ayant soin de remuer avant de boire, pour que la viande crue reste en suspension dans le bouillon et soit avalée en même temps que lui.

MACARONI

Le macaroni est le plat national italien. C'est un excellent aliment. C'est un aliment charbonneux qui se digère facilement. Bien entendu, il ne faut pas que l'adjonction de graisse le rende indigeste. Le macaroni doit se préparer sans corps gras et avec du fromage.

Le macaroni a subi une première cuisson ou chauffage pour être préparé et livré au commerce. Pour le manger, on le fait cuire une seconde fois à l'eau bouillante ; dix minutes environ, puis on le trempe dans l'eau froide pour qu'il conserve sa forme. Ensuite on ajoute du fromage et on le fait recuire une troisième fois. Ce sont ces cuissons successives qui le rendent facile à digérer.

L'usage quotidien du macaroni engraisse facilement celui qui le mange.

Les tagliarini sont une préparation analogue au macaroni, différents par la forme; ce sont des rubans étroits de pâte.

NOUILLES

Les nouilles ressemblent beaucoup au macaroni comme aliment. On les prépare pour une consommation immédiate. Leur pâte contient, en plus des œufs, un peu de beurre, et elle ne subit pas de première cuisson.

Les nouilles se préparent à peu près comme le macaroni, avec ou sans fromage, et surtout sans corps gras abondant.

Les nouilles ont les mêmes avantages alimentaires que le macaroni et peuvent, comme lui, servir de pâtes pour les potages.

FARINES TORRÉFIÉES

Les farines torréfiées se trouvent dans le commerce en variétés nombreuses.

Les principales sont les farines fournies par les plantes suivantes :

Blé ou froment ;
Orge ;
Avoine ;
Seigle ;
Riz ;
Pois ;
Lentilles ;
Haricots ;
Maïs ;
Marrons ou châtaignes ;
Fèves ;
Sarrasin ;
Millet ;
Fécule de pomme de terre ;
Cacao.

Les farines torréfiées et préparées servent à l'alimentation des enfants en bas âge, c'est dire qu'elles sont très faciles à digérer.

Ce qui les rend faciles à digérer, c'est qu'elles sont réduites en poudre impalpable, très fine. Les sucs de la digestion peuvent les attaquer sans effort. Les cellules qui doivent les absorber n'ont pas à accomplir un travail de séparation pénible et long.

Ce qui les rend faciles à digérer, c'est que ces farines ont été débarrassées des corps ligneux de la graine, c'est-à-dire l'écorce, la gaine, l'enveloppe qui forme corps étranger indigeste dans le tube digestif. Ces farines sont blutées, et pour exprimer que l'on ne prend que la partie la plus fine, on les appelle *de la fine fleur de froment, de la fleur de riz, de la fleur de seigle*, ou encore *de la crème de riz, de la crème d'avoine, de la crème d'orge*, etc.

Ce qui fait encore leur digestion facile, c'est qu'elles sont *torréfiées*, c'est-à-dire cuites à sec. C'est une première cuisson qui modifie leur texture, et les désagrège. Pour les préparer, on les fait cuire une seconde fois et ces deux cuissons successives facilitent leur digestion.

Pour les enfants qui ont tous des estomacs délicats, on prépare ces farines sous forme de bouillies cuites à l'eau et de préférence au lait, et en ajoutant du sucre. Au moment de servir on peut ajouter un œuf, sans porter sur le feu pour ne pas faire durcir l'œuf.

Les grandes personnes qui ont un estomac délicat peuvent tirer un grand profit de ces farines torréfiées.

Certaines spécialités sont un composé de plusieurs de ces farines, surtout le froment, l'orge, les lentilles, le riz, et les réclames les présentent agréablement comme ayant prolongé, jusqu'à une vieillesse assez avancée, l'existence des hommes illustres du jour.

Certaines spécialités ajoutent des *phosphates* pour les enfants. *Phosphates de soude, glycérophosphate de chaux.*

D'autre fois, on les parfume au chocolat en additionnant un peu de cacao, on ajoute du sucre et on les vend très cher.

Le nombre des farines énoncées permet une variété très grande et on peut les alterner.

On peut mélanger ces farines torréfiées et faire des préparations mieux acceptées.

Certaines farines ne peuvent être prises seules parce qu'elles ont un goût trop prononcé, ou bien parce qu'elles se digèrent moins facilement que d'autres. Exemple : les farines de *maïs*, de *haricots*, de *fèves*, de *seigle* ont une saveur particulière très prononcée, et qui peut être atténuée par la farine de *froment* ou d'*orge*.

Les farines de haricot, de seigle, de sarrasin, la fécule de pomme de terre, le cacao, sont moins faciles à digérer que les autres farines torréfiées.

Le blé ou froment sert à faire le pain et la pâtisserie.

La farine de froment torréfiée est un des meilleurs aliments, et très riche en matières nutritives. *Le blé* est de toutes les graminées celle qui est la plus riche en éléments nutritifs, c'est pour ce motif qu'il sert de préférence à faire le pain.

L'orge remplace le blé en certains pays. Il possède une puissance nutritive moindre, mais cependant très grande et très estimable.

La farine d'avoine contient un principe stimulant, excitant, favorable à la digestion. C'est ce principe stimulant qui fait de l'avoine la graminée donnée de préférence aux chevaux.

La farine de seigle a un goût particulier qui plaît à beaucoup de personnes. Le seigle est moins nourrissant que le blé. Le seigle est légèrement laxatif.

La farine de riz ou crème de riz est excellente. Le riz est l'aliment de la race jaune. Il rend des services considérables.

La farine de pois possède une saveur un peu forte qui ne plaît pas à tous, mais elle est très nourrissante.

La farine de lentilles est d'une saveur agréable et particulière. Elle est très nourrissante et contient des sels utiles à la nutrition, entre autres des sels de fer.

La farine de haricots, moins nourrissante, moins facile à digérer, rend, cependant, d'excellents services.

La farine de maïs. Le maïs donne de l'embonpoint, des couleurs roses et fraîches, mais moins de forces que le froment

La farine de marrons est très utile pour varier le goût.

La farine de fèves est d'une saveur agréable, moins nourrissante que la généralité des farines, mais très utile pour varier.

Farine de sarrasin. Le sarrasin servait autrefois à faire le pain noir ; il nourrit moins bien que le froment, mais il pousse dans des terrains maigres où le froment et autres graminées ne peuvent pousser.

La fécule de pommes de terre est l'amidon retiré de la pomme de terre, c'est un aliment très nourrissant.

CACAO

Le cacao mérite une mention particulière. Le cacao est employé journellement par beaucoup de personnes. Il sert à faire le chocolat, et le chocolat est une préparation courante très répandue.

Le cacao se digère assez facilement en petite quantité ; pris en grande quantité, il est un peu lourd. Tous les estomacs ne le supportent pas. Il contient une certaine proportion de corps gras, le beurre de cacao, qui le rend quelquefois difficile à digérer.

Le cacao est un produit qui se trouve dans le commerce, prêt pour la consommation.

Pour faire le chocolat au lait, on verse le cacao en poudre dans le lait, et on prolonge l'ébullition pendant quelques minutes.

On peut faire le chocolat au lait avec le chocolat en tablette. On favorise la dilution du chocolat dans le lait, soit en le râpant, soit en le faisant fondre dans le lait chaud et en le malaxant avec une cuillère.

Il est important de prolonger l'ébullition du chocolat pendant un quart d'heure ou une demi-heure, de cette façon il se digère mieux. *Le cacao* et le chocolat contiennent toujours une certaine quantité d'amidon, d'éléments hydrocarbonés. L'ébullition prolongée les rend plus faciles à être digérés.

Le consommateur ajoute du sucre suivant son goût.

PAIN RECUIT

Les boulangers ne peuvent vendre le pain rassis. Quand ils n'ont pas vendu tout leur pain, ils mettent le pain rassis quelques instants au four et ce pain redevient tendre. C'est du pain recuit. Il est bien plus facile à digérer que le pain non recuit.

Pour certains buts, on fait du pain encore plus recuit, à croûte très épaisse. Ce pain se conserve très longtemps.

Le pain grillé peut passer pour du pain recuit.

Cette seconde cuisson est l'occasion d'une transformation moléculaire dans le pain, désagrégation des molécules.

L'amidon se transforme en *dextrine,* ce qui est le premier travail de la digestion des féculents.

Le pain qui n'est pas assez cuit est indigeste.

Le pain qui contient trop d'eau est indigeste.

Cette deuxième cuisson remédie à ces inconvénients.

CROUTE DE PAIN BRULÉ

La croûte de pain se digère plus facilement que la mie.

Les organismes débilités par une maladie du tube intestinal, une dysenterie par exemple, peuvent digérer la croûte de pain, alors qu'ils ne peuvent digérer la mie.

La mie de pain se digère dans l'intestin, elle force l'intestin à un travail considérable, tandis que la croûte de pain a subi un commencement de désorganisation moléculaire par la chaleur. De plus, la chaleur a transformé une partie de l'amidon en dextrine. Le travail de la digestion, pour ces deux motifs, est bien plus facile.

La croûte de pain brûlé est très facile à digérer, et comme rien n'est nouveau sous le soleil, nos ascendants nous ont transmis ces bonnes qualités du pain brûlé.

La croûte de pain brûlé contient, en outre, du charbon, principe excellent pour la digestion.

Le charbon absorbe les poisons intestinaux, les gaz intestinaux, il assure l'asepsie de l'intestin.

LE PAIN GRILLÉ

Le pain grillé n'est pas l'analogue de la croûte de pain ou du pain recuit. Cependant, *le pain grillé* se digère mieux que le pain non grillé.

Il faut couper le pain en tranches minces, pour que la cuisson prenne l'intérieur et forme une seconde croûte aux dépens de la mie.

On présente souvent, comme pain grillé, du pain desséché au four, mais non grillé, et ne possédant pas les qualités digestives du pain grillé.

Ces aliments féculents contiennent aussi des sels divers, *carbonates*, *phosphates*, *citrates*, *malates*, etc., à base *de soude*, *de potasse*, *de chaux*, *de magnésie*, *de fer*, etc., *des chlorures* et autres variétés de sels qui sont très utiles à l'alimentation.

Les céréales contiennent, en général, une assez forte proportion de *phosphates*, *phosphate de chaux*, sel éminemmen utile. Le blé est celui qui en contient le plus.

Article 23. — **Purées.**

Les purées ne sont pas aussi faciles à digérer que les farines torréfiées, cependant elles sont d'une digestion très facile. Et comme les farines torréfiées ne sont pas d'un usage courant, c'est par *les purées* qu'il faut le plus souvent commencer l'alimentation carbonée chez les estomacs délicats et les convalescents.

Les purées ne sont pas en poudre aussi fine que les farines torréfiées. C'est une différence qui est souvent peu importante, mais dont il faut aussi tenir compte, surtout chez les enfants.

Comme les farines torréfiées, *les purées* ne contiennent plus les produits ligneux et indigestes de la graine.

Les purées ont, le plus souvent, besoin d'une seconde cuisson pour leur préparation.

Après la première cuisson, on écrase les graines, lentilles, haricots, pois, etc. On passe au tamis qui retient les parties ligneuses non alimentaires. Une seconde cuisson finit la préparation de la purée.

Les purées les plus usitées sont : *les purées de pois, de lentilles, de haricots, de marrons, de fèves, la purée de pommes de terre.*

Toutes *ces purées* se digèrent très facilement ; cependant la purée de pommes de terre se digère moins bien que les autres, elle est lourde pour certains estomacs et chez les estomacs délicats il faut commencer par les autres purées, *de pois, lentilles, marrons, fèves, haricots.*

Il faut se mettre en garde contre ce fait, c'est que le cuisinier, pour donner du liant à la purée y ajoute de la farine, laquelle forme colle. Or, la farine non cuite étant indigeste, la purée ainsi faite est indigeste, quoique ayant bien meilleur aspect.

Les diverses purées servent à faire des potages variés, maigres ou gras.

Les purées doivent être préparées au maigre ou avec du jus de viande, l'adjonction de graisse les rendrait indigestes.

On prépare avec diverses farines des bouillies comparables aux purées, par exemple *de la bouillie de farine de froment, de la bouillie de farine de maïs, de la bouillie de farine de sarrazin.* Elles sont peu usitées. Si elles ne sont pas bien cuites, elles ne sont pas digérées aussi facilement que les purées.

Les bouillies doivent être cuites longtemps et recuites.

La polenta est de la bouillie de farine de froment.

La bouillie de maïs est utilisée dans certains endroits. On la coupe quelquefois en tranches pour la faire frire.

Article 24. — **Pâtisseries**.

Toutes *les pâtisseries* ne sont pas faciles à digérer et ne font pas partie de la catégorie qui nous occupe ; mais parmi les pâtisseries il en est certaines qui sont faciles à dégérer et qui rendent des services aux estomacs délicats.

Ce sont *les biscuits secs*, *les entremets* et *les crèmes*.

La pâtisserie bien faite se digère facilement.

La pâtisserie mal faite, mal préparée est lourde, indigeste et difficile à digérer.

BISCUITS

Les pâtissiers font de nombreuses préparations appelées *biscuits*. Ce sont des gâteaux préparés avec de la farine, des œufs, du lait, sans corps gras; biscuits à la cuillère, biscuits secs.

Certains *biscuits* sont levés au moyen de levain.

Ces préparations sont très cuites, légères et très bien acceptées par les estomacs délicats.

Il ne faut pas confondre ces *biscuits* de pâtissier avec les biscuits de mer ou biscuits de soldats.

Ce biscuit est très difficile à digérer.

ENTREMETS ET GATEAUX

Les entremets relèvent du pâtissier.

Les entremets sont des aliments faciles à digérer, s'ils sont bien préparés.

Les desserts et *les entremets* viennent à la fin du repas, et, pour le tuberculeux, le dessert est ce qui l'engage à faire de la suralimentation. La faim naturelle est satisfaite par le corps du repas. Après la faim satisfaite viennent l'entremets et le dessert qui excitent la gourmandise.

Entremets et *desserts* doivent être faciles à digérer, car ils viennent à la fin du repas, et ils ne doivent pas donner à la digestion un travail considérable supplémentaire. Il faut, au contraire, que ce travail supplémentaire soit le plus léger possible.

Les entremets sont des pâtisseries préparées avec du lait, des œufs, du sucre, un peu de beurre, du riz, de la semoule, des fruits cuits; ils représentent une foule de bonnes choses : crèmes, crèmes renversées, crèmes aux fruits, gâteaux de riz, gâteaux de semoule. Puddings aux biscuits et aux fruits cuits. Gâteaux à la confiture, à la crème, et dont la pâte est légère, feuilletée. Crèmes au café, au chocolat, à la vanille, au citron.

C'est l'art du pâtissier de faire de la pâtisserie légère et facile à digérer.

De la sorte, l'appétit est surexcité alors qu'il était éteint. Le tuberculeux apprend à manger un peu plus. Et si le tuberculeux est un dyspeptique n'ayant jamais faim, il pourra faire un repas complet et suffisant avec le dessert et l'entremets.

Au lieu de pain il mangera des biscuits, au lieu de viande il mangera de la crème, au lieu de légumes il mangera des fruits cuits.

Article 25. — **Herbes cuites**.

Les herbes cuites constituent une catégorie d'aliments présentant de grands avantages :

1° Ils luttent contre la constipation ;

2° Ils ne nécessitent pas un travail de digestion considérable ;

3° Ils renferment quelques sels organiques salutaires.

1° Les herbes cuites luttent contre la constipation.

Ces aliments, *les herbes cuites*, sont formés en majeure partie par des filaments de cellulose très ténus, matières qui ne sont pas digestibles et qui passent dans l'intestin sans donner de produit alimentaire. Mais ces fibres ligneuses très ténues supportent les aliments qui provoquent la constipation, entre autres la viande. Ces fibres ligneuses excitent aussi l'intestin, dans une mesure très limitée, quoique suffisante. Elles servent de support aux aliments en général pour favoriser leur acheminement dans le tube digestif.

2° Les herbes cuites ne nécessitent pas un travail de digestion considérable.

Les herbes cuites contiennent quelques grains de chlorophyle ou d'amidon, mais en si petite quantité que cet avantage alimentaire passe inaperçu. *Les herbes cuites* passent dans le tube digestif sans provoquer de transformations moléculaires importantes.

L'alimentation par les herbes seules n'est pas favorable à l'homme, et quand, par les jours de disette, l'homme est obligé de se nourrir de produits herbacés, cette alimentation est défectueuse et provoque la diarrhée si elle est abondante.

Les Touaregs, par les temps de disette, se nourrissent bien des sommités de l'herbe, et vivent plusieurs jours avec cette alimentation rudimentaire ; mais c'est une exception.

3° Les herbes cuites contiennent quelques sels organiques naturels.

Ces sels organiques naturels sont plus assimilables que les sels chimiques.

Par exemple, le *phosphate de chaux* et le *phosphate de potasse* des herbes sont absorbés plus facilement que les mêmes sels d'origine chimique.

Certaines herbes, comme *l'oseille*, *les tomates*, renferment des sels non alimentaires et nuisibles à certaines personnes.

L'oseille contient des oxalates qui favorisent la diathèse goutteuse, la graveleuse, l'arthritique. Certaines espèces d'oseille en renferment de très fortes proportions. Il est évident qu'il faut éliminer ces herbes de l'alimentation des arthritiques, goutteux et graveleux.

Les herbes cuites les plus estimées sont : *les épinards, l'oseille, les salades cuites, la laitue, la chicorée, les endives, les cardons, le céleri.*

A la suite, on peut ranger les légumes herbacés et certaines racines qui sont : *le chou, le chou-fleur, le céleri rave, les raves, les navets, les carottes, les artichauts,* etc.

Les épinards sont les herbes cuites les plus usitées et les plus avantageuses. On les hache ou non.

Il ne faut pas ajouter de farine aux épinards hachés, car cette adjonction les rend indigestes. Cependant, c'est une pratique assez courante, car la préparation d'épinards est plus ferme, plus abondante et a meilleur aspect.

L'oseille cuite donne une préparation estimée. Elle accompagne ordinairement une viande. Exemple :le veau à l'oseille. Il faut choisir les espèces peu acides et rejeter celles qui contiennent trop d'acide oxalique.

L'oseille s'emploie aussi comme condiment pour donner du goût aux sauces et aux liquides, exemple : la soupe à l'oseille.

Les salades sont des plantes herbacées que l'on peut manger cuites ou crues.

Le cresson est l'aliment herbacé le plus employé, il forme une salade très estimée et on l'ajoute volontiers à beaucoup de préparations.

Le cresson contient beaucoup de sels organiques végétaux et un principe stimulant. Ces propriétés le rendent très utile comme aliment.

La cure de cresson est estimable et donne des résultats dans certaines affections de peau rebelles. Elle consiste à exprimer le jus du cresson à chaud, c'est-à-dire en le faisant chauffer comme si on voulait le faire cuire. Il faut assez de cresson pour obtenir la valeur d'un verre plein, soit 200 grammes de liquide que le malade prend chaque matin.

Les laitues nous viennent de l'ancienne Rome ; elles en ont gardé le nom de laitues romaines. Cuites, elles forment une excellente préparation, savoureuse, tendre, agréable et salutaire.

La scarole est une salade qui est également très estimée, très tendre et très agréable.

La chicorée possède les mêmes avantages, elle est un peu plus commune et moins délicate.

Les endives constituent une salade récente, ayant une saveur particulière, agréable et variant l'alimentation. Quand la saveur de l'endive est trop prononcée, on lui enlève une partie de cette saveur en l'ébouillantant.

Les cardons sont un légume herbacé excellent, mais de saveur un peu commune.

Le céleri et *le céleri rave* sont deux plantes différentes, mais ayant à peu près le même goût et les mêmes avantages. Dans *le céleri* on utilise la plante, dans le *céleri rave* on utilise aussi la racine. Cette racine contient une proportion d'aliment féculent assez forte.

Le céleri et *le céleri rave* sont des aliments très avantageux par leur goût spécial, et par la variété qu'ils apportent à l'alimentation.

Le céleri se mange quelquefois cru, en salade; il est alors de digestion moins facile.

Ces plantes alimentaires ont des qualités stimulantes assez énergiques et spéciales. Pour ce motif, il ne faut pas en faire une trop grande consommation.

Les légumes herbacés, dont nous allons parler, diffèrent des herbes par leur composition.

Le chou-fleur. — Excellent légume contenant un peu d'amidon, aliment herbacé des plus avantageux, assez léger à l'estomac, de saveur agréable, tendre.

Chaque chou-fleur doit être vérifié et coupé par branche avant d'être servi. Car, parfois il se loge des chenilles ou autres insectes dans les branches, et une bonne préparation doit les éliminer.

Les choux sont un légume lourd et indigeste. Si nous en parlons ici, c'est qu'il est aliment herbacé. Mais il doit faire partie de la catégorie suivante, ainsi que la choucroute qui en dérive.

Les carottes sont des racines assez faciles à digérer quand elles sont cuites. Elles varient l'alimentation.

Les oignons. — L'oignon est une plante, une bulbe qui présente des avantages alimentaires. Les oignons sont très gros dans les pays chauds. Les Égyptiens adoraient l'oignon. C'est dire qu'ils rendaient hommage à ses qualités alimentaires.

L'oignon est très utile. Il donne du goût, il forme des préparations savoureuses.

L'oignon cuit se digère très bien. L'oignon cru est indigeste.

Les raves sont des racines qui rendent quelques services, quoiqu'elles soient peu employées.

Les navets sont des racines de saveur particulière qui s'associent très bien à toutes les viandes. Le canard aux navets est réputé.

La tomate est un légume qui sert surtout à faire de la sauce tomate. Sous cette forme, elle rend des services et donne du goût aux aliments.

Les tomates varient heureusement les préparations alimentaires.

Les artichauts sont des légumes herbacés dont on n'utilise que la partie tendre située à la base des feuilles et le bulbe ou plateau ou cœur de l'artichaut.

Les artichauts doivent de préférence être mangés cuits car l'artichaut cru est un peu lourd.

Tous ces légumes herbacés contiennent des sels organiques très utiles à l'alimentation. Ils sont aliments surtout par des matières azotées albuminoides et par l'amidon qu'ils contiennent en proportion plus ou moins grande.

Article 26. — **Fruits cuits.**

Les fruits cuits sont d'une grande ressource dans l'alimentation.

Ils ont l'avantage de pouvoir se digérer bien plus facilement que les fruits crus.

Associés au sucre, ils forment des préparations très appréciées, fruits confits, compotes, confitures.

Les fruits cuits ont un avantage commun avec les herbes cuites, ils luttent contre la constipation et la renommée des pruneaux comme laxatifs est universellement répandue.

Tous *les fruits cuits* ne sont pas également faciles à digérer. Les fruits confits sont moins faciles à digérer que les fruits en compote ou en confiture, car les fruits confits sont souvent moins cuits que les compotes. Le préparateur ne veut pas déformer l'abricot ni lui enlever son arome et sa saveur, il fait cuire le moins possible.

De plus il y a parmi les fruits confits des préparations absolument lourdes et indigestes, par exemple *les chinois*.

Le chinois est une petite orange verte, pas mûre, que l'on prépare avec du sucre, de façon que le sucre imprègne toutes ses parties. Mais la peau d'orange et le chinois sont très indigestes, et si l'art du confiseur masque le mauvais goût de la peau d'orange et du chinois, il ne peut en faire disparaître les qualités indigestes.

La peau de citron est indigeste, or les confiseurs et les pâtissiers font un usage fréquent de peau de citron pour parfumer leurs préparations et leurs gâteaux.

Or l'estomac délicat se plaint lorsque la peau de citron a été mise en fraude dans son intérieur.

L'angélique usitée par les confiseurs est fabriquée avec des racines ou des tiges de plantes parfois très indigestes.

Il faut donc connaître quels sont les fruits cuits les plus faciles à digérer, et les plus avantageux à la nutrition.

Les fruits cuits apportent à la nutrition des sels organiques naturels qui sont très utiles, malates, tartrates, citrates, etc., à base de soude, de potasse, de chaux, de magnésie, de fer, etc., *chlorures*, etc.

Les fruits mûrs sont en général assez faciles à digérer.

Les fruits verts, au contraire, les fruits qui ne sont pas mûrs, sont indigestes et donnent parfois de la diarrhée.

Il ne faut jamais manger les fruits gâtés, ils donnent la diarrhée et la dysenterie.

Les fruits les plus usités et les plus estimés sont :

1° *Les fraises ;*
2° *Les pêches ;*
3° *Les poires ;*
4° *Les pommes ;*
5° *Les raisins ;*
6° *Les framboises ;*
7° *Les cerises ;*
8° *Les prunes ;*
9° *Les groseilles ;*
10° *Les oranges ;*
11° *Les mandarines ;*
12° *Les abricots ;*
13° *Le melon ;*
14° *Les figues ;*
15° *Les dattes ;*
16° *Les amandes, les noix, les noisettes ;*
17° *Les grenades ;*
18° *Les coings ;*
19° *Le citron.*

Tous ces fruits ne se font pas cuire, mais presque tous peuvent se préparer en fruits cuits, en compotes ou en confitures.

Tous ces fruits ne se digèrent pas également bien. Il en est qui sont lourds et difficiles à digérer.

1° Fraises.

Les fraises sont un fruit délicat et exquis.

Les petites dites *fraises des bois* sont les plus estimées parce qu'elles ont plus de parfum et de saveur.

On peut les manger en nature ou avec du sucre.

Elles se digèrent assez facilement.

Les fraises cuites sont présentées sous forme de confitures de fraises que l'on sert quand la saison des fruits est passée.

La fraise contient dans ses graines un principe excellent contre la goutte.

2° La pêche.

La pêche est un fruit savoureux et délicieux.

La bonne pêche, cueillie mûre, est un des meilleurs fruits. Elle est assez facile à digérer pourvu qu'elle soit bien mâchée. Mais on trouve bien plus souvent des pêches cueillies vertes, et ayant mûri après la cueillette. Elles sont moins bonnes et moins faciles à digérer.

La pêche sert à faire des compotes et des confitures très estimées.

3° La poire.

La poire est un fruit excellent. Les bonnes poires, dans les pays à poires, sont un des meilleurs fruits qui existent.

La poire crue est assez facile à digérer, si elle est mûre et si elle est bien mâchée.

La poire cuite est encore plus facile à digérer. Elle donne lieu à plusieurs préparations : les poires cuites, les poires en compotes, les confitures de poire, les poires confites.

Les poires tapées sont des poires desséchées au four, et pouvant se conserver Elles sont bonnes pour faire cuire.

4° Les pommes.

Les bonnes *pommes* constituent un fruit excellent qui doit être classé parmi les meilleurs. Mais comme tous les fruits, les pommes sont souvent cueillies vertes, et mûrissent ensuite. Elles perdent de leur valeur.

Les pommes crues sont assez faciles à digérer quand elles sont mûres et qu'elles sont bien mâchées.

Les pommes vertes donnent la diarrhée et des coliques.

Les pommes cuites sont très bonnes, très faciles à digérer, et avec un peu de sucre elles sont parfois le premier aliment des convalescents.

La compote de pomme est bonne et facile à digérer. Toutefois il est un gâteau, la charlotte, dont il faut se défier.

La charlotte est faite avec des croûtons frits dans du beurre, et disposés autour d'une compote de pommes, or les croûtons frits au beurre sont de digestion difficile.

La confiture de pomme est bonne et avantageuse.

La gelée de pomme faite par les confiseurs est très bonne et de digestion facile.

Les pommes servent à faire *le cidre.*

Le cidre ne jouit pas des qualités digestibles des pommes cuites. Le cidre est une boisson fermentée dont les estomacs délicats doivent se défier.

5° Les raisins.

Le raisin est un fruit excellent. Il est très avantageux pour la nutrition, il contient du sucre qui est un bon aliment, et des sels qui le rendent laxatif. Pris en grande quantité le raisin devient purgatif, c'est sur ces résultats qu'est basée la *cure de raisin*.

Il faut avoir soin de ne pas avaler la peau et les graines qui sont indigestes, et qui chargent inutilement l'estomac délicat.

La cure de raisin est laxative et dépurative. C'est une très bonne médication naturelle et agréable. Elle est facile à supporter pour les estomacs délicats, à condition de rejeter la peau et les graines. Les estomacs robustes peuvent avaler ces produits qui contribuent à l'effet purgatif en agissant comme corps étrangers irritant l'intestin.

Le raisin se mange frais ou conservé.

Le meilleur raisin est le chasselas de Fontainebleau que l'on récolte un peu partout même dans son premier pays d'origine qui serait le Lot.

Les raisins se préparent en confitures appelées *raisiné.*

Au raisiné on ajoute à volonté toutes sortes de fruits entiers ou en morceaux, pommes, poires, prunes, pêches, abricots, et même d'autres produits qui s'imprègnent de raisiné, et lui servent de support. Côtes de melon, carottes, céleri, etc.

6° Les framboises.

La framboise est un fruit délicat, de goût agréable, et de parfum très estimé. On l'associe ordinairement aux fraises soit pour les manger au dessert, soit pour en faire des confitures. C'est un fruit parfait.

7° Les cerises.

La cerise est un fruit qui vient d'Asie. Le cerisier a été transporté en Europe par les empereurs romains.

La cerise est un fruit excellent. Les estomacs délicats ne doivent pas en manger beaucoup car elle est un peu lourde.

Les cerises se préparent en compotes, en gâteaux, en confitures, et donnent des produits très estimés. Les cerises confites sont excellentes.

Les cerises à l'eau-de-vie sont moins recommandables à cause de l'alcool, souvent dangereux.

8° Les prunes.

La prune est un fruit agréable. Elle est un peu lourde à l'estomac délicat. Il faut qu'elle soit très mûre et bien mâchée.

La prune verte est indigeste.

La prune cuite au contraire est excellente et légèrement laxative.

Les pruneaux sont des prunes sèches qui rendent de grands services aux malades. La tisane de pruneaux est rafraîchissante ; les pruneaux cuits sont laxatifs et toujours inoffensifs. C'est un fruit médical toujours pris avec plaisir.

Les prunes se préparent cuites, en confitures ou en compotes.

Les confitures de prune sont une excellente préparation.

Les prunes à l'eau-de-vie ne sont pas toujours recommandables. On y met parfois des fruits qui ne sont pas mûrs, et par cela indigestes. L'alcool qui sert à le conserver n'est pas toujours à conseiller.

9° Les groseilles.

Les groseilles naturelles se mangent avec du sucre, mais les estomacs délicats ne doivent pas en manger une grande quantité, car les groseilles ont des graines astringentes, qui, prises en petite quantité, sont très bien supportées, mais qui, prises en grande quantité, déterminent des maux d'estomac et des coliques. Ce résultat est dû au tannin trop abondant, et à la présence des graines qui sont très nombreuses et qui forment corps étranger indigeste.

Les groseilles en confitures sont très estimées, les graines sont enlevées par le tamisage.

On fait aussi de la gelée de groseille, de la confiture de groseille associée aux fraises, aux cerises, aux framboises.

On fait du *sirop de groseille* excellent pour préparer une boisson rafraîchissante, et pouvant remplacer la tisane des malades.

10° Les oranges.

Les oranges sont un fruit excellent, légèrement laxatif, et sans danger.

Il ne faut pas manger la peau de l'orange ni les parties ligneuses blanches de l'intérieur du fruit, car ces parties sont indigestes.

On fait avec *l'orange* de la marmelade qui peut servir à faire une boisson rafraîchissante.

La confiture d'orange contient beaucoup de peau d'orange et à cause de cela n'est pas à recommander.

11° Les mandarines.

Les mandarines ressemblent aux oranges. Elles sont plus petites, moins avantageuses et plus chères.

Une bonne orange est préférable à une bonne mandarine,

mais la mandarine est plus maniable et se pèle plus facilement.

Les mandarines ont les mêmes avantages alimentaires que les oranges.

12° Les abricots.

L'abricot est un fruit un peu lourd pour l'estomac délicat.

Pour être bon, l'abricot doit être cueilli mûr. Or le plus souvent on cueille l'abricot avant qu'il ne soit mûr, il mûrit tout cueilli. Cet abricot a perdu de sa valeur au point de vue du goût, de la digestion et de la nutrition.

Les abricots cuits sont plus faciles à digérer.

La confiture d'abricot est une des plus estimées. C'est une des meilleures manières de manger l'abricot. Cette confiture est agréable à voir, agréable au goût et à l'odorat. Les amandes d'abricot que l'on y ajoute donnent un cachet d'amertume qui fait plaisir.

13° Le melon.

Le melon est un peu lourd. On le mange souvent avant le repas pour qu'il puisse être digéré.

Il est important de bien mâcher le melon pour qu'il passe facilement.

Les côtes de melon sont utilisées par les confiseurs comme support de sucre, comme fruit confit, on les met aussi dans le raisiné, mais les côtes de melon sont toujours difficiles à digérer.

Le melon est légèrement purgatif, drastique.

La citrouille et *le potiron*, qui sont de la même famille, se mangent après cuisson. On en fait d'excellentes soupes, très avantageuses au goût et un peu laxatives.

14° Les figues.

La figue est un fruit peu facile à digérer par l'estomac délicat.

La figue fraîche donne comme aliment la partie intérieure. La peau est éliminée, la partie alimentaire contient beaucoup de graines, corps étrangers indigestes.

Les figues sèches sont bonnes au goût, mais elles sont de digestion difficile. La figue sèche a conservé la peau, composée de parties ligneuses, indigestes et lourdes pour beaucoup d'estomacs.

On fait avec des figues sèches de la tisane émolliente. Souvent on associe dans cette tisane les dattes et les jujubes ; on a ainsi une tisane de *figues*, *dattes*, *jujubes*, très agréable.

On fait de la confiture de figues.

On fait des figues confites excellentes, mais toujours un peu lourdes à cause de la peau.

15° Les dattes.

Les dattes sont des fruits d'Afrique, excellents et se digérant assez facilement. Les dattes confites sont très usitées, mais le fruit renferme par lui-même tant de sucre qu'il ressemble déjà à un fruit confit.

Les dattes renferment quelques parties ligneuses, mais en quantité assez restreinte.

16° Les amandes, les noix, les noisettes.

Ce sont des fruits qui ne se digèrent pas facilement, mais on les prend toujours en petite quantité.

Ces fruits servent surtout à faire valoir les vins et à les déguster avec plus de plaisir.

17° La grenade.

La grenade est un fruit agréable mais un peu indigeste. Les graines qui servent à la consommation sont très astringentes et difficiles à digérer.

Avec ce fruit, on fait le sirop de grenadine très estimable.

18° Le coing.

Le coing est un fruit qui ne peut être mangé qu'après cuisson, en compotes, ou en confitures.

Toutes les préparations de coing sont astringentes, à cause du tannin abondant que ce fruit contient. Pour cette qualité elles sont recommandées ; elles sont très utiles comme tonique, elles combattent la diarrhée avantageusement.

On prépare *les confitures*, *la gelée*, *le sirop de coing*.

19° Le citron.

On ne mange pas *le citron* au naturel, comme un fruit. Cependant, c'est un fruit qui constitue un excellent aliment. Il rend de grands services à la nutrition.

Le citron contient beaucoup de sels végétaux organiques. Des *sels de soude*, *de chaux de potasse*, *de magnésie*, sous forme de *citrates*, *malates*, *tartrates*, *carbonates*, *phosphates*, et autres *acides végétaux*.

Le citron est le meilleur apport dés sels nécessaires à l'économie.

Dans le scorbut, maladie occasionnée par une insuffisance de la nutrition, le citron est excellent, car il apporte les sels végétaux qui font défaut.

On fait des *cures de citron* en absorbant chaque jour le jus de dix ou vingt ou même *trente citrons*.

La citronade est une boisson excellente pour tous les malades comme pour les bien portants. C'est une des meilleures tisanes et une des boissons les plus agréables.

Elle est très facile à préparer.

Dans un grand verre d'eau chaude on ajoute du sucre et on exprime le jus d'un *citron*. *La citronade* est prête.

Le citron sert aussi de gargarisme et combat avantageusement les maux de gorge.

ARTICLE 27. — Beurre.

Les corps gras sont de digestion difficile en général.

Cependant, *le beurre* est le corps gras facile à digérer par excellence.

Le beurre est un corps gras naturel. Il provient d'un organisme vivant, c'est un produit extrait d'une sécrétion animale. Les molécules du beurre ont une forme particulière qui leur a été donnée par les cellules élaboratrices.

Le lait est une *sécrétion vivante*, et *le beurre*, qui en est extrait, a conservé les propriétés de la sécrétion vivante.

Quand la digestion prend *le beurre* pour le transformer, elle retrouve les éléments primitifs et leur forme de petits globules tels qu'ils ont été sécrétés par les glandes mammaires. Ces petits globules sont tout prêts à être séparés les uns des autres et tout prêts aussi à être absorbés par les lymphatiques. Leur chemin est adapté à leur forme. Ces globules sont adaptés aux voies de communication. Ils sont de la dimension voulue pour progresser.

Dans *le beurre*, le travail le plus important de la digestion est fait, c'est l'émulsion. Car si le beurre forme un tout, une masse compacte, il n'en est pas moins vrai que tous ces petits globules de beurre sont agglutinés les uns aux autres, ils conservent encore un vestige de leur forme et ils sont très facilement séparables. Ce qui n'a pas lieu dans les autres corps gras formant bloc.

Le beurre frais se digère avec une facilité remarquable, et certains estomacs délicats le digèrent bien plus facilement que les féculents. Certains dyspeptiques digèrent *le beurre* alors qu'ils ne peuvent digérer ni les corps gras, ni les féculents. C'est que le beurre est à moitié digéré, il ne demande qu'à être émulsionné, son émulsion est facile. Une fois émulsionné, les tissus vivants se l'adaptent sans effort.

Il est bon d'habituer les enfants à manger *du beurre* tous les jours.

Cette habitude prépare la voie des corps gras, elle élargit

les premières voies par où passent les globules de beurre émulsionné. Ces premières voies deviennent larges, et l'usage les conserve larges.

Tandis que l'organisme qui ne sait pas digérer *le beurre* possède ces mêmes voies étroites. Les vaisseaux chylifères, et les voies de communication qui les relient à la surface intestinale reçoivent difficilement le globule de beurre émulsionné. L'absorption du beurre est alors un travail lent et difficile.

Le beurre fondu est difficile à digérer, il ne conserve pas la même structure moléculaire que le beurre frais.

L'HUILE

Les huiles sont faciles à digérer.

L'huile tend à s'étendre. Par le frottement, l'huile gagne de proche en proche. Il en résulte que *l'huile* forme une couche très mince. C'est un premier travail de division qui a lieu naturellement, et par suite des propriétés physiques de l'huile. La digestion n'a plus qu'à séparer en sections cette mince couche d'huile.

Les aliments en contact avec l'huile contribuent à l'étendre en couche mince à leur surface, et à la surface de toutes leurs molécules. Les sécrétions alcalines de l'intestin, *pancréas et bile*, attaqueront plus facilement l'huile qui se trouve en couche mince, et l'émulsionneront sans grand travail.

Cependant, *l'huile* est moins facile à digérer que le beurre, à cause de sa constitution.

L'HUILE DE FOIE DE MORUE

L'huile de foie de morue possède de grands avantages.

L'huile de foie de morue est digérée d'une façon merveilleuse par certains dyspeptiques qui ne peuvent digérer aucun féculent.

L'huile de foie de morue, étant liquide, se répand en couche très mince sur la surface intestinale en vertu de ses propriétés physiques.

L'huile se présente aux orifices d'entrée destinés aux corps gras.

L'huile se présente aux cellules intestinales qui doivent l'absorber.

Et comme c'est une huile vivante ou ayant vécu, elle s'adapte très bien à l'organisme vivant. Elle passe d'un organisme vivant dans un autre.

Si *l'huile de foie de morue* n'est plus vivante, la différence n'est pas bien grande.

La constitution de *l'huile de foie de morue*, sur la morue vivante, ne diffère pas sensiblement de la constitution de l'huile de foie de morue mise en bouteille

L'huile de foie de morue est toujours prête à être absorbée. Quand elle trouve les voies ouvertes, elle entre toute seule.

Les cellules absorbantes de l'intestin se trouvent en contact avec un corps constitué comme s'il était vivant, elles se laissent envahir par lui.

De même les vaisseaux lymphatiques se laissent envahir mécaniquement par l'huile de foie de morue.

L'huile de foie de morue, par sa constitution, est un corps vivant ou ayant vécu. *Elle contient les principes du foie.*

Ce sont les principes les plus utiles au dyspeptique.

Car chez le dyspeptique, le foie est toujours intéressé et plus ou moins malade. Le foie est envahi par les poisons de l'économie et ne peut suffire à son travail d'élaboration.

Or *l'huile de foie de morue* est l'aide qui vient secourir le foie.

Elle apporte à l'organisme les produits du foie lui-même, produits qui sont en déficit, et que le foie malade ne peut produire en quantité suffisante.

L'huile de foie de morue apporte ces produits qui sollicitent la nutrition, donnent des forces pour digérer, et facilitent le bon fonctionnement du foie et de la machine humaine.

L'huile de foie de morue s'étend en surface mécaniquement. Ce fait a le résultat salutaire suivant :

L'huile de foie de morue remonte dans le foie par les canaux spéciaux (canaux cholédoque, hépatique, cystique). Et là il vient graisser les rouages du foie, faciliter les glissements, la marche de la bile et surtout la progression des petits calculs biliaires qui sont si souvent le résultat d'un surmenage du foie.

Chez le dyspeptique, les douleurs hépatiques disparaissent avec l'usage de l'huile de foie de morue.

Autre avantage. *Le tannin* pris par le tuberculeux favorise les douleurs hépatiques et la formation de cristaux dans le foie, quand la sécrétion pulmonaire est peu abondante.

L'organisme fabrique de nombreux poisons.

Le tannin qui neutralise les poisons intestinaux dus à l'alimentation carnée, favorise aussi la transformation des poisons organiques solubles, en corps insolubles. Les corps insolubles se trouvant dans le foie y déterminent de l'encombrement.

C'est *l'huile de foie de morue* qui va désobstruer le foie, rétablir son jeu, son fonctionnement, et suppléer à son impuissance.

Mais si certains dyspeptiques digèrent facilement l'huile de foie de morue, il n'en est pas de même de tous Il ne suffit pas d'être dyspeptique pour digérer l'huile de foie de morue. Il faut être entraîné à digérer cette huile.

Heureux ceux qui ont appris à digérer *l'huile de foie de morue.*

Heureux ceux qui savent digérer *l'huile de foie de morue.*

La vie est à eux, et, avec la vie, l'existence heureuse.

La maladie repoussée, la santé recouverte, la vieillesse assurée. Les enfants protégés et secourus jusqu'à l'âge mûr.

C'est pourquoi il faut donner l'huile de foie de morue à tous les enfants.

Jusqu'à treize ans, les enfants prennent très facilement

l'huile de foie de morue. Après cet âge ils sont un peu plus rebelles.

Il faut profiter des bonnes dispositions naturelles pour apprendre aux enfants à digérer l'huile. Cette éducation, cet entraînement auront pour résultat de préparer des voies d'absorption larges et grandement ouvertes. Et plus tard, si le sujet devient tuberculeux, il aura de larges voies d'absorption prêtes à recevoir l'huile de foie de morue. Ce tuberculeux pourra prendre huit cuillerées d'huile de foie de morue par jour. Sa vie sera conservée. La guérison complète sera possible.

SUR LA PRÉPARATION DES LÉGUMES

Les légumes doivent se cuire à l'eau, puis on les prépare au beurre, à l'huile ou à la graisse.

Les légumes doivent être cuits à l'eau, de la sorte ils sont plus faciles à digérer, ils deviennent tendres, faciles à mastiquer.

Encore faut-il de l'eau de bonne qualité. Certaines eaux séléniteuses rendent les légumes durs, et l'usage fait ajouter des cendres à ces eaux pour neutraliser leur mauvais effet.

L'important est de faire tremper les légumes, pois, haricots, lentilles, etc., pendant douze ou vingt-quatre heures pour qu'ils soient tendres.

Les légumes cuits avec un corps gras sont indigestes, car le corps gras, quel qu'il soit, imbibe les grains d'amidon et les enveloppe chacun séparément.

Le travail de la digestion est d'autant plus grand, puisqu'il doit séparer l'amidon et le corps gras, pour des transformations différentes et pour des chemins opposés.

L'amidon, transformé en dextrine et glucose, est absorbé par les vaisseaux capillaires, veine porte et foie. Les corps gras émulsionnés sont livrés aux lymphatiques et ne passent pas par le foie.

La facilité à digérer le beurre fait que ce corps gras est très souvent employé pour la préparation des légumes et des aliments en général.

Mais si le beurre frais a conservé sa composition moléculaire en gouttelettes agglutinées et faciles à émulsionner, il n'en est pas de même du beurre fondu.

Le beurre fondu est un corps gras lié, uni, d'un seul bloc. Le travail d'émulsion est bien plus considérable que pour le beurre frais, non fondu.

Les légumes cuits dans le beurre fondu sont de digestion difficile, comme lorsqu'ils sont cuits dans tout corps gras.

La cuisine au beurre, bien faite, suivant les règles d'une bonne hygiène, consiste à ajouter du beurre frais aux légumes cuits à l'eau, mais sans les faire cuire ensemble.

BEURRE FRAUDÉ

Enfin il faut se mettre en garde contre la fraude du beurre. Les fabricants peu scrupuleux préparent un produit ressemblant au beurre et constitué par de la margarine.

Il donnent à cette margarine la couleur, le parfum et même le goût de bon beurre. La science de frauder est si grande!

Ils mettent sur cette margarine une étiquette portant l'inscription de *Beurre de première qualité.*

Ils ajoutent même, comme garantie : *Il est défendu d'ajouter de la margarine au beurre, la loi punit le contrefacteur.*

Or, le tuberculeux qui achète ce beurre est trompé aux dépens de sa santé et de sa vie.

Le beurre vrai se digère très facilement, jusqu'aux doses de 300 et 500 grammes par jour.

Le tuberculeux trompé et qui reçoit de la margarine ne peut en prendre que quelques grammes, et cette margarine mise dans l'estomac du tuberculeux a un effet déplorable. Elle enlève l'appétit, elle empêche la digestion. Elle supprime l'alimentation pendant quelques jours, et elle cause l'aggravation de la maladie.

La margarine est un corps gras tiré du suif de bœuf ou

de mouton et destiné à fabriquer du savon ou des bougies, mais non à servir à l'alimentation.

Article 28. — **Boissons alcooliques.**

Si *l'alcool* est très facile à digérer et à absorber, il n'en est pas toujours de même *des boissons alcooliques, le vin, la bière, le cidre*. Tous les organismes ne peuvent pas les supporter.

Il est certaines boissons alcooliques qui sont de véritables poisons pour l'organisme : *l'absinthe, l'anisette, le picon*, et en général toutes les boissons dans lesquelles on fait dissoudre des essences diverses, en les décorant du titre pompeux et fallacieux d'apéritifs.

Dans cette catégorie nous étudierons les boissons alcooliques qui peuvent rendre de réels services à l'alimentation, *le vin, la bière, le cidre*, quand il en est fait un usage judicieux.

LE VIN

Noé a inventé le vin. Il y trouva l'ivresse.

L'ivresse est le symptôme de *l'empoisonnement aigu* par l'alcool.

Cet empoisonnement aigu est plus souvent inoffensif.

Il n'en est pas de même de *l'empoisonnement chronique* par le vin. Il donne des maladies graves et mortelles, c'est *l'alcoolisme chronique*.

Il y a deux façons de se comporter avec le vin.

Les uns supportent de grandes quantités de vin sans perdre leur raison. Ils peuvent boire tant qu'ils veulent, ils ne sont jamais ivres.

Les autres, pour une petite quantité de vin prise en extra, sont dans les vignes du Seigneur, et présentent les symptômes de l'ivresse.

Ceux qui ont l'ivresse facile, exubérante, sont les plus favorisés. Le vin ne leur fera jamais mal. Ils ne deviendront pas alcooliques. Dès qu'ils dépassent la dose nuisible, l'ivresse les terrasse.

Au contraire, ceux qui supportent l'alcool sans avoir jamais la tête prise doivent craindre les effets du poison à distance. Ils peuvent boire beaucoup d'alcool sans être ivres, ils s'empoisonnent lentement, ils deviennent alcooliques.

HISTOIRE DU VIN

Le vin date de plusieurs siècles. Nos ascendants ont bu du vin et ils s'en sont très bien trouvés. Le vin leur donnait la gaité, le bonheur, les illusions, l'oubli des tristesses. Le vin était pour eux un aliment précieux qui décuplait leurs forces, et à cause de ce résultat bien manifeste, le vin a toujours été mis en honneur.

Mais les temps changent et le vin n'est plus aussi bien supporté.

1° *C'est que l'alimentation ordinaire est plus complète.*
2° *C'est que le travail musculaire est moins grand.*
3° *C'est que l'alcool n'est plus de même qualité.*

1° LE VIN EST MOINS BIEN SUPPORTÉ PARCE QUE L'ALIMENTATION ORDINAIRE EST PLUS COMPLÈTE.

Autrefois, chez les gens sobres, l'alimentation était réduite au minimum. C'est ce qui existe encore de nos jours dans beaucoup de campagnes. Cette alimentation est souvent insuffisante.

Le travail musculaire s'exécute en utilisant le charbon apporté par les aliments féculents ou hydrocarbonés

Le travail musculaire est proportionné à la quantité de charbon mis dans la machine humaine.

Or, quand l'homme met peu de charbon alimentaire dans son estomac, il possède un pouvoir de travailler minime, une capacité de travail très petite.

Le vin, par son alcool, apporte le charbon alimentaire supplémentaire, le charbon alimentaire nécessaire pour un long travail. Et ce charbon possède cette qualité rare, c'est de pouvoir être utilisé tout de suite, à l'instant, dans les cinq minutes qui suivent son absorption.

Tandis que les féculents, les farineux, les aliments hydrocarbonés et graisses demandent cinq heures pour être digérés et absorbés par les lymphatiques chylifères ou par les capillaires sanguins, pour de là être véhiculés au foie et dans la circulation générale du sang.

ALCOOL STIMULANT

L'alcool du vin agit par sa présence comme stimulant et excitant général. Cet effet est dû à son contact avec le système nerveux.

L'effet excitant de l'alcool produit l'ardeur au travail, l'entrain, la gaîté, l'exubérance, l'exaltation, en dehors de toute ivresse. Cet heureux résultat est donné par une petite dose d'alcool de vin. Mais si la dose est trop forte, l'ivresse en résulte.

ALCOOL CHARBON

L'alcool de vin agit comme aliment des muscles, l'alcool brûle, s'oxyde par la transformation que les muscles lui font subir en travaillant. Le muscle qui travaille consomme du charbon, brûle du charbon alimentaire, et l'alcool est le meilleur charbon qu'il puisse brûler, le plus facile à brûler.

DISETTE DE CHARBON

Or, si l'organisme n'a pas de charbon alimentaire disponible, ou bien s'il en a très peu, il usera l'alcool du vin immédiatement. Cet alcool passera dans l'organisme sans y séjourner longtemps. La présence de l'alcool dans l'organisme sera courte. Le contact de l'alcool avec les tissus et avec les éléments nerveux sera court.

Ce contact de l'alcool n'aura pas le temps d'influencer en

mal les tissus conjonctif, élastique et autres, ainsi que les éléments nerveux.

PLÉTHORE DE CHARBON

Tandis que si l'organisme est soumis à une alimentation complète, si l'organisme possède des réserves de charbon alimentaire, si ses magasins sont pleins de charbon alimentaire, l'alcool ne pourra pas être brûlé ou oxydé facilement par les muscles.

Cet alcool restera dans l'organisme, il restera au contact des tissus nerveux, conjonctif, élastique et autres, il leur fera subir à la longue des transformations, il les rendra durs et leur enlèvera la souplesse et l'élasticité.

C'est ce qu'on appelle *la sclérose*. Les tissus seront *sclérosés*.

L'homme qui possède beaucoup de charbon alimentaire en réserve ne le consomme pas; au lieu de brûler ce charbon par le travail musculaire, il le garde en réserve.

Il ne brûle pas davantage l'alcool de vin et le conserve dans son organisme, dans son sang, dans son foie, dans ses tissus, à son grand détriment.

COMBUSTION DE L'ALCOOL CHARBON

L'ouvrier qui brûle et oxyde l'alcool du vin par son travail musculaire de tous les jours, n'a rien à craindre.

Le viveur qui ne brûle pas, n'oxyde pas l'alcool par le travail musculaire, devient alcoolique, et ce fait est l'explication d'un très grand nombre de cas d'alcoolisme.

Un exemple entre autres. Un ouvrier de la campagne travaille la terre tous les jours et boit tous les jours 2 litres de vin du pays. Il se porte très bien, il a une très bonne santé, le vin lui fait beaucoup de bien, il lui donne des forces pour travailler.

A quarante ans cet homme fait un héritage, il ne travaille plus, d'ouvrier il passe propriétaire et rentier.

S'il ne travaille plus, il boit toujours ses 2 litres de vin par jour.

En peu de temps il devient alcoolique. Cela, parce qu'il ne brûle plus l'alcool du vin par le travail musculaire quotidien.

Étant ouvrier, il brûlait ce charbon alcool en travaillant tous les jours.

Étant rentier, il ne brûle plus ce charbon alcool, qui reste au contact de ses tissus, nerveux et conjonctif. Il en résulte *l'alcoolisme*.

Ne travaillant pas, mangeant mieux, l'alimentation lui apporte une quantité de charbon alimentaire qui vient encore prolonger le séjour de l'alcool dans l'organisme, en empêchant qu'il ne se brûle.

LA DIÈTE

La diète favorise l'absorption et l'action des médicaments.

Il en est de même pour l'alcool. A jeun, l'ivresse arrive plus vite, plus facilement qu'après manger et quand l'organisme est saturé d'aliments. Mais quand le travail musculaire ne trouve que l'alcool de vin pour satisfaire sa consommation en charbon, l'ivresse n'est pas longue, elle est passagère et sans grand effet nuisible. Le plus souvent elle n'a pas le temps de paraître.

2° Le vin est moins bien supporté parce que le travail musculaire est moins grand.

TRAVAIL MUSCULAIRE

Autrefois, l'ouvrier des champs se levait au jour, c'est-à-dire dès que la lumière diffuse du matin lui permettait de se livrer à ses occupations. En été, c'était à 3 heures du matin. Il allait travailler aux champs et restait au travail toute la journée, environ jusqu'a 6 heures du soir.

Le travail musculaire est de nos jours bien moins accepté.

L'ouvrier travaille huit heures par jour, la moitié de ce que donnait l'ouvrier d'autrefois. Toute une catégorie de travailleurs donnent un travail musculaire peu considérable, tandis que le travail intellectuel est bien plus en honneur.

TRAVAIL INTELLECTUEL

Les personnes qui travaillent de tête, qui font valoir leur intelligence et qui donnent des productions intellectuelles, ces personnes exécutent ordinairement un travail musculaire restreint. Le travail musculaire n'est pas leur spécialité.

Les travailleurs de la pensée font bien quelques exercices musculaires, quelques marches, des promenades, mais c'est un travail bien secondaire.

Certains employés restent huit heures par jour dans un bureau à rédiger des rapports, à faire les comptes d'une caisse, à copier des écritures.

La généralité des habitants d'une ville travaillent surtout par la pensée, par le cerveau, et très peu par les muscles.

Chez eux, l'alcool absorbé reste facilement dans l'organisme, parce qu'il n'est pas consommé, utilisé par les muscles, et cet alcool détermine facilement, même en petite quantité, des symptômes d'alcoolisme.

OXYGÈNE DE COMBUSTION

De plus, dans les villes, l'oxygène destiné à brûler, à oxyder l'alcool, cet oxygène est de moins bonne qualité que dans les campagnes. Il est moins actif et contribue à laisser à l'organisme l'alcool de vin qui ne peut être brûlé.

Dans les villes, l'air est de composition moins bonne, il est moins oxydant, il contient de l'acide carbonique et de l'oxyde de carbone en quantité suffisante pour diminuer l'effet actif de l'oxygène. Il contient des poussières qui nuisent à la fonction de respiration.

Une même quantité d'alcool brûlé par l'organisme à la

campagne est incomplètement brûlé par le même organisme à la ville.

3° Le vin est moins bien supporté parce que l'alcool n'est plus de même qualité.

Autrefois nos ascendants buvaient du vin. Ils s'enivraient de temps en temps. Un grand nombre faisait une large consommation de vin tous les jours. Était pauvre celui qui ne buvait pas de vin. La santé de nos ascendants était excellente, ils mouraient entre quatre-vingt et cent ans.

Aujourd'hui, pour un petit extra, pour un dîner fin, avec quelques petits verres de vin cacheté, nous sommes malades, obligés de nous mettre au lit, nous avons mal aux cheveux, nous avons la langue sèche comme du bois.

Où est la race d'autrefois avec les larges rasades de vin pur, pris dans de grands verres et non dans de petits ?

Le problème comporte plusieurs données.

DE LA RACE

La race n'est plus aussi forte, aussi vigoureuse.

Autrefois il n'y avait pas autant de médecins.

Les enfants s'élevaient en plein air, à la campagne. Ne vivaient que les plus robustes. Les faibles mouraient. La sélection naturelle ne conservait que les santés puissantes, capables de résister à tout, aussi la moitié des enfants disparaissaient dans la première année.

Maintenant l'hygiène a fait des progrès, les médecins sont plus nombreux. Les enfants qui seraient morts dans la première année sont conservés à force de soins savants, éclairés et expérimentés. Ces enfants malingres, voués à la mort, sont sauvés par des prodiges de tendresse maternelle.

Ces enfants malingres forment une race non sélectionnée et ne possédant pas la résistance d'autrefois. Une race qui a besoin de soins, de précautions, et d'une hygiène parfaite pour vivre. Une race qui n'est pas endurcie par les intempéries, par le froid, le chaud, la pluie, le vent, les chocs, le labeur, la privation de sommeil et toutes les difficultés qui ont formé nos ancêtres.

Cette race faible se laisse abattre par un rien, et chez elle, l'empoisonnement par l'alcool de vin est des plus faciles et donne des résultats épouvantables.

PRODUCTION DU VIN

Autre donnée. Autrefois le vin était récolté par le propriétaire et vendu par lui à ses amis et connaissances. Le vin avait le goût du terroir, mais il était toujours un bon aliment.

Aujourd'hui la production intense et généralisée du vin a été cause d'un changement complet. Le vin est mélangé de façon à masquer le goût de terroir et à lui donner une saveur uniforme. Or, ce mélange ou coupage des vins est déjà une atténuation à la qualité du vin.

VIN DE SUCRE

Puis, on a trouvé le moyen de faire du vin avec du sucre, et on est même arrivé à faire du vin sans raisin. Mais l'alcool de ces vins fabriqués ne possède pas les bonnes qualités de l'alcool de vin.

DISTILLATION DU VIN

Autrefois on distillait le vin chez le propriétaire et on ne prenait que l'alcool de vin. On avait ainsi des eaux-de-vie remarquables et sans effet nuisible. Quand l'alcool de vin était passé dans l'alambic, on jetait le résidu.

ALCOOLS DE DISTILLATION

Maintenant on distille tout. Par la distillation, on trouve de l'alcool dans tous les produits organisés : le bois, les grains, les fruits, les pommes de terre, et même les déchets et détritus organiques de toutes sortes.

En distillant du bois on obtient de l'alcool de bois ou alcool méthylique. C'est un véritable poison pour l'homme.

En distillant des pommes de terre fermentées on obtient de l'alcool allylique, cinq fois plus nuisible que l'alcool de vin, et donnant une ivresse mauvaise, méchante, une ivresse qui développe le meurtre et l'assassinat.

En distillant des grains fermentés, blé, orge, avoine, seigle, riz, etc., on obtient de l'alcool de grain plus nuisible que l'alcool de vin, et developpant aussi une ivresse méchante et portée à l'assassinat.

Les alcools forment plusieurs séries. La plus importante se forme par adjonction du radical CH^2 au radical CH^3 :

Alcool méthylique, CH^3 OH, ou alcool de bois;

Alcool éthylique, C^2H^5 OH, ou alcool de vin, etc.

De tous les alcools, *l'alcool de vin* ou *alcool éthylique* est le seul qui devrait être consommé par l'homme.

Et cependant les autres alcools se trouvent plus fréquemment dans la consommation, ils servent à préparer toutes sortes de liqueurs plus ou moins empoisonnées.

On distille les marcs. Le marc de raisin se compose de tous les résidus, grappe, graines, peau du raisin, laissés après la préparation du vin. On distille ces marcs, et on a un produit contenant une petite quantité d'alcool de vin et une grande quantité d'alcools divers, de l'alcool de bois en particulier.

ALCOOL DE BOIS

L'alcool de bois est un véritable poison, pernicieux et mortel. Il sert d'alcool à brûler. La loi prescrit de le dénaturer et de le colorer pour qu'il ne puisse être consommé. Mais il se glisse dans la consommation plus d'alcool de bois qu'on ne croit, et l'alcool de bois additionné d'une essence forte qui en masque l'odeur, absinthe ou anisette par exemple, est pris avec plaisir par le consommateur et sans qu'il soit possible de le reconnaître en le buvant.

L'alcool de bois ne coûte pas cher. Il revient en gros à 0 fr. 30 le litre. Quelle séduction de le revendre 2 francs ou 4 francs sous forme de cognac, ce que l'on peut faire en lui enlevant son odeur spéciale, en le colorant avec du caramel et en lui donnant un bouquet agréable. Quelle bonne affaire commerciale, et aussi quel empoisonnement général, mais une fortune élevée sur des cadavres n'empêche pas de dormir.

L'alcool de vin, qui reçoit de l'alcool de bois par distillation de la grappe, est le plus fréquent et le plus banal.

ALCOOL DE GRAINS

Il existe une série d'alcools obtenus par fermentation des grains et, en général, de tous les féculents et repris par la distillation.

Suivant les pays, on fait macérer et fermenter *le blé*, *l'orge*, *l'avoine*, *le riz*, *le seig e*, *la pomme de terre*.

L'orge fermentée donne la bière.

Par la fermentation, le sucre se transforme en alcool.

Toute boisson ou tout produit qui contient du sucre peut donner de l'alcool.

C'est de la sorte qu'on fait de l'alcool avec *le cidre* provenant de la fermentation *des pommes*.

On fait de même de l'alcool avec *des prunes fermentées*.

On distille presque tous les fruits après fermentation.

Les cerises donnent *le kirsch*, les prunes donnent *le noyau*.

Tout a été distillé, *les figues*, *les bananes*, *les oranges*, *les poires*, *les mûres*, etc.

Tous ces alcools ne valent pas l'alcool de vin, et quoiqu'ils soient d'usage courant, dans certaines régions, ils ne sont pas à recommander.

VARIÉTÉS DES VINS

Les vins sont plus ou moins chargés en alcool et plus ou moins bons pour l'alimentation.

VIN DE BORDEAUX

Le vin de Bordeaux est un vin léger, marquant de 6 à 8° d'alcool. Il contient une certaine proportion de tannin. Il convient aux malades. C'est le vin des convalescents. Il ne donne pas d'ivresse lourde, il est toujours très bien supporté.

VIN DE BOURGOGNE

Le vin de Bourgogne est un vin plus capiteux, il marque plus de 10° d'alcool. Il a plus de bouquet, plus de goût, plus de saveur, plus de chaleur, il donne une ivresse gaie et exubérante. Il n'est pas toujours très bien supporté.

VIN DE CHAMPAGNE

Le vin de Champagne est un vin qui a l'avantage d'être toujours égal à lui-même. Les grands propriétaires de champagne le fabriquent en grand, et toute la récolte de l'année sert à la même qualité de vin. Le vin ne diffère que par la quantité de sucre plus ou moins grande que l'on ajoute pour satisfaire le goût du consommateur. Une partie de ce sucre fermente dans la bouteille et donne de l'alcool au vin qui n'en aurait pas assez sans cela. L'acide carbonique qui est formé par dédoublement du sucre sert à donner le gaz au vin et à le rendre mousseux.

La force du vin de Champagne en degrés alcooliques se trouve entre le bordeaux et le bourgogne.

VINS DIVERS

Les vins liquoreux sont des vins chargés en alcool, ils marquent de 12 à 17° d'alcool. On ne peut les prendre qu'en petite quantité.

FAUT-IL BOIRE DU VIN?
FAUT-IL BOIRE DE L'EAU ?

Nos ancêtres ont but du vin et s'en sont bien portés. Mais ils étaient plus sobres, et le vin était le complément de leur nourriture solide. Ils travaillaient davantage avec leurs muscles. Ils respiraient le bon air de la campagne, et ils brûlaient l'alcool du vin qu'ils buvaient.

De nos jours, la génération supporte moins bien le vin. et beaucoup de personnes se mettent à l'eau pure.

Toutefois, il ne faut pas être exclusif.

On peut conseiller le vin aux populations de la campagne qui travaillent beaucoup de leurs muscles, qui mangent peu, et qui respirent un bon air. On peut conseiller le vin aux ouvriers des villes qui travaillent toute la journée d'un effort manuel et musculaire.

Le vin naturel, non manipulé, est une bonne boisson qui ne fait pas mal et qui sert d'aliment excellent.

Mais le vin manipulé et coupé, c'est-à-dire provenant du mélange de plusieurs vins longtemps après la fermentation, ce vin n'est pas aussi salutaire, et il faut toujours s'en défier

.Le vin de sucre n'a pas eu beaucoup de succès, c'est une falsification du vin naturel.

Il existe *des médecins de vin*, c'est ainsi que ces praticiens s'intitulent. On leur apporte un vin malade, c'est-à-dire un vin tourné, piqué, aigri. Ils soignent ce vin et le guérissent. Mais ce vin manipulé, de quelle qualité est-il ? Quel aliment offre-t-il ? Quel bien peut-il faire ?

Ce vin n'a aucune valeur alimentaire et ne peut faire du bien.

Sans être tourné ou aigre, le vin peut avoir subi un commencement d'altération, un commencement de maladie.

Le vin est acide. Le fait arrive très souvent et il n'est pas étonnant de rencontrer beaucoup de vins qui provoquent des aigreurs d'estomac.

En se mettant à l'abri des falsifications du vin, faut-il boire du vin ou de l'eau?

Si l'homme qui travaille de ses muscles peut boire du vin parce qu'il le brûle, il n'en est pas de même du travailleur de la pensée qui fait fonctionner son cerveau et ses nerfs et laisse ses muscles au repos.

Le travailleur de la pensée doit nourrir ses nerfs et leur donner des éléments azotés, plastiques; il doit prendre les aliments qui en renferment, chair musculaire, œufs, poisson, phosphates, etc.

Chez le travailleur de la pensée, l'alcool du vin ne se brûle pas vite, il reste dans le sang, dans les tissus, il les durcit, il les sclérose. L'alcool qui n'est pas brûlé est éliminé par les reins.

L'alcool à petites doses provoque chez plusieurs organismes une excitation nerveuse qui favorise le travail de la pensée. Mais après l'excitation vient la dépression, et il faut renouveler constamment la petite dose d'alcool pour obtenir l'excitation. Ce qui amène à la longue les signes de *l'alcoolisme chronique, la sclérose.*

Le résultat final de l'alcool chez le travailleur de la pensée est la dépression, la paresse, la parésie nerveuse.

L'alcool est un déprimant du système nerveux, un ralentissant de la nutrition et à dose élevée ce sont toujours ces effets qui se manifestent.

Le travailleur de la pensée devra préférer les aliments d'épargne azotés, *le café* et *le thé.* Ces aliments décupleront les forces intellectuelles sans produire les fâcheux résultats de l'alcool.

Cependant, le travailleur de la pensée doit associer le travail musculaire au travail cérébral. Il doit faire des exercices, des marches qui le reposeront du travail intellectuel.

L'homme qui se livre aux travaux de la pensée et aux exercices corporels et musculaires pourra boire du vin. Car si une petite quantité d'alcool l'excite au travail de la pensée, cet alcool sera brûlé par l'exercice musculaire et n'aura pas d'effet nuisible.

LA BIÈRE

L'orge, comme toute graine, contient une parcelle germinative, *l'embryon*, et autour la nature a placé un aliment destiné à nourrir l'embryon pendant sa première enfance, pendant ses premiers développements.

Cette matière nutritive, appelée *albumen*, se trouve dans l'orge sous forme *d'amidon*. Elle se trouve sous cette même forme dans un grand nombre de graines, le blé, l'avoine, le seigle, le riz, etc., et c'est l'aliment destiné à l'embryon que nous utilisons pour nous-mêmes.

Notre digestion prend l'amidon et le transforme successivement en *dextrine*, puis en *glucose*. Cette transformation a lieu au moyen de ferments particuliers, sécrétés par le pancréas, et par les glandes salivaires.

Dans la plante, les mêmes phénomènes ont lieu.

La nature a mis dans la graine de l'orge, comme en toute graine, un ferment particulier, *la diastase*.

Ce ferment est chargé de transformer l'amidon du grain d'orge en *dextrine*, puis en *glucose*.

Cette transformation se fait dans toutes les graines et aussi dans la pomme de terre, qui, au moment où elle lance des bourgeons de reproductions, devient sucrée, mais en même temps acquiert d'autres propriétés toxiques qui la rendent impropres à l'alimentation.

On utilise cette transformation de l'amidon en dextrine et glucose pour se procurer une matière qui puisse fermenter et donner de l'alcool, *la glucose*.

Cette glucose produite par l'orge, après fermentation alcoolique, donne la bière.

FABRICATION DE LA BIÈRE

1° On fait germer l'orge par l'humidité.

Peu de temps, si on veut peu de glucose et peu d'alcool.

Plus longtemps, si on veut beaucoup de glucose et beaucoup d'alcool.

On a ainsi une bière légère ou une bière forte.

2° On arrête le travail de germination par la chaleur. La chaleur tue le ferment diastase.

La transformation d'amidon en dextrine, puis en glucose, est ainsi arrêtée.

On dessèche, puis on grille plus ou moins pour donner la coloration blonde ou brune à la bière.

3° On fait une infusion ou une décoction de l'orge ainsi traitée (germée, desséchée, grillée). Cette décoction tue la graine et la diastase qui étaient encore vivantes. Elle contient la glucose en solution.

4° On filtre, ou plutôt on soutire. Le liquide soutiré s'appelle *le moût*. Si l'on a fait seulement une infusion, on fait bouillir ou cuire à 75-78° le moût, pour tuer et détruire la diastase qui aurait pu échapper, et pour l'empêcher de continuer son action. Cette opération a encore l'avantage de tuer les germes étrangers qui auraient pu se glisser avec l'eau.

La première ébullition tue les germes étrangers, les microbes, mais ne tue pas les spores. (Les spores sont la graine des microbes et résistent beaucoup mieux.) Après refroidissement, les spores se développent et forment le microbe.

La seconde ébullition tue ces microbes provenant des spores. Le liquide est alors complètement aseptique, et les microbes étrangers ne peuvent nuire à la fermentation du sucre en alcool.

5° Le liquide, le moût, est refroidi et aéré, pour prendre l'oxygène nécessaire à la fermentation.

Le liquide, le moût, est additionné de *ferment spécial* appelé *la levure de bière*, ferment qui transforme par sa digestion la glucose en alcool. Suivant qu'il y a peu ou beaucoup de glucose dans le moût, la bière est faible ou forte.

Les levures doivent être jeunes et aérées; privées d'oxygène de l'air, elles ne se développent pas. Elles ont besoin de cet oxygène pour assurer la transformation de glucose en alcool et en acide carbonique.

Ce procédé de fabrication est venu à la suite de perfectionnements successifs.

Les populations primitives emploient des procédés plus simples.

Les montagnards du Tonkin mettent dans une jarre de l'eau et du riz ; ils laissent macérer, germer et fermenter quelques jours; ils boivent cette boisson quand la fermentation est faite.

On fait de l'alcool avec toutes sortes de grains ; mais l'orge est de beaucoup le plus employé.

L'alcool de grains est moins bon que l'alcool de vin ; mais la bière a cet avantage d'être une boisson faiblement alcoolique.

La bière faible marque 4°, c'est-à-dire possède 4 grammes d'alcool p. 100, soit 40 grammes d'alcool par litre.

Cette boisson prise aux repas est inoffensive.

Un buveur qui boira beaucoup de cette bière légère ne prendra jamais beaucoup d'alcool.

Cette bière légère ne se conserve pas longtemps, c'est pourquoi on fabrique de la bière forte, chargée en alcool, marquant jusqu'à 15°, et destinée à être conservée, à voyager, à séjourner dans les pays chauds.

Cette bière forte est une boisson nuisible, elle contient de l'alcool de grain qui est dangereux. L'ivresse qu'elle occasionne est une ivresse méchante, mauvaise, et l'usage journalier de ces bières fortes amène des maladies de foie, la dilatation de l'estomac et l'alcoolisme chronique.

LA LEVURE DE BIÈRE

La levure de bière est le ferment qui sert à fabriquer la bière. C'est le ferment qui transforme la glucose en alcool

Dans le commerce, *la levure de bière* se présente sous forme d'une masse molle, blanc grisâtre, d'odeur aigre particulière.

Cette levure a une vertu spéciale en médecine, elle aide l'organisme à lutter contre certains microbes, *les microbes de la suppuration*. Les microbes qui sont cause de furoncles et de furonculose : *le staphylococcus pyogènes aureus*, *l'albus*, *le citreus*, *le bacille pyogène*, *le streptocoque pyogène*, etc.

L'élément de *la levure de bière* est constitué par une cellule arrondie, ovale.

Cette cellule prend les microbes pyogènes, les mange et les détruit, d'où une médication spéciale par les levures.

On peut prendre cette levure par la bouche, délayée ou non avec un peu d'eau et à raison d'une, de deux, ou de trois cuillerées à café par jour.

La levure donne quelquefois un peu de diarrhée plutôt salutaire.

On continue la dose utile pendant une semaine.

L'organisme s'assimile la levure sans la détruire et les cellules de levure introduites dans l'économie font le même office que les cellules blanches et les cellules phagocytes chargées de nous débarrasser des microbes nuisibles.

Il existe des préparations de levure destinées à être injectées sous la peau.

Chez le tuberculeux, l'effet spécial de *la levure de bière* sur la suppuration a son importance.

La plaie pulmonaire occasionnée par le bacille tuberculeux donne naissance à des colonies de microbes divers de la suppuration. C'est *l'association des espèces microbiennes*. Elle a un même but, celui de dévorer le tissu pulmonaire petit à petit.

Si une seule espèce de microbe est sans effet sur nous, il n'en est pas de même quand nous sommes attaqués par plusieurs espèces à la fois. Un microbe favorise l'autre. Le microbe de la tuberculose favorise les microbes de la suppuration, qui seuls n'auraient pu s'implanter dans le poumon.

Le microbe de la tuberculose est favorisé à son tour par les microbes de *la grippe*, de *la rougeole*, de *la coqueluche*, de *la variole*. Souvent le microbe de la tuberculose se développe à la suite d'une atteinte de grippe qui a duré à peine huit jours. A la suite de cette atteinte de grippe, l'affection tuberculeuse suit sa marche envahissante et tient le malade pendant un an dans l'incertitude de la lutte.

La levure de bière peut rendre des services aux tuberculeux qui présentent des associations microbiennes. Le ferment de la levure est actif pour diminuer ou supprimer la suppuration due aux microbes de la suppuration.

La levure est sans action évidente sur le bacille de la tuberculose.

Tout ce qui vient d'être dit pour le ferment *levure de bière* s'applique au *ferment du raisin* ; mais le ferment du raisin ne peut pas se manipuler aussi facilement que la levure de bière.

LE CIDRE

Le cidre provient du jus des pommes fermenté.

C'est une boisson agréable, peu alcoolisée, légèrement acide et pouvant rendre des services alimentaires.

Le cidre s'altère facilement, il devient amer, il tourne, il prend mauvais goût. Le cidre de qualité médiocre est plus facile à trouver que le bon cidre. Quand le cidre est gâté, il donne une boisson peu agréable et mal supportée par l'estomac délicat.

Le cidre de bonne qualité est une bonne boisson.

CHAPITRE III

ALIMENTS COMMUNS DIGÉRÉS PAR UN ESTOMAC SAIN ET ROBUSTE

Exposé — Le pain — La pâtisserie. — Les féculents — Légumes herbacés — Fruits crus.

Article 29. — Exposé.

Nous avons étudié dans la catégorie précédente les aliments comparables au charbon de première qualité, brûlant facilement sans donner de déchets, et produisant une chaleur intense, un rendement excellent.

Dans la catégorie actuelle, nous étudierons les aliments comparables au charbon commun, de qualité ordinaire, produisant des déchets, ne donnant pas un rendement aussi grand, une chaleur aussi intense. Mais ce charbon commun rend cependant des services, il fait marcher des machines, il peut servir dans des foyers nombreux, et c'est une raison pour l'utiliser.

Si le charbon de première qualité vaut 50 francs la tonne de 1.000 kilogrammes, le charbon commun vaut moitié moins, soit 25 francs les 1.000 kilogrammes, et il fait marcher beaucoup de machines.

Certains foyers, certaines usines ne peuvent brûler que du charbon de première qualité, par exemple les paquebots rapides, les trains rapides.

D'autres foyers très nombreux peuvent utiliser le charbon commun, tels les bateaux à vapeur, les trains omnibus, les foyers des usines en général.

De même, les aliments communs peuvent servir à un grand nombre de personnes. Ils ont des déchets plus nombreux, ils sont moins faciles à digérer, ils produisent un rendement moins grand, mais ils fournissent cependant une très bonne alimentation aux estomacs sains, robustes, bien constitués, et ces estomacs sont très nombreux. Le consommateur bénéficie de la différence de prix qui existe entre ces deux qualités d'aliments, comme elle existe entre les deux qualités de charbon.

L'alimentation commune a fait nos ancêtres immédiats.

L'homme nomade, en s'élevant d'un échelon dans la civilisation, est devenu cultivateur. Il s'est fixé au sol et lui a fait produire les plantes nécessaires à son alimentation. Pendant des siècles, l'homme s'est nourri de ces plantes, de leurs fruits et de leurs graines. La viande était un aliment extraordinaire, exceptionnel, et que l'occasion seule permettait d'associer aux plantes alimentaires.

Il y cent ans, dans nos campagnes, le paysan mangeait de la viande de bœuf une fois par an, à Pâques.

Le cochon était tué dans la famille, reste des anciennes habitudes gauloises. Le cochon devait durer toute l'année. Il était destiné surtout à préparer les aliments.

Cette alimentation, constituée par les aliments communs, a fait une race robuste, résistante et solide, et lorsque l'alimentation carnée a modifié, changé, troublé notre tempérament, nous sommes obligés de revenir aux habitudes héréditaires et de nous nourrir de légumes, de végétaux, de plantes et de leurs produits.

ARTICLE 30. — **Le pain.**

DÉFINITION

Le pain est l'aliment par excellence.

Le pain est le premier aliment de l'homme.

Pour désigner quelqu'un de malheureux, on dit : *Il n'a pas de pain.*

Le pauvre demande l'aumône et dit : *Donnez-moi du pain.*

HISTORIQUE

Chez nos races *pélasges*, *celtes* et *latines*, *le pain* est la tradition des ancêtres. *Le pain* est la base de l'alimentation.

Tandis que chez les populations du Nord le pain est moins usité. La préparation des farineux remplace l'usage du pain.

Le pain a déterminé les progrès de la civilisation, il a suivi ces progrès en se perfectionnant.

L'homme doit se nourrir de graines. Ses dents indiquent l'alimentation qui lui convient.

L'homme à vingt molaires, quatre canines et huit incisives. Total trente-deux dents.

Le langage de la nature dit que l'homme doit se nourrir de graines dans la proportion de vingt, nombre de dents molaires.

Il doit se nourrir de viande dans la proportion de quatre, nombre de dents canines.

Il doit se nourrir de plantes et racines dans la proportion de huit, nombre des dents incisives.

Soit en simplifiant : l'alimentation doit comprendre cinq parties de graines, une partie de viande, deux parties de plantes herbacées ou racines.

Aux temps anciens, le vieillard qui avait perdu ses dents inventa d'écraser la graine entre deux pierres.

Puis, les pierres furent choisies rondes pour bien écraser la graine.

Puis, cette pratique se généralisa, et même ceux qui avaient de bonnes dents mangèrent des graines écrasées.

Les femmes furent chargées de ce travail au foyer domestique.

Puis, les meilleures graines furent choisies de préférence.

Ce furent les graminées, orge, riz, blé ou froment, seigle, avoine, sarrasin, millet, maïs.

Puis, par une sélection de plusieurs siècles, ce fut le blé qui fut choisi de préférence à toutes les autres graines.

Un perfectionnement consista à tailler en creux la pierre inférieure, qui fut prise très grosse. La pierre supérieure ronde était plus petite, mue à la main pour écraser les graines.

Puis, cette pierre de dessus fut choisie plus grosse pour écraser les graines par son poids. Elle fut munie d'une poignée pour pouvoir la faire tourner à la main. La meule était trouvée.

Puis, on fit des meules plus grosses avec un long levier pour faire tourner la pierre de dessus. Et l'on adapta à ce levier la force des animaux et la force des torrents.

La fabrication du pain s'est perfectionnée en même temps que la civilisation.

Le pain marque le passage de l'homme chasseur et presque sauvage à l'homme pasteur et cultivateur. Transition qui s'est faite insensiblement, car l'homme, qu'il soit sauvage, chasseur, pasteur ou cultivateur, s'est toujours nourri de graines.

La sélection naturelle nous a donné des aptitudes, et quand nous dévions de nos aptitudes héréditaires, par exemple à la suite d'une alimentation qui n'est pas dans nos moyens, nous devons rechercher chez les ancêtres ce qui leur a donné une santé robuste, forte, puissante, capable de lutter contre les dangers mille fois plus nombreux et plus terribles que ceux de notre époque.

Le pain a fait notre race, le pain, c'est-à-dire, l'alimentation qu'il représente, les graminées, les farineux et les féculents.

Le pain, pour en venir à la perfection qu'il a atteint, a subi plusieurs étapes dans sa fabrication.

D'abord les graines furent grillées. Tels sont encore les marrons grillés. Tel est encore le maïs que les enfants s'amusent à faire griller pour le manger.

On fait encore griller les graines d'arachide pour les manger.

Puis, les graines furent réduites en farine, laquelle fut pétrie avec de l'eau, et cuite au feu. Ce fut le premier pain.

Le pain de riz, encore usité par la race jaune, est fait d'une façon différente. Les graines de riz sont cuites avec très peu d'eau, elles gonflent, s'agglutinent et forment des masses ou pains. Le pain de riz des Chinois est aussi bon que notre pain, aussi facile à digérer. Il est moins nourrissant.

Les graines réduites en farine ont été encore préparées d'autres façons. Mélangées à de l'eau et cuites au feu, le tout fait colle, une pâte tendre qui peut se couper en morceaux et servir d'aliment.

La polenta est préparée de cette façon.

Dans certaines campagnes, on prépare encore ainsi la farine de maïs, de sarrasin, ou de seigle.

Un perfectionnement consiste à faire recuire cette pâte cuite, coupée en tranches, soit sur des charbons ardents, soit sur une tôle.

Puis *le levain* a été ajouté au pain, et cela dès la plus haute antiquité. Il remonte aux Égyptiens et aux Babyloniens.

Le levain du pain est un ferment qui transforme l'amidon et produit de l'acide carbonique. Le gaz, par la chaleur, se dilate et produit les yeux du pain, ou petites cavités qui séparent la pâte en cloisons minces et rendent l'aliment plus facile à digérer.

Le pain et la pâte gonflent et augmentent de volume, d'où le nom de *levain*, voulant dire *qui fait lever le pain*.

Le levain pur donne un pain très léger, mais sentant l'aigre.

On mélange le levain à la pâte dans les proportions nécessaires pour faire lever le pain.

Le *pain* est cuit au four à une température de 140 à 145°, température très élevée qui rend le pain plus facile à digérer.

En effet, *au-dessus de* 120°, *l'amidon se transforme en dextrine, puis en glucose.*

Ce sont précisément ces transformations qui ont lieu dans le tube digestif sous l'influence des ferments de la digestion. Ce travail est tout préparé dans le pain bien cuit.

Mais, pour avoir cette haute température, il faut des fours spéciaux.

Les populations primitives faisaient cuire le pain en couche peu épaisse sur des charbons ardents, ou sur un foyer composé de briques, et en mettant du feu par-dessus.

FABRICATION DU PAIN

Faire le pain présente des difficultés spéciales, aussi ce sont des cuisiniers spécialisés qui fabriquent le pain, *les boulangers*.

Le pain est de qualité plus ou moins bonne.

La qualité de la farine est importante. Si la farine est grossière, contenant des impuretés, des parties ligneuses du grain, alors qu'on a enlevé les parties fines, le pain sera lourd et difficile à digérer.

Plus la farine est fine et choisie, plus le pain se digère facilement.

Le blutage de la farine est l'opération qui consiste à séparer les parties grossières et ligneuses de la graine, *le son*, et à ne garder que les parties fines et alimentaires.

Cette séparation n'a pas de limite fixe. La farine la plus fine est composée par *l'amidon* seul. Or, il existe dans le reste de la graine des parties alimentaires très utiles, entre autre *le gluten* qui est aliment albuminoïde des plus avantageux. La farine très blutée contient peu de gluten, la farine peu blutée contient beaucoup plus de gluten. Il faut prendre une bonne mesure, pour prendre toutes les parties alimentaires, tout en faisant un pain facile à digérer.

PAIN DE LUXE

Le pain de luxe est fait avec la fine fleur de farine ; ne contenant que l'amidon, il est plus facile à digérer, mais moins nourrissant.

PAIN COMMUN

Le pain commun est fait avec de la farine moins fine, moins blutée, il se digère facilement, mais moins bien que le pain de luxe ; il est plus nourrissant, contenant plus de gluten.

PAIN COMPLET

On a voulu faire du *pain complet*, contenant toutes les parties alimentaires de la graine, et en mettant de côté le son seulement. Mais ces essais plusieurs fois renouvelés n'ont pas abouti, et les boulangers consciencieux préfèrent donner un pain fait avec des farines de choix, et qu'une manipulation soignée rend facile à digérer.

PAIN DE GRAMINÉES

Le pain se fait généralement avec *la farine de blé ou froment*, mais il peut se faire avec toutes sortes de farines. Les graminées utilisées pour le pain sont : *le blé*, *l'orge*, *l'avoine*, *le seigle*, *le maïs*, *le riz*, *le sarrasin*.

Toutefois, les boulangers doivent faire le pain blanc avec de la farine de blé, la plus nourissante, et tout changement ou addition de farine autre serait une fraude.

L'addition *de farine de haricot* dans le pain est une fraude poursuivie par la loi.

On peut faire aussi *du pain* avec la farine de *haricot*, de *marrons*, de *fèves*, de la *fécule de pommes de terre*.

PAIN DE SEIGLE

On fait du pain avec de la farine de seigle. Il est rafraîchissant, légèrement laxatif. Il a un goût agréable et apprécié par beaucoup de personnes.

Le seigle pousse dans les terrains pauvres, qui ne donneraient pas d'autres récoltes.

PAIN NOIR OU DE SARRASIN

Le sarrasin est une graminée qui pousse également dans les terrains pauvres. La farine de sarrasin donne un pain noir que les populations déshéritées mangent, faute de mieux. Le pain noir est bien rare en ce moment.

PAIN D'ORGE

On fait du pain avec de la farine d'orge dans certains pays où l'orge seule est cultivée. L'orge demande moins de soins que le blé, un terrain moins riche, et une température moins élevée. Souvent, quand on parle de blé, on croit prendre un terme général et on veut parler de toutes les graminées servant a faire le pain, le froment, l'orge, le seigle.

PAIN DE MAIS

Le maïs sert de nourriture habituelle dans certains pays à la place de froment. Les populations qui font usage du maïs ont belle apparence, le teint frais, l'embonpoint satisfaisant. Les apparences sont en faveur du maïs. Mais le maïs donne moins de force et moins de vigueur, il est moins nourrissant que le blé.

PAIN DE BLÉ OU FROMENT

Dans l'état de choses actuel, les boulangers ne doivent faire le pain qu'avec *la farine de blé ou froment.* Les autres farines sont moins nourrissantes, coûtent moins cher.

Le blé ou froment est la graminée de beaucoup supérieure aux autres, elle contient plus de principes nutritifs que les autres, elle donne à l'homme plus de force et plus de vigueur. C'est pour cela qu'elle a été choisie par l'usage.

Mais il faut croire qu'il se glisse bien d'autres farines pour faire le pain, même la farine faite avec la poudre de bois, qui a pu être écoulée par milliers de sacs, avant que la fraude ne fût reconnue, et punie.

QUALITÉS DU PAIN

Cuisson. — *Le pain* doit être bien cuit, avoir une croûte assez épaisse et recouvrant partout le pain, signe de bonne cuisson. La mie du pain ne doit pas se montrer, elle serait le signe d'une cuisson imparfaite.

Pétrissage. — *Les yeux du pain* doivent être à peu près

égaux. Il ne doit pas y avoir dans le pain de grandes cavités, sinon le levain aurait été mal mélangé et le pain n'aurait pas été assez travaillé.

Grumeaux. — *Le pain* ne doit pas contenir de grumeaux de farine, ils sont cause de digestions pénibles ; le pain alors est mal pétri.

Trop d'eau. — *Le pain* ne doit pas contenir trop d'eau. Pour le reconnaître, la mie de pain, malaxée entre les doigts, ne doit pas prendre aux doigts.

Certains boulangers savent laisser beaucoup d'eau dans le pain. L'eau est ainsi vendue au poids du pain. C'est un bénéfice net. Mais l'eau est le témoin de la cuisson du pain. Le pain où l'eau est en excès n'a pas atteint la température de 120°, nécessaire pour changer l'amidon en dextrine, puis en glucose. Ce pain est indigeste.

Le pain doit être séché après la cuisson, c'est-à-dire, qu'il doit perdre l'eau en excès. Il faut quelques heures pour que le pain puisse perdre cette eau. On dit alors que le pain est ressué.

PAIN RECUIT

Le pain recuit se digère plus facilement.

Le pain séché pendant plusieurs heures après sa cuisson ne contient que très peu d'eau. Cuit une seconde fois il atteint facilement la température nécessaire pour que l'amidon se change en dextrine et glucose assimilable, d'une façon plus complète.

La croûte de pain se trouve toujours dans ces conditions. C'est pour cela que la croûte de pain est bien plus facile à digérer que la mie. La croûte de pain contient une grande proportion de dextrine, tandis que la mie n'en contient pas.

Pain frais. — *Le pain* sortant du four doit sécher, être ressué. Il doit perdre son excès d'humidité, sinon il est indigeste. On ne doit pas manger de pain chaud, sortant du four.

Le pain frais date de quelques heures.

Pain rassis. — *Le pain rassis* est le pain de la veille, il est un peu plus dur, il est de digestion moins facile, on en mange moins, il satisfait mieux la faim.

Certains estomacs le digèrent mieux que le pain frais.

Article 31. — La pâtisserie.

Au-dessus du boulanger et dans une catégorie plus perfectionnée se trouve *le pâtissier*.

LE PATISSIER

Le pâtissier est un cuisinier spécial qui fait des gâteaux et donne des préparations de goût, de saveur et d'attrait plus séduisants que le pain.

En général, la pâtisserie n'est pas très facile à digérer. Il faut un estomac sain et robuste pour l'accepter. Cependant, il est certaines pâtisseries, telles que les entremets, les crèmes, les biscuits secs qui sont faciles à digérer. Il en a été question dans la catégorie précédente.

Le bon pâtissier fait de la bonne pâtisserie, facile à digérer, ne donnant pas de maladies d'estomac, ni lourdeurs, ni aigreurs, ni gastrites.

Le mauvais pâtissier fait de la pâtisserie difficile à digérer, lourde, indigeste, donnant des aigreurs, des gastrites, des dyspepsies.

Le bon pâtissier est précieux. La bonne pâtisserie engraisse et pour le tuberculeux le fait est très important.

La pâtisserie sollicite le goût, l'appétit, la gourmandise du consommateur. Pour le tuberculeux, il est avantageux d'être gourmand, car, grâce à cette qualité, le tuberculeux pourra faire un repas important avec de la pâtisserie seule, et lutter contre le dégoût des aliments, qui est un signe de sa maladie.

COMPOSANTS DE LA PATISSERIE

La pâtisserie se compose de farine, de beurre, d'œufs, de lait et de sucre. Si toutes ces matières premières sont bien associées, bien travaillées, elles donnent une pâtisserie légère facile à digérer par l'estomac sain. Beaucoup de ces pâtisseries pourront même être digérées par les estomacs délicats.

Si les matières premières sont de qualité douteuse, si le beurre est fait avec de la margarine, si la farine est grossière, si le lait et les œufs sont absents, si les matières premières ne sont pas bien travaillées, la pâtisserie sera lourde et indigeste.

PATE FEUILLETÉE

Le pâtissier ne se sert pas toujours de levain

Pour faire une pâte légère, il fait de *la pâte feuilletée*, c'est une pâte repliée huit fois et mieux seize fois sur elle-même, sans que les plis puissent adhérer. De la sorte chaque feuillet de pâte est très mince, se laisse envahir par les ferments de la digestion et se digère très bien.

La quantité de beurre doit être aussi minime que possible, car le beurre uni à la farine est lourd à digérer.

Les œufs doivent toujours faire partie de la pâte, ils la rendent de digestion plus facile, et d'un goût meilleur.

Le sucre se trouve en abondance dans toutes les pâtisseries.

L'art du pâtissier consiste à faire des gâteaux avec peu de pâte et beaucoup de préparations à base d'œufs, de lait et de sucre, crèmes liquides ou solides et tout ce que son art doit lui apprendre.

Levain. — Les pâtissiers usent de levain ou de levure de bière, par exemple pour faire la brioche, les babas. Ils doivent faire une pâte légère, fine, bien levée et facile à digérer.

LE BON PATISSIER

Il est facile de reconnaître le bon pâtissier et le pâtissier médiocre.

Si le gâteau a une pâte compacte, lourde, épaisse, dure, le pâtissier est mauvais.

Si le gâteau a une pâte feuilletée, lourde, pas assez cuite, pas assez mince, en trop grande abondance avec le beurre trop abondant et laissant des traces sur les doigts ou sur le papier, le pâtissier est médiocre. C'est la généralité.

Si le gâteau a une pâte feuilletée légère à feuillets très minces, bien cuit dans toutes ses parties et de façon à présenter partout une couleur jaune dorée, si le gâteau n'a pas assez de beurre, est bien sec, croustillant, si la pâte est peu abondante et la crème au contraire très abondante avec beaucoup de sucre, le pâtissier est bon. C'est le plus petit nombre.

Voici une autre façon plus brutale de juger le pâtissier.

Si la pâtisserie est lourde, indigeste, donne des aigreurs, le pâtissier est mauvais.

Si la pâtisserie est bien digérée, le pâtissier est bon.

ARTICLE 32. — Les féculents.

Il existe toute une catégorie de légumes formant une alimentation excellente et donnant un charbon d'un usage courant, ce sont les légumes féculents, ou plus simplement *les féculents.*

Ces légumes contiennent de *la fécule* ou de *l'amidon.*

On ne réduit pas ces légumes en farine pour l'alimentation courante, cependant, on s'en est servi dans les jours de disette pour remplacer la farine de blé et en faire du pain.

On fabrique avec les légumes féculents des farines torréfiées plus faciles à digérer, mais d'un usage peu courant. Elles ont été étudiées dans la catégorie précédente.

Les féculents employés dans l'alimentation sont :

Les pois, les haricots, les lentilles, les fèves, le riz, les pommes de terre, le topinambour.

Ces légumes donnent une alimentation très nourrissante, complète, variée. Ils peuvent être utilisés par les estomacs sains et robustes.

Ils sont bon marché et pour cela très appréciés.

Ils ont l'inconvénient de conserver des parties ligneuses indigestes. Les estomacs vigoureux ne s'en aperçoivent pas et n'en souffrent pas. Les estomacs délicats ne peuvent supporter ces parties ligneuses, véritables corps étrangers qui blessent leur tube digestif et amènent l'intolérance des aliments.

Ces parties ligneuses, boisées, indigestes ont été supprimées dans les farines torréfiées, et c'est avec la torréfaction, ce qui fait la différence de ces farines et les rend plus faciles à digérer.

Ces aliments féculents se conservent facilement et longtemps. Ils sont très précieux pour l'alimentation des campagnes, car le paysan n'a pas à leur faire subir de préparation particulière pour les conserver. Ils peuvent se conserver plusieurs années.

POIS

Excellent légume farineux dont on n'use pas assez, de saveur particulière et agréable, facile à faire cuire, facile à manger et s'associant à toutes sortes de viandes.

HARICOTS

Excellent légume farineux ou féculent, savoureux, tendre, appétissant, de digestion parfois un peu lente. L'adjonction d'huile aux haricots facilite leur digestion et leur enlève leurs propriétés gazeuses bien connues.

LENTILLES

Excellent légume contenant, entre autres sels, du fer combiné.

Les lentilles doivent être bien mâchées pour être digérées.

La lentille est enveloppée d'une cuirasse de tissu ligneux que les liquides de la digestion ne peuvent attaquer. La lentille passe sans être digérée, lorsque cette enveloppe n'est pas rompue.

FÈVES

Excellent légume peu usité parce qu'il est bon marché. Ce n'est pas une raison pour s'en priver.

Les fèves ont un goût particulier qui varie heureusement l'alimentation. Elles peuvent s'associer à beaucoup de viandes.

POMME DE TERRE

La pomme de terre est un légume féculent qui rend de

grands services. Elle a remplacé, en grande partie, dans l'alimentation, les féculents précédents. Avant la découverte de la pomme de terre, l'alimentation se composait des autres féculents : pois, haricots, lentilles, fèves, blé, seigle, sarrasin, maïs, etc.

La pomme de terre contient des sels de potasse assez abondants.

La pomme de terre est venue s'implanter comme légume principal, le plus usité, le plus répandu et le plus estimé par tout le monde, surtout par les arthritiques auxquels elle est très favorable.

Toutefois, la pomme de terre est bien moins nourrissante que les autres féculents et elle ne mérite pas à ce point de vue les préférences dont elle est l'objet. Il est regrettable que la pomme de terre ait remplacé les autres féculents bien plus nourrissants.

Les pommes de terre se préparent bouillies ou rôties, ou au beurre et associées à toutes les préparations culinaires de viande.

La pomme de terre frite est en grand honneur. Cependant, elle est de digestion difficile. La graisse s'incorpore à la pomme de terre et le tout forme un mélange de corps gras, d'amidon et de ligneux, cause d'un très grand travail pour la digestion. Les estomacs robustes ne s'en aperçoivent pas et digèrent très bien les pommes de terre frites.

Les pommes de terre soufflées se digèrent plus facilement, elles sont produites par deux cuissons successives. La première cuisson forme cuirasse sur la surface de la pomme de terre. La seconde cuisson fait gonfler la pomme de terre, la graisse ne pénètre pas à l'intérieur, arrêtée par la cuirasse.

TOPINAMBOUR

Le topinambour est un tubercule ressemblant un peu à la pomme de terre, de goût spécial. Il est peu usité parce que, poussant dans les terrains maigres, il est bon marché. Cependant, il peut varier l'alimentation d'une façon heureuse.

LE RIZ

Le riz est une graminée que l'on prépare surtout comme légume.

Le riz est un excellent aliment, sans aucun défaut, se digérant facilement, plus facilement que les pois, les haricots et les lentilles.

Les estomacs délicats supportent le riz mieux que les autres féculents.

Avec le riz on fait des préparations variées :

1° Des potages divers, gras, maigres, au lait, associés à d'autres légumes ;

2° Des plats de riz divers, nombreux, variés : riz au gras, riz au maigre, riz au carrick, ou associés à des viandes diverses, poule au riz, etc., etc. ;

3° Des entremets et des gâteaux, soit seuls, soit associés à la crème et au lait, et toujours bien sucrés.

Le riz présente des avantages très grands et il n'est pas assez utilisé dans notre alimentation.

LES CHATAIGNES

Les châtaignes sont des fruits féculents. Ils servaient autrefois de réserves alimentaires. Certaines populations en faisaient leur principale nourriture. De nos, jours c'est un accessoire. On les mange bouillies ou grillées. Les marrons grillés sont toujours un peu lourds pour l'estomac délicat. Les marrons sont des châtaignes perfectionnées.

Article 33. — **Légumes herbacés.**

CHOUX, CHOUCROUTE, CHOUX DE BRUXELLES

Les choux rendent de grands services dans l'alimentation. La soupe aux choux est un plat traditionnel, savoureux, agréable et laissant de bons souvenirs.

Mais les choux sont de digestion un peu difficile et il faut en user avec prudence et modération.

Les choux de Bruxelles sont de petits bourgeons formant choux et poussant sur le tronc du chou quand la tête est coupée.

Les choux de Bruxelles sont plus faciles à digérer, étant plus tendres, plus délicats, plus minces, moins ligneux.

La choucroute. — On forme avec les choux une préparation renommée et excellente, *la choucroute.*

La choucroute nous vient d'Allemagne, son usage s'est répandu en France, depuis un quart de siècle.

La choucroute est faite avec des choux coupés en tranches minces, et qui subissent la fermentation lactique. Cette fermentation est une sorte de première digestion.

Les choux ainsi fermentés sont plus faciles à digérer. Ils sont macérés, plus tendres et les bons estomacs acceptent très bien la choucroute.

Les estomacs délicats ne peuvent, cependant, s'accommoder des choux et de la choucroute. Mais beaucoup de tuberculeux ont bon estomac et se trouvent très bien de l'usage de choucroute, une fois tous les 8 jours ou tous les 15 jours. Cette choucroute peut être accompagnée de saucisses, de jambon même fumé, pourvu que ces produits soient de bonne qualité, non avariés et en petite quantité.

Choux-fleurs. — Les *choux-fleurs* sont plus faciles à digérer que les choux, leur texture leur permet de s'imprégner facilement des sucs de la digestion. Ils sont formés par des tissus plus mous, plus tendres, plus fragiles que les tissus des feuilles de choux. Mais parfois les choux-fleurs ne sont pas digérés facilement. Cependant, ils forment un excellent plat de légumes

Concombres. — Les concombres sont servis le plus souvent comme hors-d'œuvre et en salade. Ils sont de digestion un peu lourde.

Citrouille. Potiron. — Les citrouilles servent à faire une soupe excellente, préparée avec du lait et du sucre. Légèrement purgative ou laxative.

Aubergine. — Légume herbacé excellent, de saveur agréable, variant l'alimentation.

RACINES

Radis. — Les radis roses sont donnés comme hors-d'œuvre. Ce sont des apéritifs excellents; mais les estomacs délicats ne les supportent pas. En tout cas, il faut bien les mâcher pour les digérer.

Les radis noirs sont également indigestes, on les présente coupés en filaments.

Raves. Choux-raves. Navets. Carottes. — Racines mangées cuites et accompagnant ordinairement les plats de viande.

Ces racines, crues, sont indigestes.

Salsifis. — Racines mangées cuites, contenant une certaine proportion de ligneux. Bonne préparation.

Article 34. — **Fruits crus.**

Certains *fruits crus* sont difficiles à digérer.

L'estomac *délicat* peut bien supporter une petite quantité de *fruits crus*, pomme, poire, prune, etc., mais il ne pourra jamais en accepter une grande quantité.

Une grosse poire crue, pour un estomac délicat, est un lourd fardeau. Le plus souvent, cet estomac délicat s'en plaindra, même si elle est bien mâchée. De même pour les pommes, les prunes.

Tandis que l'estomac *sain et robuste* supporte très bien les fruits crus, en grande quantité, et s'en trouve très bien.

L'alimentation par *les fruits* est salutaire et avantageuse. Les fruits, en général, sont légèrement laxatifs, ils activent le travail de la digestion et luttent avantageusement contre la constipation.

Les fruits apportent à l'organisme des sels organiques très nombreux et très salutaires, des phosphates, des malates, des tartrates, des citrates, etc., de chaux, de soude, de potasse, de magnésie, etc.

Ils renferment aussi du sucre.

Les fruits ne sont pas tous également faciles ou difficiles à digérer.

Sont très faciles à digérer :

Les fraises ;

Les oranges, à la condition de ne prendre que le jus et de laisser les parties ligneuses blanches ;

Les raisins, à condition de rejeter les peaux et les graines ;

Les pommes crues ;

Les poires crues ;

Les pêches crues ;

Les prunes crues ;

Les abricots crus ;

Le melon.

Sont difficiles à digérer :

Les figues sèches ; elles conservent la peau qui est du tissu ligneux et absolument indigeste ;

Les fruits secs : *amandes*, *noix*, *noisettes*. Aussi on les mange toujours en très petite quantité. Elles servent surtout à déguster les vins au dessert.

CHAPITRE IV

ALIMENTS DIFFICILES A ÊTRE DIGÉRÉS

Exposé. — Graisses. — Sauces. — Liqueurs alcooliques. — Peau. Tendons. Aponévroses. Racines crues. — Viandes faisandées. — Conserves.

ARTICLE 35. — **Exposé.**

Cette catégorie d'aliments contient des produits qui, pour le tuberculeux, sont indigestes, nuisibles et pernicieux. Il faut les éliminer d'une façon absolue.

Il est vrai que les estomacs robustes et puissants peuvent en user. Ils peuvent manger la cuisine à la graisse, la peau, les tendons, les viandes faisandées, vivre de conserves. Mais ces personnes sont alors en parfaite santé, elles n'ont rien à risquer.

Le tuberculeux, au contraire, doit préserver son estomac et sa digestion de tout accident, de tout trouble, de tout empoisonnement. Les aliments de cette catégorie sont pour le tuberculeux une source d'ennuis, de troubles gastriques et d'arrêt de la guérison.

ARTICLE 36. — **Graisses.**

La question des corps gras et de la cuisine à la graisse est des plus importantes.

Toute une vaste région du Midi de la France fait la cuisine avec les corps gras.

Dans le Sud-Ouest on fait la cuisine à la graisse.

Dans le Sud-Est on fait la cuisine à l'huile.

DIGESTION DES CORPS GRAS

Tous les corps gras ne sont pas égaux devant l'estomac. Les uns sont plus faciles à digérer, ou plutôt il y a des corps gras plus difficiles à digérer les uns que les autres, car tous les corps gras sont difficiles à digérer.

Les personnes bien portantes, sobres, mangeant peu, trouvent dans la graisse un aliment qui leur est favorable et qui est très bien supporté. Toute leur puissance de digestion, et elle est grande, est employée à digérer la graisse.

Chez le tuberculeux, on ne doit pas demander un tour de force à la digestion. On doit utiliser la puissance de digérer pour transformer la plus grande quantité d'aliments possible et pour cela il faut éliminer les aliments indigestes ou difficiles à digérer.

Les graisses doivent être éliminées. Elles imposent à la digestion du tuberculeux un travail inutile. Elles accaparent la puissance de digérer qui doit être mieux employée pour d'autres aliments.

VARIÉTÉS DE GRAISSES

Les graisses sont plus ou moins difficiles à être digérées.

Par ordre décroissant, on a *la graisse de bœuf*, *la graisse de porc*, *la graisse de volaille, oie, canard*, *les huiles végétales*.

La graisse de bœuf est la plus difficile à digérer. Elle forme le suif et on en fait du savon ou des bougies ; on en fait aussi de la margarine.

La graisse de porc est moins difficile à digérer, mais il ne faut pas cependant en abuser. On pourra, quand on mange un morceau de jambon maigre, prendre aussi un peu de gras, mais en le mesurant, et en en prenant qu'une petite quantité.

La graisse de volaille, graisse d'oie, graisse de canard est encore moins difficile à digérer, mais il ne faut pas en abuser.

Les pâtés de foie d'oie et *de foie de canards* sont lourds quand on mange la graisse qui les accompagne ou quand cette graisse est mélangée au foie. Il faut éliminer cette graisse quand on mange du pâté de foie gras.

Les huiles végétales sont des corps gras moins difficiles à digérer que les graisses précédentes, mais il faut cependant s'en défier. Leur usage trop abondant arrête le travail de la digestion comme les graisses.

ARRÊT DE LA DIGESTION

L'effet des corps gras, graisses et huiles, pris en trop grande quantité, est de supprimer l'appétit, de donner une bouche amère, de déterminer des nausées, des envies de vomir et cet état se prolonge plusieurs jours.

Si l'usage exagéré des corps gras est prolongé, il détermine du pyrosis, des acidités de l'estomac, de la gastrite.

Le corps gras tapisse la surface de l'intestin d'un enduit qui l'empêche de fonctionner. Cet enduit paralyse les cellules épithéliales de l'intestin, et s'oppose ainsi à l'absorption des autres aliments.

Le corps gras forme une couche ténue, très mince, mais suffisante pour mettre une barrière infranchissable entre l'aliment facile à absorber et l'intestin ; entre l'œuf, par exemple, et l'intestin.

La capacité d'absorber la graisse est limitée. Quand cette capacité est satisfaite, quand les cellules de l'intestin ne peuvent plus absorber de graisse, elles se laissent envahir. Cette graisse reste dans l'intestin et à sa surface, favorisant le glissement des autres aliments et s'opposant à ce qu'ils soient absorbés.

Quand la quantité de graisse ou d'huile prise est trop grande, elle produit l'effet d'un purgatif, de la diarrhée, par exagération des mouvements de l'intestin, et exagération des sécrétions intestinales.

HUILE DE FOIE DE MORUE

Le tuberculeux ne doit pas manger de graisse ou de corps gras. Il a cependant une certaine capacité à digérer les corps gras, mais il faut qu'il réserve tout son pouvoir pour digérer *l'huile de foie de morue* ou *le beurre.*

L'huile de foie de morue est le corps gras le plus facile à être digéré. Elle se dissocie et se répand facilement. L'huile fait tache; ce qu'elle fait sur une feuille de papier, elle le fait sur la surface de l'intestin.

C'est un travail en moins pour les ferments de la digestion.

La graisse, au contraire, est un corps gras solide, résistant et se laissant entamer difficilement par les sucs de la digestion.

De plus, *l'huile de foie de morue* est un corps gras très bien accepté par l'intestin. Si le tuberculeux en prend plus qu'il ne peut en digérer, l'huile de foie de morue passe le plus souvent inaperçue ; quelquefois elle détermine un peu de diarrhée, parfois même des coliques, mais sa suppression met fin à tous ces petits ennuis.

L'huile de foie de morue ne produit pas les nausées persistantes, la bouche amère, le pyrosis, les aigreurs, le manque d'appétit résistant, symptômes que provoque la graisse.

L'huile de foie de morue est un corps gras prêt à être digéré. Elle apporte avec elle des principes utiles à la digestion, ce sont les principes du foie, principes nécessaires pour l'élaboration et la transformation des aliments en tissu vivant.

On peut dire que *l'huile de foie de morue* est déjà digérée avant d'être absorbée par la bouche et par l'estomac. C'est pour ces motifs qu'au lieu de s'opposer à la digestion des aliments en général, elle la favorise.

Le dyspeptique par insuffisance hépatique, le dyspeptique dont le foie est paresseux se trouve très bien de l'usage de *l'huile de foie de morue.* Cette huile guérit cette dyspepsie provenant d'une faiblesse fonctionnelle du foie.

L'huile de foie de morue apporte à l'économie les produits que le foie surmené ne peut fournir. Cette aide journalière suffit le plus souvent pour faire reposer le foie et le remettre en état de fonctionner d'une façon normale.

BEURRE

Le beurre est un corps gras qui se digère encore plus facilement que l'huile de foie de morue. Mais n'a pas cet avantage d'apporter les produits du foie à l'économie.

DANGER DE LA FRAUDE

Il faut se tenir en garde contre la fraude du beurre. Des fabricants adroits donnent un produit ayant toutes les apparences du beurre, mais ne contenant pas de beurre.

Le beurre falsifié est de la margarine maquillée, margarine vendue comme beurre. Ceci est plus qu'une supercherie, plus qu'un vol. Pour le tuberculeux, c'est une tentative de meurtre.

En effet, le tuberculeux, qui peut absorber 100 ou 200 grammes de beurre de bonne qualité, prend cette falsification de beurre, en avale 50 grammes, et sa digestion en est arrêtée pour deux ou trois jours. S'il renouvelle l'ingestion de margarine pendant plusieurs jours, sa digestion est troublée pour longtemps, quinze jours ou un mois. Aussi faut-il contrôler la provenance de ces produits qui, étant très salutaires et très utiles, sont fraudés par des gens sans conscience et sans honnêteté.

Article 37. — **Sauces.**

La sauce est une préparation culinaire courante et fréquente. Elle rend de grands services, mais elle a aussi des inconvénients considérables.

La sauce ordinaire est faite avec de la farine et de la graisse, deux choses indigestes associées, qui en produisent une troisième encore plus indigeste.

Il existe des sauces faites avec le jus de la viande, sans farine et sans graisse. Ces sauces sont excellentes, se digèrent très bien, sont recommandables. Ce ne sont pas ces préparations qui sont visées.

SAUCE MÈRE

La sauce ordinaire, formée de farine et graisse, pour être bien préparée demande beaucoup de temps.

Dans les grands hôtels et grands restaurants, on consacre trois jours à la préparation de *la sauce mère.*

Le premier jour on fait bouillir toute la journée la farine et l'eau ou le bouillon additionné d'os, de jus de viandes, de résidus et de déchets de viandes, on obtient de la sorte un liquide légèrement sirupeux, puis on filtre.

Le deuxième jour on colore, on ajoute du vin blanc qui précipite certains albuminoïdes, on fait bouillir toute la journée, on filtre.

Le troisième jour on enlève à froid la graisse qui aurait pu se glisser, on fait bouillir toute la journée et on filtre.

Cette cuisson trois jours de suite rend l'amidon plus facile à digérer en le transformant en dextrine. De plus, il n'entre pas de graisse dans la composition de cette sauce mère.

Pour faire une sauce ordinaire, on ajoute à cette sauce mère divers produits ou épices qui doivent lui donner un goût particulier. De là sorte on a une sauce facile à être digérée.

Mais il faut trois jours pour faire cette sauce, et on la prépare par cent ou deux cents litres à la fois. C'est la sauce des restaurants qui soignent l'estomac de leurs clients. Ces restaurants sont rares et chers. Ce ne sont pas des restaurants de tuberculeux.

SAUCE VULGAIRE

La sauce vulgaire est faite avec de la farine et un corps gras. On fait cuire le tout, on fait *roussir*. C'est un *roux*, on ajoute de l'eau ou du jus de viande à chaud.

Cette cuisson fait que ces deux aliments *graisse* et *amidon* sont intimement liés ensemble.

Les ferments de la digestion doivent les désunir pour qu'ils puissent être digérés et absorbés, puis suivre chacun une voie différente. C'est un travail pour lequel il faut une grande puissance de digestion.

De plus les ferments qui digèrent *la graisse* ne sont pas les mêmes que ceux qui digèrent *l'amidon.*

Ces ferments ne peuvent agir que l'un après l'autre, d'où lenteur de la digestion.

La graisse émulsionnée est absorbée par les cellules de la surface intestinale pour aller de là dans les lymphatiques chylifères puis dans le sang veineux.

L'amidon, transformé en dextrine et en glucose, est absorbé par les cellules de la surface intestinale, pour aller de là dans les vaisseaux capillaires et dans le foie.

La graisse et la cuisine à la graisse occasionnent des digestions lourdes, lentes, difficiles, puis le pyrosis, les renvois acides, les brûlures de l'estomac, la gastrite, la dilatation de l'estomac, la dyspepsie, et quelquefois la perte complète de la faculté de digérer.

ARTICLE 38. — **Liqueurs alcooliques.**

Les liqueurs alcooliques, *absinthe*, *pernod*, *aniselle*, etc., sont pernicieuses pour la digestion.

L'alcool est un paralysant de la digestion.

Sa première action dans l'estomac est de précipiter les peptones, de tuer le ferment chargé de digérer la viande et les albuminoïdes.

L'action suivante de l'alcool est de paralyser l'absorption. Il durcit les tissus, les rend rigides, inhabiles à fonctionner. La surface intestinale est rendue inapte à absorber. Les glandes sécrétant le suc gastrique sont paralysées, leur sécrétion est arrêtée.

Le foie reçoit l'alcool absorbé, et sa fonction en est entravée. L'alcool durcit le foie, paralyse tous les éléments du foie.

Les grands buveurs d'alcool ont des maladies de foie, leur foie ne fonctionne plus, ne laisse plus passer le sang normal qui s'accumule dans les vaisseaux intestinaux, et transsude dans le péritoine. C'est *l'ascite* des buveurs.

Les boissons dites apéritives coupent la digestion, l'entravent, l'arrêtent et suppriment l'appétit.

Article 39. — Peau. Tendons. Aponévroses. Racines crues.

La viande contient certains produits qui ne peuvent être digérés. Ce sont *la peau*, *les tendons*, *le tissu cellulaire* formant *les aponévroses*, *les vaisseaux artériels, veineux et lymphatiques*, *les nerfs*.

L'homme bien portant supporte très bien tous ces tissus. Ils passent dans le tube intestinal sans déterminer de trouble.

Mais l'estomac délicat ne peut pas supporter ces corps étrangers. Les cellules intestinales sont lésées par ces blocs qui viennent les heurter et la digestion en est souvent troublée.

Le tuberculeux doit veiller à ce que toutes les entraves de la digestion soient supprimées. Il doit éliminer soigneusement de l'alimentation *la peau*, *les tendons*, *les aponévroses*, et tous les produits indigestes. Le tuberculeux doit savoir se servir de son couteau pour les supprimer.

Les bouchers parent la viande, c'est-à-dire qu'ils enlèvent les parties indigestes, mais malgré cela, il en reste encore beaucoup, car ils ne peuvent pas tout enlever. Il reste dans l'intérieur des muscles, des parties tendineuses. Il reste entre les muscles les aponévroses et tous ces produits indigestes doivent être éliminés soigneusement de l'alimentation.

RACINES CRUES

Les racines crues sont indigestes, il faut des estomacs très robustes pour les digérer ou les supporter.

Les racines crues contiennent beaucoup de tissu ligneux, du bois, de la cellulose, produits indigestes et chargeant inutilement l'estomac.

Si nos ancêtres ont vécu avec des racines crues, ils avaient une force et une vigueur à digérer que l'on ne rencontre pas chez le tuberculeux. Il vaut mieux ne pas obliger l'appareil digestif à se battre avec les racines crues.

Les radis devront être pris avec précaution et circonspection.

Toutes les racines devront être cuites pour servir à l'alimentation.

Article 40. — **Viandes faisandées.**

Les viandes faisandées contiennent *un poison spécial*.

Ce poison donne les mêmes symptômes que *le choléra*, *diarrhée*, *vomissements*, *crampes*, le tout pouvant amener la mort.

EMPOISONNEMENT

Cet empoisonnement est aigu ou chronique.

Lorsque *cet empoisonnement* est aigu, la mort arrive quelquefois rapidement entre deux et huit jours..

Le plus souvent le malade guérit de cet empoisonnement aigu.

Quand *l'empoisonnement* est chronique, il existe de nombreux troubles dyspeptiques et nerveux. De la paresse intellectuelle, de la faiblesse générale, de l'amaigrissement. C'est ce qu'on appelle *le botulisme*.

Un *empoisonnement* analogue peut se produire, quand la viande mangée n'est pas digérée, et qu'elle séjourne quelque temps dans l'estomac et l'intestin. Cette viande devient gâtée, avariée, faisandée, empoisonneuse dans l'appareil digestif lui-même.

La viande peut donc être cause de deux sortes d'empoisonnements également intéressants pour le tuberculeux.

1° Empoisonnement par la viande faisandée à l'air libre.

2° Empoisonnement par la viande fraîche devenue gâtée, avariée, changée en poison dans l'appareil digestif lui-même.

Chez le tuberculeux ces deux empoisonnements ont le même résultat, ils amènent rapidement la mort.

1° EMPOISONNEMENT PAR LA VIANDE FAISANDÉE A L'AIR.

Sous l'influence de conditions atmosphériques, physiques, chimiques, électriques, et de l'humidité, la viande se gâte.

Un orage fait gâter la viande quelquefois en deux heures.

La chaleur également fait gâter la viande rapidement parfois en une heure.

Il se fait une transformation des éléments, transformation qui est le début de *la putréfaction* et se traduisant par une coloration verdâtre et de la mauvaise odeur.

Il se développe à la suite de cette *transformation putride* des poisons appelés *Leucomaïnes*, poisons très dangereux et très violents.

2° Empoisonnement par la viande mangée bonne et transformée en poison dans l'intestin.

Si une personne mange de la viande, et si, pour une raison quelconque cette viande n'est pas digérée dans l'estomac ou l'intestin, cette viande se gâte, subit une transformation analogue à *la putréfaction.*

La température du corps dépassant 37° facilite cette *transformation putride.*

Les poisons sont les mêmes que la viande soit putréfiée dans l'intestin ou à l'air libre. Ce sont des *leucomaïnes.*

Ces poisons se forment assez rapidement et sont absorbés immédiatement, aussitôt formés. Ils déterminent un empoisonnement rapide, et souvent la mort du tuberculeux.

La viande n'est pas digérée, deux cas peuvent se produire :

1° La viande n'est pas digérée parce que le tuberculeux a un estomac paresseux, des fonctions digestives fonctionnant mal. L'estomac ne sécrète pas de suc gastrique suffisant.

Le malade n'a pas d'appétit et mange peu ; mais la petite quantité de viande mangée n'est pas digérée et transformée par les sucs gastriques.

2° La viande n'est pas digérée parce qu'elle est mangée en trop grande quantité.

Le tuberculeux doit faire de la suralimentation.

Quand son estomac est bon, il mange le plus possible de la viande cuite ou crue, en morceaux plus ou moins gros, hachée ou pulpée.

Les parties les plus faciles à digérer sont attaquées et transformées les premières.

Mais quand la capacité digestive a été utilisée et satisfaite, quand la puissance de digérer est épuisée, quand l'estomac a digéré toute la viande qu'il pouvait digérer il reste encore de la viande non digérée dans l'estomac.

Cette viande en excès reste plusieurs heures sans pouvoir être digérée, le travail de la digestion est une succession d'actes, et pour qu'une nouvelle digestion commence, il faut que les actes de la précédente se soient succédé et soient terminés, ce qui demande au moins deux heures.

Pendant ce temps, la viande en excès qui n'a pu être digérée séjourne dans l'estomac, puis chemine dans l'intestin. Dans l'intestin, elle trouve un milieu alcalin, elle est mêlée au chyme. elle ne peut plus être digérée, car la viande ne peut être digérée que dans le milieu acide de l'estomac.

Alors la viande non digérée se trouvant depuis plusieurs heures dans l'intestin, et à une température favorable, subit *la transformation putride.* La viande se corrompt dans l'intestin, elle se gâte, elle se putréfie, elle se transforme en *leucomaines*, poisons violents. Cette viande forme une source continuelle de poisons, elle empoisonne continuellement l'individu.

Quel est le résultat de cet empoisonnement chez le tuberculeux ?

L'homme sain meurt quelquefois de cet empoisonnement, mais le fait est rare.

LE TUBERCULEUX MEURT TOUJOURS DE CET EMPOISONNEMENT PAR LA VIANDE ALTÉRÉE.

Le tuberculeux est un malade qui ne peut lutter contre un ennemi surajouté à la tuberculose.

Le tuberculeux est déjà impuissant contre la tuberculose.

Le tuberculeux a besoin de toutes ses forces pour lutter contre le bacille tuberculeux et contre les poisons tuberculeux, et souvent il est vaincu, impuissant.

Si un autre empoisonnement vient s'ajouter à l'empoisonnement tuberculeux, l'organisme est encore plus terrassé, encore plus impuissant, et il meurt.

Un petit embarras gastrique vulgaire abat le tuberculeux, c'est une grande maladie, car il y a dépense plus grande de forces et pendant ce temps le bacille n'est pas maintenu et se fait envahisseur.

Une petite affection telle que la grippe paralyse en partie le tuberculeux et pendant ces jours d'impuissance le bacille de la tuberculose envahit rapidement et d'une façon terrible l'organisme.

A plus forte raison un empoisonnement grave qui fait mourir l'homme sain et bien portant, sera-t-il préjudiciable et mortel pour le tuberculeux.

C'est ce qui arrive avec la viande gâtée, source de poisons leucomaïnes.

Le point faible de l'organisme, le poumon tuberculeux, est pris immédiatement.

Ce point faible est un émonctoire par où s'éliminent un grand nombre de produits nuisibles, formés dans l'organisme.

Ce point faible, le poumon tuberculeux, fait un appel aux poisons leucomaïnes formés dans l'intestin par la viande gâtée. Ces poisons passent dans le sang et arrivent rapidement au poumon.

Voici l'action spéciale de ces poisons. *Ils propagent la putréfaction.* Ils appellent à la même transformation les tissus morts ou sur le point de mourir. *Ils transforment le poumon malade, nécrosé, en produits de putréfaction.*

Dans le poumon tuberculeux il existe des parties mortes destinées à être éliminées. Ces parties nécrosées du poumon sont envahies par les poisons de la putréfaction, et se putréfient à leur tour sur place.

Ces parties nécrosées du poumon sont constituées par les granulations tuberculeuses, et tous les points envahis par le bacille tuberculeux.

Sous l'influence de *ces poisons*, les granulations tuberculeuses *se putréfient*, se ramollissent, subissent le travail de ramollissement, c'est la granulie aiguë remplaçant la marche lente ou même la guérison.

C'est la mort rapide, d'abord localisée aux points du

poumon atteints, puis la mort envahissant et prenant tout l'individu.

Ce danger, cette mort imminente, il faut l'avoir présente à l'esprit, car elle est toujours une menace terrible pour le tuberculeux, obligé de s'alimenter, obligé de manger beaucoup et de manger de la viande.

A côté de ce danger de mort, il faut donner le moyen de l'en préserver.

Ce moyen c'est le TANNIN.

TANNIN

Le tannin tanne la peau, il la rend imputrescible, dure, résistante, inattaquable par les germes. Il empêche sa transformation putride. Une peau non tannée se corrompt et tombe en pourriture en quelques jours. La même peau tannée se conserve indéfiniment. *Le tannin empêche la putréfaction.*

Introduit dans l'estomac et dans l'intestin, *le tannin* empêche la putréfaction de cette viande en excès. Il tanne cette viande comme il tanne la peau. Il tanne cette viande, la durcit, l'empêche de produire des poisons mortels.

Il neutralise ces poisons, il empêche l'absorption de ces poisons quand ils se forment. Il s'associe, se combine à ces poisons pour donner des produits insolubles. Il empêche que ces poisons n'aillent porter la mort locale aux poumons. Il empêche la mort du tuberculeux.

Tout tuberculeux doit savoir prendre du *tannin*, doit connaître le *tannin de bonne qualité* (*tannin à l'alcool, en poudre, chimiquement pur, en flacon de* 100 *grammes sous cachet de Merck*). C'est la vie qui lui est rendue, c'est la mort qui est éloignée.

Sachant se servir du tannin le tuberculeux est à l'abri de la mort.

ARTICLE 41. — **Conserves.**

Les conserves donnent une alimentation défectueuse.

L'alimentation par *les conserves seules* occasionne des maladies de la nutrition. Cette alimentation n'est pas à conseiller, et si exceptionnellement on peut user de conserves parce qu'elles sont commodes, pratiques, avantageuses, il faut qu'elles soient réservées pour les cas particuliers où l'on ne peut avoir des aliments frais.

Les conserves sont de plusieurs sortes :

1° *Les conserves en boîtes ;*

2° *Les conserves fumées ;*

3° *Les conserves dans la graisse ;*

4° *Les conserves desséchées.*

1° Conserves en boites.

Les conserves de légumes peuvent être utilisées, les légumes de conserve sont moins bons que les légumes frais, ils ne sont pas toujours très bien supportés.

Les conserves de viande ou de poissons peuvent être utilisées exceptionnellement. La viande subit une transformation moléculaire qui la rend très apte à se laisser envahir par les microbes de toutes sortes, de la putréfaction et de la suppuration. Aussi ces boîtes ouvertes s'altèrent très rapidement. Elles doivent être consommées aussitôt ouvertes.

Les boîtes gâtées ne peuvent être utilisées, elles sont le siège d'une fermentation qui développe des poisons mortels et violents.

2° Les conserves dans la graisse.

Ces conserves peuvent être utilisées par des estomacs robustes, mais non pas des estomacs délicats.

Ces conserves sont un véritable poison pour le tuberculeux.

On peut ranger dans cette catégorie, *les morceaux de volailles* conservés dans la graisse fondue, *la charcuterie* de toute sorte conservée, *pâtés, jambons, saucisses, saucissons*, et préparations nombreuses, qui sont de véritables *colonies de la putréfaction.*

Le tuberculeux qui en mange est destiné à mourir rapidement.

On peut faire une exception pour *les sardines à l'huile,*

en boîtes, quand elles ne sont pas anciennes. Ces deux procédés de conservation, boîte fermée et huile, les rend utilisables pendant la première année environ.

Les conserves dans le sel sont aliment très médiocre et à défendre au tuberculeux.

3° Conserves fumées.

Il est classique de recommander *le jambon fumé* au tuberculeux, c'est alors plutôt comme apéritif.

Comme aliment, *les conserves fumées* laissent à désirer. Il se forme des ptomaïnes dans les tissus et cette alimentation ne peut être abondante. Il faut la défendre au tuberculeux, à part les exceptions rares et discrètes.

4° Les conserves desséchées.

Elles comprennent *les poissons desséchés* ou *stockfisch.* C'est une alimentation médiocre, et qui a perdu de ses qualités nutritives.

TROISIÈME PARTIE

CLASSIFICATION DES ALIMENTS SUIVANT LEUR EFFET UTILE

CHAPITRE PREMIER

CLASSIFICATION

Comparaison. — Aliments de construction et aliments de passage.— Classification détaillée.

Article 42. — COMPARAISON

Nous venons d'examiner les aliments au point de vue de leur digestibilité, c'est-à-dire au point de vue de leur facilité à être digérés.

Nous allons les examiner au point de vue de leur effet utile. Nous étudierons quel est le rôle des divers aliments, à quoi ils servent, quels services ils nous rendent, ce qu'ils deviennent dans notre corps, et comment, après nous avoir servi, ils sont rejetés.

COMPARAISON

La construction du corps humain est comparable à la construction d'une ville.

Pour la construction d'une ville, plusieurs moyens sont mis en œuvre, plusieurs centres de travail se forment et concourent au même but.

Des usines forgent le fer, construisent des locomotives et

des rails, des instruments de travail, des poutres de fer, des colonnes, etc.

Des chantiers construisent les routes qui doivent servir au transport des matériaux.

Les voies de communication par les fleuves et les canaux sont également utilisées : ce qui nécessite la construction de bateaux ainsi que des chantiers spéciaux.

D'autres chantiers arrachent les pierres aux montagnes. Des ouvriers taillent les pierres, d'autres préparent la chaux, le ciment et le plâtre.

D'autres ouvriers travaillent le bois, préparent des poutres et des planches.

Et tous ces produits arrivent en des vagons ou en des bateaux au point utile pour que la construction s'élève.

Tous ces chantiers sont au loin.

Il existe des chantiers de construction plus rapprochés où on prépare le mortier, on taille la pierre, on adapte les matériaux, les poutres, les colonnes de fer, etc.

Ce résumé est l'image de la construction de l'homme, au moyen des matériaux aliments.

Comme les usines qui préparent la chaux, le ciment, les pierres, les poutres, les planches, il existe dans le corps humain des organes, des ouvriers, des forces vitales qui transforment et préparent les aliments en matériaux utilisables.

De même que les trains, les vagons, les bateaux transportent les matériaux au point nécessaire ; de même, dans le corps humain, de petits vagonnets ou de petits bateaux qui sont les globules sanguins, transportent les matériaux. Le courant sanguin transporte au point voulu les éléments nécessaires à la construction.

De même que la pierre taillée est mise en place, de même l'élément vital, transformé, taillé, rendu assimilable, est porté par un ouvrier à la place qu'il doit occuper dans le corps humain.

Article 43. — ALIMENTS DE CONSTRUCTION ALIMENTS DE PASSAGE

La vie est de tous les instants. La vie se manifeste par

un échange continuel d'éléments neufs venant remplacer les éléments anciens. Les éléments vieux, usés, tombent et sont éliminés par notre organisme.

Ces éléments ne sont pas tous semblables. Ils ont deux rôles principaux :

1° Parmi ces éléments, les uns doivent constituer notre individu, notre corps, nos formes, notre plastique, d'où le nom *d'aliments plastiques* (du grec πλαζω, je façonne). Ce sont les aliments de construction ;

2° Parmi ces éléments, les autres doivent servir à l'activité de l'organisme : ce sont des aliments d'action et des aliments de passage.

Rappelons la comparaison avec la machine à vapeur.

L'aliment plastique de notre corps est l'analogue de l'aliment plastique de la machine qui est le fer.

L'aliment d'action de notre corps est l'analogue de l'aliment d'action de la machine, constitué par l'eau et le charbon, grâce auxquels la machine produit la force.

Chez l'homme, ces aliments d'action ont de très grandes analogies avec ceux de la machine. Les uns et les autres contiennent de l'eau et du charbon. Ils brûlent dans le corps humain comme ils brûlent dans le foyer de la machine.

1° Les aliments de construction sont *les albuminoïdes* et *les sels* ;

2° Les aliments de passage sont les *hydro-carbonés*, eau et charbon.

DÉFINITION DES ALIMENTS DE CONSTRUCTION ET DES ALIMENTS DE PASSAGE

I. — ALIMENTS DE CONSTRUCTION.

Les aliments de construction sont ceux qui viennent faire partie du corps humain, y rester, y séjourner, faire partie intégrante et persistante des tissus.

Par exemple, les os font partie de notre corps et ne disparaissent pas du jour au lendemain. Les sels apportés à l'os viennent s'y incruster pour y rester plusieurs années.

De même pour la cellule nerveuse. L'élément nerveux est constitué par des principes qui restent, qui ne disparaissent pas en un jour.

Il en est de même de toutes les parties du corps humain.

Cependant, les éléments du corps changent et se renouvellent, mais ce changement a lieu lentement et dans l'espace de plusieurs mois ou de plusieurs années.

Au bout de cinq ou six ans, il ne reste rien de ce que nous avons été matériellement. Tous les éléments de notre corps sont changés. Tous les éléments de notre organisme ont été remplacés. La matière qui nous constitue est autre que la matière qui nous a constitué cinq ou six ans auparavant.

Ces aliments de construction sont comparables :

1° Au fer dont est construite la machine à vapeur;

2° Aux pierres et aux briques dont est construite une maison.

Les différentes parties de la machine peuvent s'user, on peut remplacer chaque pièce, la machine reste la même.

Les pierres et les briques peuvent se détacher ou s'effriter, on remplace les pierres et les briques. La maison reste la même.

De même pour un bateau, dont on change les parties usées. Au bout de plusieurs années, on a pu changer toutes les tôles, toutes les ferrures, tous les engrenages, tous les bois, le bateau reste toujours le même.

II. — Aliments de passage.

Les aliments de passage ne font que passer dans notre corps. Ils ne font pas partie de la charpente de notre corps.

Ils sont destinés à être utilisés par l'organisme. Ils entrent chaque jour en nous, ils en sortent chaque jour, après un séjour variable, mais relativement court.

Par exemple, l'oxygène est un aliment qui entre dans le corps par le poumon. L'oxygène est utilisé immédiatement, dans les instants qui suivent son absorption.

Autre exemple : le charbon alimentaire et les aliments carbonés sont absorbés aujourd'hui, ils sont brûlés aujourd'hui, et sont éliminés dans les vingt-quatre heures, ce sont des aliments de passage.

Il existe bien certains éléments carbonés qui restent en réserve dans le corps humain sous forme de graisse, mais ces réserves ne font pas partie de l'individu d'une façon définitive. Elles ne font pas partie de la charpente du corps humain. Elles peuvent être absentes et la santé être conservée. Elles peuvent disparaître d'un moment à l'autre.

Ces aliments de passage sont comparables au charbon et à l'eau de la machine à vapeur.

La machine consomme du charbon, emploie de l'eau et produit la force. Charbon et eau sont des aliments de passage qui ne restent pas longtemps dans la machine, et qui, une fois usés, laissent la machine intacte.

De même, la maison et l'usine reçoivent des aliments de passage ; le moulin reçoit du blé pour le réduire en farine, de l'eau pour faire tourner la roue ; quand l'eau est passée, quand la farine a été emportée, le moulin reste intact, la construction persiste toujours.

Article 44. — CLASSIFICATION DÉTAILLÉE

Sur les classifications.

Les classifications proposées pour les aliments on été nombreuses.

Les qualificatifs donnés aux différentes classes d'aliments ont été variés et discutés.

Il est bon de connaître ces classifications et ces qualificatifs, car chaque méthode ou chaque terme a une raison d'être

Tout objet peut être envisagé de différents côtés, à différents points de vue. Quoique les divers côtés d'un édifice ne soient pas semblables, quoique l'aspect soit différent suivant qu'on regarde cet édifice, soit de droite, soit de gauche, soit par devant, soit par derrière, c'est toujours le même édifice qui est envisagé.

Pour les données scientifiques, il en est parfois de même. Pour les aliments et leurs classifications, l'application varie suivant le point de vue auquel on se place. Les aliments restent toujours les mêmes.

Classification détaillée.

Pour étudier les aliments, on est obligé de créer plusieurs subdivisions, et de ranger ensemble les aliments qui présentent les mêmes caractères.

Nous aurons ainsi une classification des aliments suivant leur effet utile :

1° ALIMENT AZOTE OU ALBUMINOÏDES, appelés aussi *aliments azotés, aliments plastiques.*

2° ALIMENT CARBONE OU CHARBON, OU CARBONÉ, dont le *charbon* ou *carbone* est la base, appelés aussi *aliments hydrocarbonés, aliments respiratoires.*

Ce groupe comprend : *les sucroïdes, féculents, amidons, sucres.* Il comprend aussi *les corps gras.*

L'oxygène est le complément nécessaire de ces aliments.

3° LES SELS, *l'eau, le chlorure de sodium, les carbonates* et *les phosphates,* à base *de chaux, de soude, de potasse, de magnésie, de fer, de soufre.*

4° ALIMENTS MÉDICAMENTS, quelques-uns appelés aussi *aliment d'épargne : le thé, le café, l'alcool.*

5° DE L'HUILE DE FOIE DE MORUE et DU TANNIN, comme aliment du tuberculeux.

CHAPITRE II

ALIMENTS AZOTÉS. — ALBUMINOIDES

Rôle des albuminoïdes. — Digestion des albuminoïdes. — Rôle du foie. Transformation des albuminoïdes.

ARTICLE 45. — ROLE DES ALBUMINOIDES

Les aliments albuminoïdes représentent une classe importante. Ils occupent un rôle considérable dans l'alimentation. Ce sont eux qui servent à la construction de notre corps. Ils deviennent partie intégrante de nous-mêmes.

La matière organisée la plus rudimentaire, la plus primitive, a été *une molécule d'albuminoïde.*

On a appelé ces aliments, *aliments plastiques* parce qu'ils forment notre corps, c'est leur fonction la plus importante. Toutefois, quand l'organisme est privé d'aliments qui entretiennent la chaleur en brûlant, les aliments plastiques y suppléent et brûlent à leur tour pour entretenir le feu.

Voici la comparaison. Le bateau à vapeur marche parce qu'on brûle du charbon dans la machine. Si par hasard le charbon manque, le bateau ne restera pas pour cela sans marcher, la machine ne sera pas éteinte. On prend d'abord les vieux déchets de bois disponibles, puis les boiseries du bateau, les planches, les poutres, tout ce que l'on a sous la main pouvant faire du feu, sans pour cela nuire à la flottaison du bateau sur l'eau. On chauffe la machine avec le bois constituant le bateau, avec le bois servant à la constitution du bateau.

Quoique ce rôle puisse être tenu, il n'est qu'accessoire, et de même qu'en temps ordinaire on met dans le foyer de la machine de vieux morceaux de bois ayant servi au bateau, de même les albuminoïdes abandonnent quelques molécules de carbone pour servir à la combustion et à l'entretien de la chaleur vitale.

Brûler et produire de la chaleur n'est pas le rôle des aliments plastiques, ce rôle est réservé au carbone, aux aliments charboneux ou carbonés, destinés à brûler comme le charbon, et donnant de la chaleur grâce au charbon qu'ils contiennent.

Les aliments albuminoïdes sont constitués par *l'albumine de l'œuf*, *la viande*, *la chair musculaire* des animaux et des poissons.

Les graines contiennent des albuminoïdes, *l'albumine végétale*, *le gluten* du grain de blé.

Le lait contient *la caséine* comme albuminoïde pouvant être collecté en fromage.

Tous ces albuminoïdes ont une composition à peu près analogue.

Leur caractéristique chimique est de contenir de l'azote. D'où le nom *d'aliments azotés* qui leur a été donné. On les désigne quelquefois sous ce nom par opposition avec les aliments carbonés qui ne contiennent pas d'azote.

Les aliments albuminoïdes contiennent quatre corps chimiques principaux : *l'azote*, *le carbone*, *l'oxygène*, *l'hydrogène*.

L'azote est l'atome qui forme la charpente sur laquelle viennent se fixer *le carbone*, *l'hydrogène* et *l'oxygène*.

La molécule d'albumine est comparable à une petite masse construite avec du fer, des pierres, du bois et du ciment.

La charpente de la molécule d'albumine est constituée par l'azote, comparable à un solide croc en fer à trois branches, et sur lequel viennent s'entasser, s'agglomérer, les pierres et le bois, c'est-à-dire le carbone et l'oxygène.

L'hydrogène vient combler les vides, comme le ciment réunit les pierres et comble les trous d'un mur.

Les albuminoïdes se trouvent le plus souvent associés aux aliments des autres catégories.

Dans la chair d'animal, l'élément *albuminoïde* se trouve à côté de la graisse, élément carboné et à côté de nombreux sels.

Dans les graines, l'albuminoïde *gluten* se trouve à côté de l'amidon, élément carboné ; il est associé à quelques sels organiques voisins.

Par conséquent, en mangeant des aliments albuminoïdes, on mange aussi en même temps et le plus souvent des aliments hydrocarbonés et des sels divers.

L'albumine de l'œuf est le type des aliments albuminoïdes ; on les a appelés *albuminoïdes* à cause de leur ressemblance avec l'albumine de l'œuf.

Le mot albuminoïde est à la fois adjectif et substantif.

Albuminoïde est un adjectif qui veut dire ressemblant à l'albumine. Matière albuminoïde, aliment albuminoïde, élément albuminoïde.

Albuminoïde est aussi un substantif qui sert à désigner les corps ressemblant à l'albumine, les corps de constitution semblable à celles de l'albumine.

ARTICLE 46. — DIGESTION DES ALBUMINOIDES

Les albuminoïdes pris comme aliments se digèrent dans l'estomac au moyen *du suc gastrique.*

Cette transformation est successive.

Comparaison. Quand l'ouvrier veut transformer un bloc de rocher informe en pierre de taille à faces unies et planes, il taille d'abord une face, puis la seconde, puis la troisième, et ainsi de suite pour les six faces, qui constituent la pierre de taille. On a ainsi six états différents, six formes ou six transformations successives.

De même pour l'albumine.

Ces transformations successives ont été étudiées par les chimistes. A titre de curiosité nous les donnons en les prenant dans les traités classiques.

TRANSFORMATIONS DE L'ÉLÉMENT ALBUMINOIDE EN ÉLÉMENT ASSIMILABLE, APPELÉ ALBUMINOSE OU PEPTONE

État naturel	ou état	n° 1. — *Albuminoïde.*
Transformation	—	n° 2. — *Parapeptone ou syntonine.*
—	—	n° 3. — *Propeptone.*
—	—	n° 4. — *Dyspeptone.*
—	—	n° 5. — *Métapeptone.*
—	—	n° 6. — *Peptone définitive.*

La peptone définitive est assimilable, elle s'absorbe, et l'albuminoïde arrive ainsi à faire partie du corps humain.

Cette transformation successive de l'albuminoïde se fait par hydratation, c'est-à-dire par adjonction de molécule d'eau, H^2O.

La comparaison avec la pierre taillée n'est qu'une comparaison destinée à faire comprendre la série des transformations.

Nous avons envisagé l'albuminoïde en général, mais pour chaque variété d'albuminoïde, il existe une série de transformations analogues.

Les principaux albuminoïdes sont :

La fibrine musculaire ;
L'albumine de l'œuf ;
La gélatine ;
Le gluten ;
La caséine ;
L'albumine végétale, etc.

Par conséquent, pour chacun de ces corps, il y aura des transformations successives.

Exemple : *Transformation de la caséine.*

Corps	n° 1. — Caséine.
—	n° 2. — Parapeptone de caséine.
—	n° 3. — Propeptone de caséine.
—	n° 4. — Dyspeptone de caséine.
—	n° 5. — Métapeptone de caséine.
—	n° 6. — Peptone de caséine définitive.

Autre exemple : *Transformation de la fibrine musculaire.*

Corps n° 1. — Fibrine musculaire.
— n° 2. — Parapeptone de fibrine musculaire.
— n° 3. — Propeptone de fibrine musculaire.
— n° 4. — Dyspeptone de fibrine musculaire.
— n° 5. — Métapeptone de fibrine musculaire.
— n° 6. — Peptone définitive de fibrine musculaire.

Autre exemple : *Transformation du gluten.*

Corps n° 1. — Gluten.
— n° 2. — Parapeptone de gluten.
— n° 3. — Propeptone de gluten.
— n° 4. — Dyspeptone de gluten.
— n° 5. — Métapeptone de gluten.
— n° 6. — Peptone de gluten définitive.

On obtient de même *l'albumine peptone définitive*, la *gélatine peptone définitive.*

La peptone définitive s'appelle aussi *albuminose.*

Cette transformation successive de l'albuminoïde, c'est un ouvrier vivant qui l'opère, c'est un ferment que notre estomac produit, *le ferment peptique*, *la pepsine.*

Cet ouvrier transforme tous les albuminoïdes qui arrivent dans l'estomac et qui viennent à son contact.

Un autre ouvrier prend cet élément et l'introduit dans le corps humain. Cet ouvrier, c'est *la cellule* qui tapisse l'intestin, *la cellule* qui se trouve à la surface de l'intestin.

L'ouvrier qui a taillé la pierre la donne à un autre ouvrier, lequel la porte sur un vagonnet au point utile.

De même pour *l'élément albuminose* ou *peptone définitive.*

Les ouvriers du corps humain se transmettent la pierre, *la peptone définitive ou albuminose*, pour la conduire au point utile.

C'est *le sang* qui est chargé de ce transport.

La pierre est brute, quoique taillée, l'albuminose est brute, elle va aller *au foie* qui la transformera en tissu vivant.

Le foie transforme la matière inerte en matière vivante.

ARTICLE 47. — ROLE DU FOIE

MARCHE OU PROGRESSION DES ALBUMINOIDES DANS LE CORPS HUMAIN.

Quand *la substance albuminoïde* a été transformée en un corps assimilable, c'est-à-dire en *peptone définitive* ou *albuminose*, elle est absorbée par l'organisme ; elle passe dans les vaisseaux capillaires de l'intestin et elle est conduite au foie par le courant sanguin de *la veine porte.*

Les vaisseaux capillaires sont comparables à des ruisseaux sortant de la source, et portant l'eau à la rivière et au fleuve.

La feuille d'arbre qui tombe dans la source est entraînée par le courant qui la porte au ruisseau, à la rivière et au fleuve.

De même la molécule *d'albumine peptone* est entraînée dans le courant, qui la porte au vaisseau capillaire, aux veines portes et au foie.

Un ouvrier a transformé l'élément albuminoïde en élément assimilable, en albuminose ou peptone.

Un autre ouvrier prend cet élément et l'introduit dans le corps humain. C'est *la cellule qui tapisse l'intestin.* la cellule qui se trouve à la surface de l'intestin.

L'ouvrier qui a taillé la pierre la donne à un autre ouvrier qui la porte sur un vagonnet au point utile.

De même pour l'albuminose ou substance albuminoïde transformée, les ouvriers se transmettent cette substance, cette pierre, pour la conduire au point nécessaire. C'est *le sang* qui est chargé de ce transport. La pierre est brute, isolée, l'albuminose est brute, isolée, indépendante, elle va aller au FOIE qui la transformera en TISSU VIVANT.

Nous venons de voir la marche de l'élément albuminoïde dans le corps humain.

1° *La substance albuminoïde* a été transformée par l'ouvrier qui est le ferment de l'estomac, en albuminoïde assimilable, appelée *albuminose* ou *peptone* ;

2° Cette peptone est absorbée par la surface de l'intestin.

Cette absorption se fait par le travail d'un second ouvrier, *la cellule épithéliale de l'intestin* ;

3° *La cellule épithéliale de l'intestin* fait passer cette molécule de peptone à d'autres ouvriers, *les capillaires sanguins*. La molécule de peptone est prise, saisie par ces capillaires qui la font passer dans les veines, elle est charriée, transportée, véhiculée dans les veines jusqu'à *la veine porte* et *au foie*.

Cette molécule de peptone est prête pour faire partie du corps humain, mais elle n'en fait pas encore partie. C'est un élément neuf, prêt à servir, mais ce n'est encore qu'une pierre isolée, transportée, mais qui n'est pas encore mise en place et qui ne fait pas partie de l'édifice

Quel est l'ouvrier qui va sceller cette pierre à l'édifice ? C'est LA CELLULE HÉPATIQUE.

Le foie, recevant cette molécule de peptone, va être chargé d'un nouveau travail, d'une élaboration particulière, celui de faire entrer la molécule de peptone dans l'organisme, comme partie constituante de l'organisme.

Le foie va souder cette molécule de peptone à l'organisme et en faire un tissu vivant.

Le foie est un laboratoire où viennent se préparer, se mijoter, se fondre, se réunir, s'assembler, se mêler tous les produits du corps humain, les éléments neufs, comme les éléments vieux.

Le foie est une cuisine où se cuisent toutes les préparations à l'usage du corps humain.

Le foie est l'alambic où se distillent toutes les liqueurs servant au corps humain, alambic qui sépare les poisons, ceux provenant de l'extérieur comme ceux provenant de l'intérieur du corps humain ; le foie sépare ces poisons et les rejete à l'extérieur.

Le foie est une usine qui reçoit des matières premières, des choses neuves et des choses vieilles, et avec tous ces matériaux le foie construit de la matière vivante.

Le foie est une glande, la plus grosse glande du corps humain, on peut dire aussi la plus importante.

Le foie est une glande annexée à l'appareil de la diges

tion, c'est-à-dire faisant partie de l'appareil de la digestion, c'est l'aboutissant de la digestion. C'est l'intermédiaire entre l'extérieur du corps, représenté par la surface intestinale, par la peau de l'intestin, cette peau s'appelle une muqueuse. Le foie est l'intermédiaire entre cette surface intestinale et les tissus humains, faisant partie de notre corps.

Le contenu du tube digestif ne fait pas partie des tissus humains. Tous les produits contenus dans la cavité intestinale sont des corps qui sont étrangers à notre organisme. Nous les portons de même que les objets que nous portons sur notre dos.

Il serait mieux de dire que l'appareil digestif, estomac et intestin, est une annexe du foie. Le foie étant le centre où s'opère le travail le plus important, le travail de la nutrition.

Le foie est l'organe qui transforme la matière inerte en matière vivante.

La peptone, transformée par la digestion et rendue assimilable, se trouve prête pour être utilisée ; mais cette peptone est encore matière inerte, non vivante, et c'est le foie qui va la transformer en matière vivante.

Le foie est représenté par la cellule du foie.

Le travail du foie est représenté par le travail de la cellule du foie.

Quel est le travail de la cellule hépatique en ce qui concerne la peptone?

Schématiquement, *la cellule hépatique* est en contact :

A gauche, avec un *vaisseau capillaire* venant de la *veine porte.*

A droite, avec un *vaisseau capillaire* allant *au cœur.*

Du côté gauche, le vaisseau capillaire sanguin apporte *la peptone assimilable.*

De même qu'un ouvrier associe un morceau de fer travaillé et un manche en bois pour faire un marteau, de même l'ouvrier appelé *la cellule hépatique* associe cette peptone à d'autres produits, elle en forme un marteau ou un autre élément organisé, vivant, par exemple un *globule blanc*, une *cellule blanche*.

C'est une comparaison, un schéma, car la cellule blanche est le produit d'un nombre considérable de mouvements vitaux, que nous réunissons en une seule résultante pour la clarté.

Cette *cellule blanche* est l'élément vivant, c'est un serviteur qui va se prodiguer, suivant les besoins de l'organisme. Il sera ouvrier ou patron, soldat ou général.

Cette *cellule blanche* deviendra, par exemple, *globule sanguin*, et la peptone que nous suivons fera partie du globule sanguin.

Cette *cellule blanche*, portée par le *courant sanguin*, peut aller dans toutes les parties du corps, elle arrivera, par exemple, dans *le cerveau*. La peptone qu'elle porte sera prêtée à une cellule nerveuse, et fera partie de cette cellule nerveuse.

Autre exemple, cette *cellule blanche* arrivera par le courant sanguin dans *un muscle*, et la peptone que nous suivons toujours à la piste sera prêtée par la cellule blanche et ira faire partie du muscle.

Voilà le trajet que suit l'élément neuf dans le corps. L'albuminose ou élément azoté, rendu vivant par le foie, fait partie d'une cellule blanche pour être transporté dans les différentes parties du corps, et pour remplacer les pierres usées par une pierre neuve et solide.

Il existe d'autres moyens de transport pour la peptone et pour les éléments neufs, par exemple *les sérums*.

Le foie transforme la peptone inerte en peptone vivante et l'assimile au sérum.

Au sérum sanguin par exemple.

Cette peptone rendue vivante dans le sérum sanguin s'appelle d'un autre nom. Sa constitution a un peu changé, ses propriétés ne sont plus les mêmes, c'est LA FIBRINE (entre autres produits).

Ce *sérum* est chargé de fibrine et aussi de nombreux éléments azotés neufs et vivants. Ce sérum est porté dans toutes les parties du corps par le courant sanguin.

Ce *sérum* va mettre en contact l'élément azoté neuf et vivant avec les muscles, avec les centres nerveux, avec tous les organes qui doivent l'utiliser.

ARTICLE 48. — TRANSFORMATION DES ALBUMINOIDES

Il est intéressant d'examiner ce que devient cette *peptone vivante* dans les différents organes.

1° *Dans le muscle :*

Cette *peptone vivante*, cette *substance albuminoïde vivante*, apportée par le sang au muscle, est cédée au muscle soit par le sérum, soit par la cellule blanche, soit par le globule sanguin.

Elle entre dans le muscle, elle forme partie constituante du muscle, elle sert à la construction du muscle, elle sert à former les éléments les plus simples du muscle.

Mais elle change un peu de constitution tout en restant élément azoté.

De même la pierre ou la brique apportées pour boucher un trou dans le mur sont taillées de façon à s'adapter au mur.

Les auteurs classiques décrivent trois substances albuminoïdes dans le muscle :

1° *La caséine ;*

2° *La musculine ;*

3° *La sérine du muscle.*

Peut-être en existe-t-il un plus grand nombre, peu importe

Nous suivons à la piste notre albuminoïde, notre peptone, notre élément azoté, notre azote, et nous assistons à toutes ses transformations, à tous ses changements.

La peptone, devenue vivante dans le foie, est transportée par le sang et cédée *au muscle*. Elle fait partie du muscle, elle forme un *albuminoïde du muscle*, elle sert à la construction du muscle. Le muscle est construit avec ces albuminoïdes, comme une maison est construite avec des pierres.

Or, tout s'use en servant. Toute machine s'use, toute maison se dégrade, le mortier tombe, les pierres s'effritent.

Le muscle en servant, en travaillant, en se contractant s'use lui aussi, ses éléments les plus simples s'usent par le travail. *Les albuminoïdes du muscle* s'usent comme les pierres d'une rue.

Que vont devenir les albuminoïdes usés ? Ces albuminoïdes en s'usant subissent des transformations, ils perdent leur forme, leur constitution. De même les pavés de la rue perdent leurs angles, leur forme ; de même certaines pierres d'une maison sont ébréchées, perdent leur forme, ne sont plus solides, quand elles reçoivent des choses répétées.

Ces transformations des albuminoïdes du muscle ont été étudiées par les chimistes et nous les transcrivons en les prenant sur les manuels d'étudiants.

On peut classer ces albuminoïdes transformés venus du muscle, en séries.

Série n° 1. — L'albuminoïde donne :

La créatine ;
La créatinine.

Série n° 2. — L'albuminoïde donne :

La xantine;
L'hypoxantine;
L'acide urique ;
L'urée.

Série n° 3. — L'albuminoïde donne à l'état pathologique :

La thaurine ;
La lécithine.

2° *Dans les nerfs.*

Examinons le même voyage de la substance albuminoïde vivante dans les nerfs, puis ses transformations successives.

La *peptone* est devenue *substance albuminoïde vivante* par son passage dans *le foie. Le sang* transporte cette substance albuminoïde vivante au moyen du sérum, de la cellule blanche, du globule sanguin, le sang fait arriver cet albuminoïde vivant jusque dans les centres nerveux.

Arrivée à ce contact, la peptone vivante s'incorpore à une *cellule nerveuse*. L'albuminoïde vivant est cédé à une *cellule nerveuse* par le sang, par le sérum, par la cellule blanche, par le globule sanguin.

Sous l'influence du travail nerveux, l'albuminoïde nerveux s'use. Sous l'influence du travail de la cellule nerveuse, l'élément albuminoïde s'altère, s'use, se déforme, perd de ses attributs. De même la pierre s'ébrèche, s'use, perd sa forme, perd sa force de résistance, ne tient plus à sa place.

De même la bêche du paysan s'use et se déforme.

De même la lime du serrurier s'use et perd ses propriétés mordantes.

Il en résulte des transformations dans différents sens. Toutes les transformations ne sont pas les mêmes, elles varient suivant le travail demandé, suivant l'effort exigé, suivant la forme de la pierre, de la brique, de la bêche ou de la lime, suivant la nature de l'albuminoïde.

La pierre calcaire et la brique ne donnent pas les mêmes résidus. De même les différents albuminoïdes constituant la cellule nerveuse ne donnent pas les mêmes résidus.

On peut classer ces transformations et ces résidus provenant du travail des nerfs, en plusieurs séries.

SÉRIE I. — AZOTÉS

Créatine ;
Xanthine ;
Acide urique ;
Urée.

SÉRIE II. — NON AZOTÉS

Cholestérine ;
Acides gras.

SÉRIE III. — SELS MINÉRAUX

Phosphates alcalins.

SÉRIE IV

Nucléine.

Lécithine { *Névrine.* *Acide phosphoglycérique.*

Acide stéarique.
Acide oléique.
Acides gras.

Cérébrine.

Voilà quelques transformations successives des aliments, en particulier de l'albuminoïde qui nous occupe.

Toutefois, il faut remarquer que tous les résidus de l'albuminoïde ne sont pas des composés azotés. Il existe à la suite du travail nerveux des résidus à l'état de sels minéraux, et des résidus dépourvus d'azote tels la cholestérine et les acides gras. Ces derniers peuvent être utilisés comme charbon par l'organisme.

Dans cette chasse à courre, nous avons suivi à la piste l'*albuminoïde*, nous avons laissé de côté les autres éléments, les hydrocarbonés, les sels, pour ne pas compliquer l'explication, pour ne pas mettre de confusion dans l'esprit.

En effet, le nombre des éléments constituant l'organisme est considérable. Ils se rattachent : 1° aux albuminoïdes ; 2° aux hydrocarburés ; 3° aux sels.

Pour ne considérer schématiquement que les sels minéraux, eaux, chlorures, phosphates, carbonates de chaux, de soude, de potasse, de magnésie, de fer, nous comptons treize sels principaux, répartis inégalement dans les tissus de l'organisme. Mais il en est de secondaires bien plus nombreux. Il existe des sels minéraux organiques encore plus nombreux.

Les corps organiques albuminoïdes ou hydrocarbonés sont beaucoup plus nombreux que les sels.

Il existe plus de cinquante corps organiques différents dans le corps humain, et pour les suivre il faut les classer en séries.

C'est ce que nous venons de faire pour les albuminoides.

La transformation finale étant obtenue, c'est l'*urée* qui est la dernière transformation de l'albuminoïde. Ce résidu, l'*urée*, est éliminé et rejeté à l'extérieur dans l'urine.

CHAPITRE III

ALIMENT CHARBON. — HYDROCARBONÉS

Le charbon ou carbone. — Les sucroïdes. — Les graisses et corps gras — Rôle de l'oxygène.

Article 49. — LE CHARBON OU CARBONE

Les aliments à charbon ou hydrocarbonés sont des aliments de passage.

Suivant leur nature, on les désigne sous le nom de *féculents*, *amidons*, *sucres*, *graisses*, *aliments hydrocarbonés*, *aliments respiratoires*.

ALIMENTS DE PASSAGE

Ces aliments sont destinés à traverser le corps humain sans s'y arrêter longtemps. De même, le charbon et l'eau de la machine.

Leur effet utile est de tous les jours, de tous les instants, comme le charbon et l'eau de la machine.

Si l'organisme possède quelques réserves de ces aliments c'est pour que le travail s'accomplisse sans interruption.

COMBUSTION

Ces aliments ont pour but principal de brûler dans le corps humain et d'entretenir la chaleur vitale. Ils sont, à tous les points de vue, comparables au charbon et à l'eau qui servent à faire marcher la machine.

Le charbon brûle et produit l'activité de la machine. Quand il n'y a plus de charbon, la machine s'arrête ; de même, la machine humaine.

OXYDATION

Ces aliments brûlent dans le corps humain, comme le charbon brûle dans la machine ; c'est un phénomène absolument identique. Cette combustion est constituée par une oxydation, c'est-à-dire par une combinaison de l'oxygène avec le charbon.

L'oxygène est apporté par l'air, soit au corps humain, soit au foyer de la machine.

Toutefois, cette combustion est plus lente, plus régulière dans le corps humain. Elle est réglementée par l'organisme pour que la température du corps se maintienne dans les environs de 37°.

Tandis que dans la machine la combustion est bien plus active et la température bien plus élevée.

ALIMENTS RESPIRATOIRES

La propriété qu'ont ces aliments de brûler au contact de l'air et de son oxygène les a fait appeler *aliments respiratoires*, car c'est par la respiration que l'oxygène arrive dans l'intérieur du corps humain.

Ce sont des aliments respiratoires, parce qu'ils sont utilisés au moyen de la respiration. C'est leur rôle principal et le plus important.

Cependant, quand ces aliments sont absents, le corps entretient la chaleur vitale avec les albuminoïdes. L'organisme brûle d'abord les résidus et les déchets comparables aux vieux morceaux de bois et aux déchets de construction, puis, s'il n'a pas autre chose, il brûle sa maison pour se chauffer.

ALIMENTS HYDROCARBONÉS

L'analogie de ces aliments avec le charbon les a fait appeler aliments *carbonés*.

On les appelle encore aliments *hydrocarbonés*, parce que

ces aliments sont composés d'eau (hydro) et de charbon (carbonés).

Ces aliments sucroïdes sont composés des principes simples suivants : *carbone*, *oxygène*, *hydrogène*.

Ils ne renferment pas d'azote, ce qui fait leur grande différence avec les aliments azotés, au point de vue chimique.

Article 50. — LES SUCROIDES

CLASSIFICATION

Les aliments hydrocarbonés se divisent en deux catégories :

1° Les sucres et sucroïdes ;

2° Les graisses.

I. — Sucres et sucroïdes.

Les sucres et sucroïdes sont les aliments hydrocarbonés représentés par *la fécule*, *l'amidon*, *la dextrine*, *les sucres* et *les glucoses* alimentaires et commerciaux.

CONSTITUTION

Ces aliments sont contenus sous plusieurs formes, sous plusieurs états dans les graines ; ils sont la base des féculents.

Ils subissent par la digestion une série de transformations comme les albuminoïdes.

Il existe plusieurs sortes d'amidon, comme il existe plusieurs albuminoïdes : l'amidon de blé, l'amidon de riz, l'amidon ou fécule de pomme de terre, l'amidon de maïs, d'orge, etc.

Tous ces grains d'amidon diffèrent par leur forme, leur aspect et par certaines réactions chimiques. Mais tous ces amidons subissent par la digestion les mêmes transformations successives.

Digestion. — L'ouvrier qui transforme les amidons et les féculent est le ferment *diastase*.

Diastase. — L'ouvrier *diastase* prend chaque molécule

d'aliment et le taille, le façonne pour le transformer en aliment assimilable.

De même que l'ouvrier taille la pierre avec le marteau et le ciseau, enlève les aspérités, la rend lisse, plane et apte à servir, de même l'ouvrier ferment *diastase* taille la molécule d'amidon, lui enlève ce qui est inutile, la transforme en une molécule utilisable.

Une première transformation donne *la dextrine*.

Une seconde transformation donne *le glucose de digestion* (ce glucose est différent du glucose alimentaire que l'on trouve dans le commerce).

L'aboutissant de ces aliments, la transformation finale de ces hydrocarbures est un sucre représenté par *le glucose* (par digestion).

D'où le nom de *sucroïdes* qui leur a été donné par analogie avec les albuminoïdes.

DÉFINITION DE GLUCOSE

Glucose est un terme général qui désigne une série de corps de composition semblable.

Au point de vue qui nous intéresse, nous distinguerons trois sortes de glucoses :

1° *Le glucose* que l'on trouve dans le commerce et qui remplace quelquefois le sucre. Ce glucose est un aliment qui a besoin d'être digéré dans l'estomac. Il est digéré par le ferment *diastase* et transformé en *glucose assimilable*, comme les féculents et les amidons ; mais cette transformation de sucre et glucose alimentaire en glucose assimilable est bien plus facile que la transformation des amidons et féculents en dextrine, puis glucose assimilable.

2° *Le glucose de digestion* : c'est le résultat de la digestion des féculents et amidons par la digestion, au moyen du ferment diastase. Ces aliments sont transformés d'abord en dextrine, puis la dextrine est transformée en *glucose assimilable* : c'est *la glucose de digestion*, c'est un corps différent du glucose alimentaire ou glucose du commerce, quoique de la même série.

3° *Le glucose vivant* ou *glycogène*.

C'est *le sucre formé par le foie* et qui est lancé dans la circulation, porté par des ouvriers spéciaux.

Ce *glycogène* est formé au moyen du glucose assimilé, au moyen du glucose de la digestion absorbé et véhiculé jusqu'au foie par les veines portes.

VARIÉTÉS DES SUCRES

Les sucres sont nombreux, il en existe des variétés multiples : *le sucre de canne*, *le sucre de betterave*, *le sucre des fruits divers*, *pommes*, *poires*, *figues*, *prunes*, *raisins*, etc.

Certains sucres dévient à droite la lumière polarisée, d'autres sucres la dévient à gauche.

Tous ces sucres ont une composition à peu près semblable, ils diffèrent par quelques atomes d'oxygène et d'hydrogène.

Le glucose est une variété de sucre.

Il existe également plusieurs glucoses de composition à peu près semblables, mais présentant de petites différences.

Le sucre et *les sucroïdes* sont, dans leur catégorie, les analogues de l'albumine et des albuminoïdes dans leur catégorie.

Les sucres ont tous des propriétés semblables, facilité à être digéré. composition ne laissant pas de résidu intestinal. ce sont les aliments les plus assimilables.

Tout sucre introduit dans l'appareil digestif est digéré ou transformé définitivement en glucose de digestion assimilable et absorbé.

Le glucose de digestion est la dernière transformation des sucres, sucroïdes et hydrocarbures, amidon et fécule.

PROGRESSION DU GLUCOSE DANS L'ORGANISME

Le glucose de digestion vient d'être fabriqué par l'ouvrier *diastase*. Ce glucose de digestion est alors absorbé par l'intestin.

Comment ce glucose de digestion est-il absorbé ?

Un second ouvrier, *la cellule épithéliale de l'intestin*,

prend ce glucose, le transporte et le remet au *vaisseau capillaire sanguin.*

Ce glucose contenu dans le capillaire sanguin fait alors partie du corps humain.

Ce glucose est assimilable, prêt à servir, mais non encore matière vivante. Il n'est pas encore *glucose vivant.* C'est *le foie* qui va le transformer en matière vivante, en *glucose vivant*, en *glycogène.*

Le glucose, en effet, arrive au foie par les veines aboutissant à la *veine porte*, comme l'eau est portée à la mer par les rivières et les fleuves.

Dans *le foie*, le glucose est empoigné et manipulé par un autre ouvrier appelé la *cellule hépatique* ou cellule du foie.

Le foie possède une fonction glycogénique.

Le foie est une fabrique de sucre.

Le foie est chargé d'élaborer le sucre, le glucose et d'en former un sucre vivant, un glucose vivant.

Dans les raffineries de sucre, les ouvriers prennent le sucre brut et lui font subir diverses manipulations pour le raffiner et le purifier.

Dans la fabrique de sucre qu'est *le foie*, les ouvriers de la fabrique, c'est-à-dire *les cellules du foie*, prennent le sucre, *glucose de digestion*, le manipulent, le raffinent et en font un produit nouveau qui est *le sucre vivant* ou *glycose vivant* ou *glycogène.*

Ce sucre ou glycose vivant est déversé dans le courant sanguin où il conserve le nom de *glycogène.*

Ce sucre est porté dans les différentes parties du corps. Il va aux muscles.

Le muscle est un foyer incandescent, et le charbon qui alimente ce foyer est représenté par les aliments sucroïdes, *le glycogène.*

Ce foyer, le muscle, travaille et produit de la force, grâce au charbon appelé *glycogène.*

Les féculents et sucroïdes sont donc les aliments des muscles.

Le muscle est donc composé de deux sortes de matériaux : l'albuminoïde et le sucroïde.

L'albuminoïde est l'élément dont est construit la machine muscle.

Le sucroïde, qui est le charbon chargé de faire fonctionner la machine muscle.

Aussi, quand le muscle travaille beaucoup, il consomme beaucoup de charbon et pas d'albuminoïde.

S'il existe une petite dépense d'albuminoïde, elle est due à l'usure des rouages de la machine, mais cette usure est très petite et sans proportion avec la dépense de charbon ou sucroïde, dépense qui est considérable.

Ce n'est que dans le cas où le charbon fait défaut que l'albuminoïde sert à faire du feu.

Comme le potier qui, n'ayant plus de bois pour chauffer son four et ne voulant pas manquer sa découverte, employa ses meubles pour entretenir le feu.

Comme le vapeur qui, n'ayant plus de charbon en pleine mer, chauffe ses machines avec les planches et les boiseries du navire.

Le muscle est le foyer où vient brûler le charbon sucre.

1° Le charbon se combine à l'oxygène et donne de l'acide carbonique.

2° D'un autre côté, l'oxygène et l'hydrogène se combinent pour donner de l'eau.

Donc le travail musculaire donne comme résultat :

1° Une élévation de température ;

2° Une production d'acide carbonique ;

3° Une production d'eau.

L'élévation de température est très appréciable en certains cas.

Quand l'homme se livre à un travail musculaire violent, s'il court, s'il fend du bois, il se réchauffe en courant ou en travaillant.

La production d'eau se traduit par la sueur abondante qui couvre l'homme courant ou se livrant à un travail pénible.

L'acide carbonique s'exhale par les poumons, au moyen de la respiration.

Que devient l'élément sucroïde, une fois transformé?

Les produits de déchet sont pris par le sang.

L'acide carbonique est éliminé par les poumons.

L'eau est éliminée sous forme de sueur par la peau, elle est éliminée aussi par les reins avec d'autres produits, sous forme d'urine.

Les déchets nombreux sont encore éliminés par la sueur, par les urines et par les déchets intestinaux.

ARTICLE 51. — LES GRAISSES ET CORPS GRAS

Les graisses ou *corps gras* sont des aliments hydrocarbonés. Ils ne se comportent pas comme les précédents.

Par le travail de la digestion, les graisses ou corps gras sont séparés des autres aliments. Ils sont d'abord divisés en gouttelettes très petites par un premier ouvrier, *le suc pancréatique* : c'est *l'émulsion*. Un second ouvrier. *la cellule épithéliale de l'intestin*, empoigne ces gouttelettes et les verse dans les vaisseaux lymphatiques.

Mais ce travail est très grand et très pénible, aussi la digestion des graisses est-elle laborieuse. Et quand les corps gras sont en trop grande quantité, ils arrêtent le travail de la digestion. Ils obstruent les passages qu'ils doivent traverser, ils paralysent les ouvriers qui doivent les faire avancer.

Tel un cheval qui doit traîner une charge trop lourde s'arrête et ne peut rien faire avancer, ses efforts sont en pure perte.

Ces gouttelettes graisseuses cheminent en suivant les vaisseaux lymphatiques et elles sont déversées dans les veines. Arrivées là, elles suivent le courant sanguin dans le poumon, puis dans tout le corps.

Dans l'organisme, les corps gras brûlent comme l'huile dans la lampe. Ils s'oxydent au contact de l'oxygène et donnent de l'acide carbonique et de l'eau.

Si les gouttelettes graisseuses ne sont pas utilisées, elles s'arrêtent sous la peau et forment une réserve de graisse.

De même, quand les aliments hydrocarbonés, les sucroïdes, ne sont pas tous dépensés par le travail musculaire ou le travail de chauffage (calorification), ces éléments se transforment en graisse et s'accumulent sous la peau ou dans certaines parties du corps humain. Ils se localisent dans de petites cavités qui forment des greniers d'abondance.

La graisse de notre corps est une réserve pour les jours de disette.

Pour que la santé soit bonne et satisfaisante, il faut qu'il y ait toujours une certaine réserve de graisse.

Comment se fait cette transformation d'aliment hydrocarboné et sucroïde en graisse ?

Cette transformation a lieu par un arrêt de combustion, par un arrêt d'oxydation.

La formation de la graisse n'est pas l'état normal et régulier. Trop de graisse nuit. Trop de graisse est le signe d'une anémie particulière, *l'anémie graisseuse.* L'organisme est impuissant à effectuer le travail de combustion. Il ne peut brûler tous les corps hydrocarbonés, il ne peut les oxyder. C'est un arrêt de la nutrition, un arrêt des échanges nutritifs, c'est une anémie comparable au diabète. Dans le diabète, l'organisme ne peut brûler le sucre et le laisse échapper.

L'état normal et sain est de brûler tous les éléments hydrocarbonés, sucres et graisses apportés par l'alimentation et de n'en conserver qu'une certaine quantité pour les réserves.

Les huiles sont une variété de corps gras, elles sont fournies le plus souvent par les végétaux, huile d'olive, d'arachide, de noix, etc. ; elles sont moins difficiles à digérer que les graisses à cause de leurs propriétés de diffluer et de se répandre.

L'huile de foie de morue est un produit d'origine animale. C'est le corps gras le plus facile à digérer.

ARTICLE 52. — ROLE DE L'OXYGÈNE

ROLE DE L'OXYGÈNE AGISSANT SUR LES ÉLÉMENTS SUCROIDES

Les sucroïdes sont du charbon. C'est le carbone, C, qui est l'élément important de ces corps.

L'oxygène qu'ils contiennent est en très petite proportion.

L'hydrogène qui les accompagne sert, en quelque sorte, de remplissage pour boucher les trous, pour former une combinaison chimique stable, une molécule homogène.

L'oxygène apporté par la respiration sert à brûler le carbone ; il s'associe et se combine avec lui.

Cette combustion est lente et progressive.

Elle se fait par des passages successifs de corps de plus en plus oxydés, par des oxydations progressives.

Exemple : l'alcool C^2H^5OH. — L'alcool brûle dans le corps humain comme il brûle dans une lampe, en donnant de l'acide carbonique CO^2 et de l'eau H^2O.

Mais dans une lampe à alcool, la combustion est représentée par la flamme et cette combustion est immédiate, totale, complète, globale.

L'oxygène prend en une seule fois le carbone pour former l'acide carbonique CO^2.

Tandis que dans le corps humain, la combustion est lente. Elle a lieu par une série de combinaisons : l'oxygène prend peu à peu tout le carbone et le brûle ou l'oxyde.

Pour l'alcool $C^2H^5OH + O + O + O + O + O + O$ (oxygène) donne le résultat $CO^2 + CO^2$ (acide carbonique) $+ 3$ fois OH^2 (eau).

Dans le corps humain, les oxydations sont les mêmes, mais plus lentes et progressives ; elles sont proportionnées à la chaleur nécessaire.

Dans le muscle qui travaille, il y a usage et usure des éléments hydrocarbonés ou sucroïdes. Le travail musculaire a lieu au moyen de ces éléments sucroïdes et de l'oxygène respiré. Ces éléments sucroïdes sont brûlés à l'occasion du travail musculaire. Aussi, les féculents et les farineux qui sont les aliments des muscles, rendent ces muscles forts et puissants par l'exercice et l'entraînement qu'ils favorisent. Sans ces aliments, pas de puissance musculaire.

A l'occasion du travail musculaire, l'oxygène de la respiration, en se combinant aux sucroïdes et en les brûlant, produit le même résultat que pour l'alcool brûlant dans la lampe à alcool. L'oxygène s'accumule sur le charbon C, pour former de l'acide carbonique CO^2. L'oxygène prend l'hydrogène pour faire de l'eau H^2O.

L'acide carbonique est éliminé par la respiration, l'eau est éliminée par la sueur et les urines.

Il est à remarquer que la sueur provenant du travail musculaire est chargée de *toxines* produites par l'activité du muscle, par les décompositions et transformations successives du muscle, par l'usure des éléments constituant le muscle, sucroïdes et albuminoïdes.

Tandis que la transpiration provoquée sans travail musculaire, comme celle produite par une température élevée et par un bain de vapeur, cette sueur ne renferme pas de toxines, elle ne contient que de l'eau et des sels normaux, sans produits dus à une usure d'éléments musculaires.

HÉMOGLOBINE

L'ouvrier chargé de transporter l'oxygène s'appelle *hémoglobine.*

L'hémoglobine absorbe beaucoup d'oxygène à une température froide, à 15°, c'est-à-dire quand l'organisme a le plus besoin de combustion pour se réchauffer.

Cette *hémoglobine* absorbe, au contraire, très peu d'oxygène à une température chaude, à 35°, quand l'organisme a moins besoin de combustion.

Et il arrive ceci que, le sang venant au contact de l'air, dans le poumon, si l'air est froid, l'hémoglobine prend beaucoup d'oxygène, si l'air est chaud, l'hémoglobine prend au contraire très peu d'oxygène.

Pour le tuberculeux, le fait a son importance, et c'est une des causes qui expliquent pourquoi les tuberculeux se trouvent si mal de la chaleur et des climats chauds, l'organisme n'absorbe pas d'oxygène, les combustions sont ralenties, la vie est ralentie, et pour pouvoir lutter contre le bacille, il faut, au contraire, que la vie, les échanges vitaux et nutritifs soient accélérés et augmentés.

CHAPITRE IV

SELS

Exposé. — L'eau. — Le chlorure de sodium. — Les carbonates et phosphates. — Le fer.

ARTICLE 53. — EXPOSÉ

Les sels sont des aliments.

Les sels qui servent à l'alimentation de l'homme peuvent être des corps chimiques non vivants, non organisés. On les trouve tout constitués à la surface de la terre.

Ce sont des composés les plus simples et les plus stables.

L'alimentation et la nutrition les fait entrer dans notre corps, et, de matière inerte, les sels deviennent matière organisée.

Les sels sont les premiers corps qui sont venus impressionner la matière organisée. La première molécule organisée a été une molécule albuminoïde. Les sels sont venus s'y adapter et la servir suivant leurs propriétés.

L'eau, le sel marin, *ou chlorure de sodium*. *La chaux*, *la soude*, *la potasse*, *la magnésie* sous forme de *carbonates* ou de *phosphates*, *carbonates de chaux*, *de soude*, *de potasse*, *de magnésie*, *etc.*, *phosphates de chaux*, *de soude*, *de potasse*, *de magnésie*, *etc.* *Le soufre* et ses dérivés, etc.

Tels sont les sels qui se trouvent dans le sol et qui

entrent dans notre organisme. Ils conservent leur constitution chimique ou bien cette constitution se modifie.

Par exemple, *l'eau* entre dans notre corps ; une partie se combine pour former divers composés organiques (la graisse par exemple) ; une autre partie reste eau, comme dans le sérum sanguin ; cette eau reçoit alors en solution plusieurs corps et sels organiques. C'est de *l'eau vivante.*

Le chlorure de sodium que nous absorbons est en partie décomposé pour former d'autres corps, une autre partie reste *chlorure de sodium* et fait partie de nos tissus, ou se trouve en solution dans le sérum sanguin. C'est du *chlorure de sodium vivant.*

Le carbonate de chaux est en partie décomposé pour former d'autres corps, une autre partie reste *carbonate de chaux* pour aller incruster de sels calcaires les os. Il en est de même du *phosphate de chaux* qui forme avec le *carbonate de chaux* la substance dure des os.

Les phosphates et sels phosphorés servent à la confection du tissu nerveux.

Les sels, dans le plus grand nombre des cas, modifient leur constitution chimique et s'associent aux principes organiques du corps humain, les albuminoides par exemple. Ces sels forment avec les éléments du corps humain *des combinaisons chimiques organiques.*

Par exemple, il y a des sels qui se combinent aux albuminoïdes ou aux hydrocarbures pour former de nouveaux corps.

Par exemple, *les sulfates de chaux, de soude ou de magnésie* cèdent une partie de leur soufre pour le donner *à l'albumine.*

Autre exemple : *le fer* entre dans notre organisme sous forme d'aliment, citrate de fer, tartrate de fer, ou fer organique des lentilles, etc. Une fois le fer digéré et assimilé, il va s'associer à différents éléments pour former un corps nouveau et important, *l'hémoglobine.* Cette hémoglobine est destinée à fixer l'oxygène de l'air et à le transporter dans tout le corps.

Sans vouloir faire sur les sels une étude trop approfondie qui nous entraînerait trop loin, nous allons dire quelques mots sur les plus importants, de façon à avoir des idées générales sur la question, une vue d'ensemble sur le rôle des sels dans l'économie.

Les principaux sels de l'économie sont : *L'eau. Le chlorure de sodium ou sel marin. Les sels formés de carbonates et de phosphates*, dont les bases sont *la chaux, la soude, la potasse, la magnésie. Le fer. Les sulfates contenant le soufre.*

On a de la sorte *les carbonates de chaux, de soude, de potasse, de magnésie, de fer.*

Les phosphates de chaux, de soude, de potasse. de magnésie, de fer, etc., etc.

Tous ces sels ne sont pas également utiles.

Toutes les associations ne se trouvent pas dans l'organisme.

Les carbonates et les phosphates sont très abondants dans l'économie.

Par contre, le sulfate de fer n'est pas un corps organique, courant, et s'il peut se trouver dans le corps, c'est à l'état exceptionnel et en très minime proportion.

Nous étudierons surtout les sels qui existent dans le corps humain. Ce sont les formes les plus avantageuses pour l'alimentation.

L'alimentation donne, outre les sels précédents, de nombreux *sels composés, organiques*, c'est-à-dire ayant vécu.

Par exemple les fruits donnent le *citrate de chaux, de soude, de potasse, de magnésie. Les tartrates et les malates de chaux, soude, potasse, magnésie.*

Si nous envisagions tous les sels qui peuvent servir d'aliments, nous serions obligé d'en établir une liste très longue, et cette complication embrouillerait l'exposé.

En nous tenant à la liste précédente des sels, qui forme corps un schéma, et qui renferme les principaux sels du humain, on aura plus facilement l'explication des faits.

Si l'on ne parle pas du malate de fer, ou de celui de potasse, ni du tartrate de soude ou de celui de magnésie, on pourra tenir pour tous ces sels le même raisonnement que pour la série *des carbonates et des phosphates de chaux*, *de soude*, *de potasse*, *de magnésie*.

Article 54. — L'EAU

L'eau n'est pas un sel à proprement parler.

Mais l'eau est un corps composé comparable à un sel.

L'eau est le sel le plus simple. C'est le corps composé le plus stable, et comme toutes les décompositions organiques tendent à produire des corps simples et stables, l'eau est un produit des plus importants.

L'eau est éminemment utile à l'organisme.

L'organisme est composé de *deux parties d'eau* sur trois parties.

La matière organisée la plus simple a été une molécule azotée baignant dans l'eau.

Puis à un degré plus avancé la matière organisée a été une cellule baignant dans l'eau.

Les corps organiques sont devenus de plus en plus développés, et ont gardé les traces ineffaçables de leur origine hydrique.

Des êtres nombreux habitent encore les mers et les rivières. Les animaux qui vivent sur la terre ont conservé dans leur constitution les formes physiques, les réactions chimiques, la constitution moléculaire, que l'eau, milieu ambiant, a imposé à l'origine des êtres.

Nous sommes sécrétion. Toute notre vie est *sécrétion*. Toute notre vie est changement par le courant liquide, par le courant d'eau, qui d'abord était extérieur à la matière organisée.

Rappelons que la digestion se fait au moyen d'une sécrétion de 8 litres de liquide en 24 heures.

Rappelons que le courant sanguin, qui est d'environ 5 litres, va porter à tous les points du corps les éléments nouveaux. Il prend et véhicule les éléments usés, pour qu'ils puissent être transformés et éliminés. C'est le rappel du courant liquide dans lequel se meut la molécule de matière organisée et la cellule vivante.

Toute vie ne peut exister que par l'eau.

Sans eau, pas d'existence organisée possible. La matière organisée est née dans l'eau, dans un courant d'eau.

La succession des êtres s'est développée d'abord dans l'eau.

L'organisme s'est approprié ce phénomène physique, le courant liquide, pour s'y adapter, se l'adapter et se l'approprier.

L'eau entre dans le corps à l'état d'eau ou à l'état de combinaisons.

L'eau mise dans l'apparcil digestif en même temps que les aliments participe à la digestion, et forme avec les hydrocarbures des composés. L'eau facilite la digestion des hydrocarbures. C'est d'après ce principe que l'on recommande de ne pas boire en mangeant, aux personnes grasses qui veulent maigrir. Ces personnes ne doivent boire que deux heures après le repas, lorsque la digestion est terminée.

La graisse est le produit terminus des hydrocarbures. La graisse contient beaucoup d'eau. Si l'on supprime l'eau à l'organisme, il ne pourra pas fabriquer de la graisse faute d'eau.

C'est un raisonnement théorique, mais qui concorde avec les résultats pratiques.

L'eau bue deux heures après le repas, alors que la digestion est terminée, reste à l'état d'eau, ne participe pas aux transformations de la digestion, elle est absorbée comme eau, et ne se mélange pas aux éléments de la digestion pour former la graisse.

Ne pas boire en mangeant, fait maigrir par un autre mécanisme. Quand on ne boit pas en mangeant la faim est satisfaite plus rapidement, et on ne peut plus manger quand les aliments nécessaires à la vie ont été absorbés.

Dans les tissus l'eau forme la base de toutes les actions vitales, de tous les mouvements vitaux, de toutes ces combinaisons chimiques qui constituent la vie. Ces combinaisons chimiques, ces mouvements vitaux se font dans l'eau, ou dans un liquide dont l'eau est la base.

L'eau tient en solution des sels divers, des éléments divers, des substances diverses et forme *les sérums*, *les humeurs*, *le sang*, *la lymphe.*

L'eau sert de véhicule à tout ce qui est vivant dans le corps humain, à toutes les combinaisons qui se forment. Les cellules de l'organisme naissent dans un milieu humide, c'est-à-dire dans l'eau, leur formation a lieu grâce à l'eau.

La vie ne peut avoir lieu que par le moyen de l'eau.

La vie intime des tissus ne peut se continuer, se propager, se multiplier que par l'action physique et mécanique de l'eau.

L'eau sert à de nombreuses combinaisons organiques; on peut dire qu'elle est associée à *toutes* les combinaisons vitales.

ARTICLE 55. — CHLORURE DE SODIUM OU SEL MARIN

Le chlorure de sodium ou *sel marin* fait partie de notre individu. Nous ne pouvons nous passer de sel marin. Notre corps s'est adapté le sel de telle sorte que nous ne pouvons exister sans lui. Le fait prouve l'origine marine de la matière organisée qui a été notre première forme.

La matière organisée animale a eu la mer comme première habitation.

La première cellule vivante a eu l'eau de mer comme premier véhicule. Cette première cellule s'est trouvée en contact avec le chlorure de sodium et, suivant la grande loi de la nature, elle s'est assimilée, et a pris à son service le corps qui lui était juxtaposé et imposé. Elle a utilisé le milieu salin dans lequel elle se trouvait, et les développements successifs qui ont toujours eu lieu en présence du milieu salé ont continué à retenir *le chlorure de sodium* comme serviteur de la matière organisée et comme partie constituante des transformations de plus en plus compliquées.

Le chlorure de sodium est aliment. Il fait partie de notre individu, de nos tissus, du sang, des muscles, des os, des nerfs. Il se trouve dans tous les tissus.

Il peut exister du *chlorure de sodium* en excès dans notre corps sans que nous en souffrions. Le corps saturé de chlorure de sodium a sa faculté absorbante, sa puissance d'absorption satisfaite par un corps utile et jamais nuisible. Le corps saturé de chlorure de sodium ne peut absorber d'autres sels qu'en très petite quantité.

En ce qui concerne le tuberculeux, le fait a son importance.

Le tuberculeux saturé de *chlorure de sodium* a moins d'aptitude pour se laisser envahir par les poisons tuberculeux. Ces poisons ont moins d'action, n'étant plus absorbés aussi facilement. Ils trouvent entre eux et le tissu humain le chlorure de sodium en excès.

On peut mesurer très bien cette puissance d'absorption, et les effets qui résultent de la saturation du corps par le chlorure de sodium.

Si l'on met un malade nerveux à la diète de sel marin ou chlorure de sodium, ce malade ressent très facilement les bons effets des médicaments nerveux. Deux grammes de bromure de sodium auront un effet très marqué sur l'organisme privé de chlorure, le médicament nerveux sera absorbé et agira librement sur les éléments nerveux, sans être gêné, déplacé ou entravé par un sel différent.

Le même malade *saturé de chlorure de sodium* ou sel marin présentera des résultats opposés. Deux grammes de bromure seront sans effets parce que le corps est *saturé de sel marin*. Il faut dans ce cas des doses quatre ou cinq fois plus fortes de bromure pour que l'effet se produise et encore il est incertain.

Chez le tuberculeux, *la saturation de l'organisme par le sel marin* empêche l'effet des poisons tuberculeux, comme elle empêche l'effet du médicament nerveux, le bromure, chez l'autre malade.

La privation de sel marin, chez le tuberculeux, facilite au contraire l'action des poisons tuberculeux.

La diminution des chlorures favorise la tuberculose.

ARTICLE 56. — LES CARBONATES ET LES PHOSPHATES

Les sels forment une partie importante de notre corps, ils sont associés à tous nos tissus. Nous ne pouvons nous en passer. La matière vivante les trouvant dans le milieu ambiant les a fait siens, partie d'elle-même, et nous ne pouvons plus vivre sans ces nombreux sels que l'on trouve si communs dans la nature.

La progression des êtres organisés a suivi les vicissitudes des sels.

Quand les *carbonates* et *phosphates* étaient plus abondants et plus solubilisés qu'aujourd'hui, les êtres organisés avaient *des coquilles épaisses et lourdes*. Les mêmes êtres aujourd'hui, par exemple *les huîtres*, *les coquillages*, ont des coquilles moins chargées de sels calcaires.

Le refroidissement de la terre et leurs dépôts successifs ont rendu *les carbonates* et *les phosphates* moins abondants dans le milieu ambiant.

Toutefois, les sels sont indispensables à notre existence et ils doivent faire partie de notre alimentation et en quantité suffisante.

CARBONATES

Les carbonates de chaux, de soude, de potasse, de magnésie sont répandus dans tous les tissus.

Les carbonates de chaux forment surtout les os.

Le carbonate de chaux est un corps solide qui se trouve dans beaucoup d'aliments. Au moyen de transformations successives il devient soluble dans le sang et va se fixer dans l'os à l'état solide.

Le carbonate de chaux est très répandu dans la nature. Des couches terrestres sont formées de carbonate de chaux.

Les premiers êtres organisés vivant dans un milieu riche en carbonate de chaux se sont adaptés et assimilés à ce sel, et en ont fait une carapace, une enveloppe, une protection en forme de coquille, tel *le corail*, *l'huître*, *les coquillages*, *les homards*, *les langoustes*, etc.

Les premiers coquillages avaient une enveloppe bien

plus épaisse que ceux de nos jours, le milieu étant plus riche en carbonate de chaux.

Ces coquillages en s'accumulant et en subissant l'influence du temps se sont agglutinés et ont formé le marbre et des couches épaisses de calcaire dans lequel on retrouve encore la forme des êtres organisés.

Les bancs de coraux se forment encore par l'apport continuel de *carbonate de chaux* aux êtres organisés qui construisent ainsi leur demeure.

La charpente solide qui était d'abord extérieure, comme dans l'huître, le homard, le crabe, est devenue intérieure dans la suite des transformations vitales, et l'incrustation calcaire a fourni le *squelette osseux*, sur lequel viennent se fixer tous les tissus et les parties molles du corps humain.

LES PHOSPHATES

Les phosphates sont des corps importants, des aliments importants.

Le phosphore est l'aliment des nerfs. Nous pouvons travailler de nos nerfs, grâce *au phosphore*.

Le travail cérébral nécessite d'autres aliments complémentaires,mais les échanges nutritifs du muscle ne nécessitent pas du phosphore, le muscle qui travaille n'use pas de phosphore, tandis que le cerveau qui travaille nécessite une consommation de phosphore. Si l'activité musculaire s'accompagne d'usure de phosphore, c'est parce que le travail cérébral est également en activité pour assurer la contraction des muscles.

Le phosphore n'est pas le seul aliment des centres nerveux, il s'associe aux *albuminoïdes* pour les échanges vitaux des nerfs.

Le phosphore sert aussi à confectionner *les cellules blanches*, corps des plus intéressants dans le mécanisme vital.

Les cellules blanches peuvent se transformer en tout dans nos tissus. Elles peuvent faire *un globule sanguin*, *une cellule nerveuse*, *un élément musculaire*, *une cellule conjonctive*, etc.

Les phosphates sont très répandus dans la nature.

Les gisements de phosphates sont nombreux ; ils sont occasionnés par l'accumulation d'animaux antidiluviens ou préhistoriques dont les débris désagrégés ont laissé le phosphate comme corps le plus stable. On trouve dans ces gisements de phosphates des os et des dents d'animaux dont les espèces ont disparu.

Les phosphates de chaux servent à la constitution *de l'os* et *des dents*.

Avec *les carbonates*, *les phosphates* forment la charpente osseuse de notre corps.

Les os forment une réserve de phosphate, et quand l'alimentation est insuffisante en phosphate, l'organisme le prend aux os. Les os se creusent, deviennent moins solides, plus friables.

En ce qui concerne les tuberculeux, *la dépense de phosphore* est assez prononcée chez ces malades, à cause de la production de *cellules blanches*, qui se convertissent en *cellules soldats*, pour la fabrication des crachats. Cette dépense de phosphate est très grande, et on doit y suppléer par l'alimentation.

Le phosphate de potasse est contenu dans les globules sanguins et les muscles. Il en est de même du *phosphate de magnésie* et du *phosphate de fer*.

LA CHAUX

La chaux est une base très répandue dans la nature, et formant un grand nombre de composés dans le corps humain.

La chaux forme des sels insolubles qui se trouvent par conséquent dans les parties solides de l'organisme, dans les os, dans les muscles, les globules sanguins, tandis que la chaux ne se trouve pas dans les parties liquides de l'organisme, dans les sérums.

La chaux apportée à l'organise favorise les incrustations sous forme de *carbonate* et *phosphate de chaux*.

La médication par les phosphates de chaux est utile surtout par la chaux. Cette base vient donner au sang et aux sérums de la plasticité, elle supprime l'eau en excès, elle s'adapte aux éléments organisés pour les durcir et les rendre inattaquables contre les germes nuisibles.

L'eau de chaux est une excellente boisson dont on peut user sans crainte ; elle est inoffensive. Les enfants en bas âge peuvent en boire avec grand profit ; les grandes personnes et les tuberculeux également.

LA SOUDE

La soude est très répandue dans la nature.

La soude est une base qui forme des sels solubles et, à cause de cette propriété, la soude se trouve dans les liquides organiques et dans les sérums.

Le sérum sanguin contient du chlorure de sodium et des sels à base de soude. Le chlorure de sodium est lui-même un sel analogue aux sels de soude, le métal fondamental étant le sodium.

La saturation par le chlorure de sodium rend l'organisme inapte à absorber les poisons. Cette saturation par le chlorure de sodium comme par tous les sels organiques utiles est avantageuse ; elle rend le sang plus solide, plus résistant, plus robuste aux attaques des microbes ; elle donne aux sérums une consistance plus dense, plus serrée, plus compacte ; ils sont plus résistants aux inoculations virulentes. Ils repoussent plus vigoureusement les attaques des microbes causes de maladie.

Toutefois, certains sels de soude solubles, dont le lactate de soude est le type, ont une action contraire sur le sang ; ils diluent le sang en amenant de l'eau par leur solubilité, et pour cela ils sont nuisibles aux tuberculeux.

LA POTASSE

La potasse est une base dont le métal est le potassium.

La potasse est le sel du muscle. Les muscles contiennent beaucoup de sels de potasse.

Les globules sanguins contiennent des *sels de potasse* alors que le sérum dans lequel ils baignent contient des sels de soude.

MAGNÉSIE

La magnésie est une base plus rare que la chaux, la soude et la potasse ; elle est cependant nécessaire à l'organisme, elle est contenue dans les globules sanguins.

La magnésie active les sécrétions.

Ces quatre bases, *chaux*, *soude*, *potasse*, *magnésie*, ont un but différent.

La chaux est incrustante, non seulement des os mais aussi des tissus ; elle durcit les tissus.

La soude est dissolvante, elle fait la lessive du sang.

La potasse facilite les contractions musculaires.

La magnésie facilite les sécrétions de glandes.

ARTICLE 57. — LE FER

Le fer est contenu dans l'organisme au moyen de *l'hémoglobine*.

L'hémoglobine se présente sous forme de cristaux solubles ; elle fait partie des globules rouges du sang.

L'hémoglobine, dans le globule rouge, est un ouvrier d'un genre particulier. Cet ouvrier prend *l'oxygène*, l'accumule dans un récipient, et le transporte sur le vagonnet représenté par le globule sanguin.

Arrivé au muscle, l'ouvrier hémoglobine cède son oxygène, et puis il revient en prendre à la fabrique, c'est-à-dire au poumon, en suivant le courant sanguin.

Dans une ville, on ne transporte pas autrement *l'oxygène*. L'usine fabrique l'oxygène, elle l'accumule sous pression de 10 atmosphères dans des récipients particuliers.

Des ouvriers et des voitures transportent ces récipients chez les personnes qui en ont besoin, et quand le récipient est vide, un ouvrier le rapporte à l'usine où on le remplit de nouveau.

L'hémoglobine constitue ce récipient plein *d'oxygène* que l'ouvrier, globule sanguin, transporte aux différentes parties du corps. Quand *l'hémoglobine* a perdu son *oxygène*, elle va en chercher d'autre à la fabrique, le poumon.

Le fer est la condition de ce travail, car sans fer *l'hémoglobine* ne peut exister.

Le sang chargé d'oxygène est rouge vif, rutilant. C'est le sang artificiel.

Le sang qui a perdu son oxygène est du sang noir, ou rouge très foncé presque noir. C'est du sang veineux.

L'hémoglobine nous donne une idée de la vie intime des tissus. De même que dans l'appareil digestif il existe des ouvriers vivants, ferments solubles pour un service spécial, de même dans le corps il existe des ouvriers spéciaux, des ferments qui s'appellent d'un autre nom, mais ce sont toujours des ouvriers ferments solubles comme *l'hémoglobine*. Ces ferments, appelons les ainsi puisqu'ils n'ont pas d'autre nom, ont leur fonction. Ils se trouvent en certaine quantité dans toutes les cellules semblables de l'organisme et dans chaque cellule cet ouvrier s'acquitte de sa fonction. Ce ferment soluble, appelé *hémoglobine*, cet ouvrier manipule l'oxygène, voilà son rôle, mais il existe vingt autres *ferments* solubles ayant chacun un rôle différent.

SOUFRE

Le soufre est introduit dansl'organisme à l'état de sulfate. Il sert aux cheveux, aux ongles, aux poils,aux tissus cornés.

Il entre un peu de soufre dans les tissus albuminoïdes, et ces albuminoïdes alimentaires apportent une petite proportion de soufre à l'organisme.

Tous ces sels font partie intégrante de nos tissus.

Ils sont associés de diverses façons.

Ils ont des endroits d'élection.

Par exemple dans le sérum sanguin le chlorure de sodium et les sels de soude sont combinés avec d'autres éléments hydrocarbonés sucroïdes ou albuminoïdes et forment des corps nombreux.

Dans le globule sanguin, les sels de potasse,de magnésie, de fer, sont contenus à l'état de combinaison, avec des corps sucroïdes ou albuminoïdes pour former des corps nombreux. Nous avons vu que le fer forme l'hémoglobine. C'est un sel vivant, un ouvrier vivant chargé d'un service spécial et bien évident.

Dans le cerveau les phosphates sont unis avec des albuminoïdes, ils forment des combinaisons diverses pour donner la matière cérébrale.

Cette matière nerveuse est composée de nombreux corps.

Les sels par eux-mêmes sont des sels inertes non-vivants mais ils forment le passage de la chimie inorganique ou brute, à la chimie organique ou vivante et biologique, c'est-à-dire que tantôt les sels sont inertes, sans vie, tantôt ils sont sels vivants et agissants.

Les sels, les combinaisons salines représentent la vie et les échanges vitaux les plus simples.

Les albuminoides, les sucroïdes représentent la vie et des mouvements vitaux beaucoup plus compliqués.

La vie a commencé par être une combinaison de sels minéraux, une cristallisation et une série de solutions.

Puis elle a continué par être une combinaison d'albuminoïdes et de sucroïdes, azote et charbon.

En ce qui concerne les tuberculeux l'apport de sels alimentaires est nécessaire.

La suralimentation de sels alimentaires est avantageuse.

Au contraire, la déminéralisation, c'est-à-dire la pauvreté de l'organisme en sels est désavantageuse et dangereuse.

Quelquefois, la déminéralisation de l'organisme est la cause de la tuberculose.

CHAPITRE V

ALIMENTS-MÉDICAMENTS

Exposé. — Thé, Café. — Alcool. — Épices. — Huile de foie de morue et tannin.

Article 58. — EXPOSÉ.

Aliments-médicaments.

Dans cette catégorie se trouvent des principes qui participent à la fois des aliments et des médicaments.

Les principaux de ces *aliments-médicaments* sont : *le café, le thé, l'alcool, le tannin, l'huile de foie de morue.*

Comme *médicaments*, ils agissent sur l'alimentation, ils font valoir cette alimentation. Ils multiplient le rendement de l'alimentation, ils augmentent la puissance de la nutrition.

Comme *aliments*, ils subissent les mêmes transformations que les aliments. Ils suivent les mêmes chemins que les aliments ordinaires.

L'action de *ces aliments-médicaments* peut être favorable ou défavorable.

Cette action est favorable si on use de ces aliments-médicaments avec sagesse, réserve et prudence.

Cette action est défavorable si on use maladroitement de ces principes. Ils peuvent alors occasionner des empoisonnements, des maladies chroniques et même la mort: exemple l'alcool.

Quelques-uns de ces *aliments-médicaments* ont été appelés aussi *aliments d'épargne*. Parce qu'ils épargnent les ali ments. Ils économisent les aliments.

Avec la même quantité d'aliment ils donnent un rendement double, un travail plus considérable.

Ces *aliments-médicaments* donnent à l'organisme une stimulation spéciale, un meilleur emploi des éléments, un meilleur rendement et, par suite, ils produisent un travail plus grand, un effort plus puissant, plus soutenu et plus prolongé.

Certains de ces produits ne sont pas aliments par eux-mêmes. A eux seuls ils ne pourraient remplacer l'alimentation ordinaire.

L'*alcool*, quoique aliment carboné, ne peut remplacer et supprimer les autres aliments carbonés.

Le thé, *le café* ne peuvent remplacer les aliments azotés.

L'action de ces *médicaments-aliments* est comparable à un coup de fouet donné à l'organisme.

Si le cheval qui tire une charrette reçoit un coup de fouet, le travail produit sera plus considérable. Il peut être estimé quelquefois au double. L'animal n'aura pas mangé davantage. Grâce au coup de fouet, il pourra effectuer un travail deux fois plus grand, travail qu'il n'aurait pu effectuer sans cela.

Du reste, il ne s'en porte pas plus mal, si l'on use du procédé dans une sage mesure.

Il en est de même pour les *aliments d'épargne*; ils sont un stimulant de l'organisme et de la nutrition, un coup de fouet donné à l'organisme, à la nutrition, aux échanges nutritifs. Coup de fouet qui augmente la puissance des cellules nerveuses, des cellules assimilatrices, et des échanges nutritifs.

Cette action a lieu par le contact de *l'aliment-médicament* avec les éléments de l'organisme, avec les cellules nerveuses, avec les centres nerveux qui sont excités et stimulés. De même que les cellules nerveuses de la sensibilité sont stimulées par le contact du coup de fouet.

Ces principes sont *des médicaments*. Ils sont des corps chimiques définis, à composition constante. Les uns sont des alcaloïdes comme *le thé, le café*, et sont fournis par les plantes. Les autres appartiennent à d'autres séries chimiques, comme l'*alcool*, produit d'une fermentation.

Ces *aliments-médicaments* agissent parfois comme les médicaments par leur présence, ils ne subissent pas de décomposition chimique par la digestion, ou par leur passage dans les tissus. Ils conservent leur constitution chimique dans notre corps. Ils ne font pas partie de nos tissus à l'état normal.

La théine, la caféine, l'alcool ne se trouvent pas à l'état normal dans les tissus animaux, et comme tels ils sont médicaments.

Les aliments-médicaments se rattachent aux deux grandes catégories d'aliments, établies sur *l'azote* et *le carbone, les albuminoïdes* et *les sucroïdes* ; ils se divisent eux aussi en deux catégories :

1° *Les aliments-médicaments des albuminoïdes ;*

2° *Les aliments-médicaments des sucroïdes.*

Première catégorie : *les aliments-médicaments des albuminoïdes* sont appelés aussi *aliments d'épargne azotés, plastiques.*

Ils comprennent *le thé* et *le café* et les succédanés. On peut y ajouter certains médicaments, *la strychnine, la digitale, l'iode*, etc.

Deuxième catégorie : *les aliments-médicaments des sucroïdes* sont appelés aussi *aliments d'épargne respiratoires*, ou *hydrocarbonés.*

Ils comprennent *l'alcool, les corps gras, le beurre, les huiles et l'huile de foie de morue.*

Le thé et *le café* sont des médicaments nerveux, des toniques nerveux, et quand le cœur est faible, défaillant, le thé et le café sont des médicaments qui relèvent l'énergie cardiaque. Le cœur est l'organe qui travaille le plus dans le corps humain. Le travail du cœur ne peut cesser, alors que les autres travaux musculaires peuvent être supprimés. Le thé et le café sont appelés médicaments cardiaques, à cause de cette action stimulante sur le cœur, l'organe qui en a le plus besoin.

Le thé et *le café* agissent par *la théine* ou la théobromine et *la caféine.*

Il existe d'autres variétés de médicaments toniques du cœur et de l'activité musculaire, *la kola*, *la coca*, *le maté*, etc. Mais ils ne sont pas tous inoffensifs. En certains pays ils sont usités comme aliments d'épargne ou stimulants généraux, comme chez nous le thé et le café.

L'alcool agit souvent comme un médicament, lorsqu'il n'est pas utilisé par l'organisme.

Une partie de l'alcool est décomposée par le travail musculaire, et brûle dans le corps comme dans une lampe à alcool. L'alcool remplace ainsi les aliments respiratoires.

Une partie de l'alcool reste dans le sang et dans les tissus à l'état d'alcool, et analogue en cela aux médicaments. L'alcool en excès s'élimine par les reins, comme les médicaments.

Ces aliments d'épargne sont appelés aliments médicaments parce que leur usage est de tous les jours, comme celui des aliments, et parce qu'ils jouissent des propriétés des médicaments. Mais il y a beaucoup de médicaments qui pourraient être appelés aliments-médicaments.

Exemple. *La strychnine* est un tonique *nerveux puissant* qui donne les mêmes résultats que *le thé* et *le café*; quoique agissant d'une manière différente.

La strychnine donne à l'individu une force et une vigueur trois ou quatre fois plus grandes. Elle lui permet d'accomplir un travail trois ou quatre fois plus considérable.

Pour le cardiaque, la digitaline est l'aliment nécessaire. C'est un aliment-médicament.

Pour le tuberculeux, *l'huile de foie de morue* et *le tannin* sont les *aliments-médicaments* nécessaires, indispensables.

Ils donnent la vie, ils remplacent une alimentation deux ou trois fois plus abondante. Ils ont une action équivalente à celle que donne la suralimentation intense quand elle est supportée. Sous un petit volume, *l'huile de foie de morue et le tannin* remplacent cette suralimentation qui n'est pas toujours tolérée.

ARTICLE 59. — THÉ, CAFÉ.

Aliments-médicaments des albuminoïdes, ou toniques de la nutrition azotée.

Le café et *le thé* sont des médicaments toniques du système nerveux. Ce qui veut dire que *le café* et *le thé* donnent du ton, de la force, de la vigueur au système nerveux.

Grâce au thé et au café, les manifestations du système nerveux sont plus fortes, plus puissantes, plus parfaites.

Le travail nerveux est plus considérable.

L'intelligence est plus éveillée. La mémoire est plus vive. L'assimilation des pensées est plus prompte. La production des idées est plus facile. Le jugement est plus sûr. La sensibilité plus exquise.

Le travail cérébral peut être prolongé pendant plus longtemps, soit un temps double ou triple. Par suite, le sommeil est plus court, moins prolongé, moins profond, plus actif.

La méditation, plus facile et plus productive.

Trop de café ou de thé provoquent l'insomnie.

Le café et le thé, par leur action tonique sur le système nerveux, sont des médicaments cardiaques et diurétiques.

Le cœur est le muscle qui travaille le plus dans l'économie et celui qui dépense le plus d'activité nerveuse.

Le cœur est aussi l'organe qui a le plus besoin de tonique et de stimulant. C'est le cœur qui bénéficie le plus du secours apporté par *le thé* et *le café*.

Le thé et *le café* donnent de la force et de l'énergie à tous les muscles en général et grâce à eux, la marche ainsi que tous les travaux musculaires sont plus faciles et plus soutenus.

Le thé et *le café* sont des aliments d'épargne en ce qui concerne les albuminoïdes, ou principes azotés, et non en ce qui concerne les aliments sucroïdes hydrocarbonés et respiratoires.

Le résultat du thé et du café est celui-ci :

L'homme qui prend du thé ou du café pourra faire un travail double avec la même quantité d'aliments azotés.

La même alimentation, accompagnée de café ou de thé, donnera un résultat ou un travail deux ou trois fois plus grand, sans que les forces du sujet en soient épuisées.

En ce qui concerne le tuberculeux, l'usage du thé et du café a l'avantage suivant, c'est de doubler les forces que le tuberculeux doit employer pour digérer.

Le thé et *le café* augmentent la vigueur de l'homme en général, et en particulier celle de la digestion et de tous les actes qui en découlent ou qui l'accompagnent : assimilation, circulation, sécrétions, etc.

1° L'appareil digestif possède un grand nombre de fibres musculaires. Ces éléments se contractent plus facilement, et la progression des aliments est mieux assurée.

2° Le cœur et les artères sont des organes contenant des fibres musculaires. Les artères ont une tunique contractile. Le cœur, les artères et leurs ramifications, les vaisseaux capillaires se contractent mieux, ils assurent une circulation plus active, des sécrétions plus abondantes et l'apport plus rapide des éléments neufs. Il en résulte encore que l'assimilation et la nutrition se font mieux. La vie est plus active. Les échanges nutritifs plus nombreux.

3° De cette activité plus grande, de cette énergie plus intense, il résulte que la lutte contre le bacille tuberculeux est mieux assurée, plus active, plus puissante.

Le résultat obtenu par *le thé* et *le café* peut être obtenu par d'autres médicaments ; mais en Europe il n'y a que le thé et le café qui soient entrés dans l'alimentation journalière.

Certains peuples se servent d'autres aliments d'épargne : *la kola*, *la coca*, *le thé du Paraguay*, *le maté*, *la théobromine du cacao*.

Certains médicaments peuvent rendre les mêmes services ; tel *la strychnine*, tonique nerveux puissant, activant la digestion et augmentant l'énergie nécessaire à tout travail.

La strychnine est un médicament merveilleux, qui, bien employé, multiplie les forces de l'organisme et son rendement.

La digitale chez le cardiaque est un aliment-médicament qui soutient le cœur boiteux et trébuchant.

Article 60. — L'ALCOOL

L'alcool est l'aliment d'épargne des sucroïdes, des aliments à charbon ou hydrocarbonés, des aliments respiratoires.

C'est un aliment-médicament.

C'est un *aliment*, de ce fait qu'il est brûlé dans l'économie, et décomposé en eau et acide carbonique. C'est la même transformation qui a lieu dans la lampe à alcool.

C'est aussi la même transformation qui a lieu pour les aliments respiratoires, les sucroïdes féculents et amidons.

C'est *un médicament*, en ce sens qu'il ne fait pas partie de nos tissus. L'alcool reste dans le sang à l'état d'alcool. Il imbibe nos tissus à l'état d'alcool.

Si l'alcool est absorbé en petite quantité, tout l'alcool peut être brûlé par l'économie. C'est un aliment d'épargne qui peut empêcher les autres aliments de brûler ; il les économise.

Mais si la quantité d'alcool absorbé est trop grande, une partie seulement est brûlée à l'occasion du travail musculaire, l'autre partie n'est pas brûlée, elle reste dans le sang, dans les tissus, elle s'élimine lentement par les reins.

Les buveurs d'alcool possèdent toujours dans leurs veines, dans leur sang, dans leurs tissus, une quantité d'alcool abondante. Tous les organes sont baignés par l'alcool. Tous les tissus sont imbibés d'alcool, sang, muscles, tissus conjonctifs, tissus nerveux, vaisseaux capillaires.

Que fait l'alcool sur les tissus ?

L'alcool durcit les tissus.

Quand on veut conserver une pièce anatomique, un morceau de chair ou d'organe, on le met dans l'alcool et il durcit. L'alcool le conserve indéfiniment en le durcissant et en le rapetissant.

On observe ce même phénomène quand on prépare des fruits dans l'alcool, pour les conserver, cerises, prunes, etc., L'alcool les durcit et les conserve.

Dans le corps, l'alcool a le même effet. Il durcit les tissus, et produit ainsi une maladie spéciale : la *sclérose*.

Tous nos organes sont composés par une charpente de tissu conjonctif. C'est le même tissu qui forme les tendons des muscles.

Le tissu conjonctif forme des mailles nombreuses. Il est comparable à un tissu de drap ou de toile. Mais dans le drap ou la toile les mailles sont régulières, la direction et l'entrecroisement des fils sont ordonnés dans le même sens. Dans le tissu conjonctif les mailles sont irrégulières les filaments sont enchevêtrés sans ordre apparent. Entre les mailles de ce tissu conjonctif se trouvent les éléments de l'organe. Ce sont les cellules nerveuses et les nerfs, pour le système nerveux. Ce sont les cellules hépatiques pour le foie. Ce sont les cellules musculaires pour le muscle.

Ce tissu conjonctif peut encore se comparer à un morceau d'étoupe entre les mailles et les filaments duquel se trouvent les éléments divers, les cellules, les nerfs, les vaisseaux.

Au contact de l'alcool, ce tissu conjonctif s'irrite d'abord, puis durcit, il perd sa souplesse, il se racornit, il se rétrécit, il se raccourcit Alors il enserre et comprime les éléments qu'il supporte, il les empêche de fonctionner.

Ce tissu conjonctif est dit *sclérosé* ; l'organe est atteint de *sclérose*.

Chaque organe présente des manifestations différentes et en rapport avec sa fonction.

Par exemple, dans la moelle nerveuse, le tissu conjonctif sclérosé enserre les cellules nerveuses, les cylindres axes nerveux qui transmettent l'influx nerveux comme les fils télégraphiques transmettent le courant électrique ; il les étouffe, il les comprime. Le tissu conjonctif sclérosé et durci étouffe, comprime ces cellules nerveuses et ces cylindres nerveux, il empêche leur fonctionnement régulier et produit la paralysie générale progressive.

Dans le foie, le tissu conjonctif sclérosé étouffe, enserre les cellules hépatiques et les vaisseaux capillaires, la circulation sanguine. Le foie ne fonctionne plus, il n'est plus perméable, il ne laisse plus passer le sang. Le sérum du sang filtre à travers les veines abdominales (mésentériques). Ce sérum s'accumule dans le péritoine, dans les membres inférieurs. C'est *l'ascite des buveurs*.

Dans la circulation générale, les artères et les veines, l'alcool durcit les vaisseaux, artères et veines, et vaisseaux capillaires. Les artères sont dures, résistantes, elles ne sont plus souples, flexibles, élastiques, faciles à se laisser distendre par l'ondée sanguine. La circulation est gênée, les vaisseaux capillaires ne fonctionnent plus aussi bien et ne laissent plus passer le sang, d'où gêne circulatoire, œdèmes nombreux et mort par *sclérose des artères* ou *artério-sclérose*, maladie des plus communes de nos jours.

Est-ce à dire que l'alcool n'ait que des effets nuisibles ? Non.

L'alcool employé judicieusement peut rendre de grands services.

L'ouvrier qui travaille toute la journée brûle l'alcool par le travail musculaire.

L'ouvrier qui travaille tire un grand bénéfice de l'alcool sous toutes ses formes. Et c'est de là que vient la grande difficulté pour faire disparaître l'alcoolisme.

Le bien que l'on retire d'un peu d'alcool fait croire à tort que plus on boira de l'alcool, plus le bien sera considérable.

On croit à tort que la puissance de travail est proportionnée à la quantité d'alcool ingéré.

C'est une erreur qu'il faut combattre. Un peu d'alcool absorbé sert au travail musculaire et peut être brûlé grâce au travail de la journée. Il n'en reste plus qui puisse avoir un effet nuisible, qui puisse durcir les tissus et les scléroser. Le corps reste indemne d'alcool, pendant au moins douze heures sur vingt-quatre.

Au contraire, beaucoup d'alcool absorbé ne peut être

brûlé en totalité par l'économie. Une partie de cet alcool est brûlé, mais il en reste constamment un excès dans le sang, dans les tissus, et à la longue cette présence constante de l'alcool produit *l'alcoolisme* et *la sclérose.*

Un autre danger chez l'ouvrier, c'est de remplacer complètement l'alimentation carbonée, féculente, par l'alimentation par l'alcool. Or l'alcool ne remplace pas les sucroïdes et hydrocarbonés, et il arrive que l'ouvrier se nourrit d'alcool, au détriment des hydrocarbonés et sucroïdes. Il maigrit. Il s'opère une déperdition de carbone. Il use d'abord toute la graisse en réserve, puis il présente, à quarante ans, la décrépitude de la vieillesse, et il meurt d'inanition, l'alcool ne pouvant le nourrir.

L'alcool est un médicament excellent et qui peut rendre de grands services.

Quand un malade, par exemple un pneumonique, est atteint de fièvre, avec température élevée, et divers symptômes au nombre desquels est l'incapacité absolue de s'alimenter et de digérer les aliments ordinaires, *l'alcool* donné à ce moment remplace les aliments charbon que le malade ne peut prendre.

L'alcool brûle pour satisfaire à la fièvre et à la température élevée, *l'alcool* ménage les réserves de charbon et de graisse que possède l'organisme.

L'alcool enfin, par son action paralysante, ou plutôt parésiante, atténue et diminue les réflexes qui donnent la fièvre, et il abaisse la température.

Encore. *L'alcool* dans les pays froids peut être conseillé dans une assez large mesure. Le froid doit être combattu par une combustion intense de charbon. Il faut mettre du charbon dans le foyer. Il faut activer le feu au moyen de charbon, et c'est l'alcool qui servira de charbon excellent, pour lutter contre le froid, en brûlant dans le foyer de la machine humaine.

Toutefois, il est un charbon encore meilleur, c'est *l'huile de foie de morue*, qui ne possède pas les propriétés sclérosantes, durcissantes de l'alcool.

Article 61. — ÉPICES

On peut classer avec les aliments-médicaments, les épices, les condiments et certains produits ajoutés à l'alimentation ordinaire pour exciter l'appétit et favoriser la digestion.

Tels sont *le poivre*, *la moutarde*, *les piments divers* et *les épices* que l'art culinaire associe pour faire des sauces variées mexicaines, indiennes, américaines, espagnoles ou autres.

Les sauces excitantes sont employées surtout dans les pays chauds, car dans ces pays l'appareil digestif a besoin d'être stimulé.

Tous ces produits agissent par des essences ou des principes irritants.

Le poivre. — Le poivre doit son action à un principe excitant du système nerveux. Il sollicite l'activité locale de l'appareil digestif.

Il est en même temps un tonique général, un excitant général du système nerveux, et de la moelle en particulier.

L'usage modéré du poivre est autorisé, mais non conseillé chez l'homme sain.

Le tuberculeux doit se priver de poivre, à cause de l'excitation médullaire qu'il provoque, à cause de la congestion intestinale qu'il provoque, congestion pouvant amener de l'irritation chronique, des hémorroïdes, etc.

Les piments doivent leur action à un principe excitant très énergique. L'usage du piment est habituel dans les pays chauds où l'estomac a besoin d'être stimulé ; mais dans les climats tempérés le piment est moins utile, son action a pour résultat une excitation générale, une irritation de l'intestin influant sur les organes voisins, et à laquelle succède une atonie, une paresse, une impuissance très désagréables. Le tuberculeux doit s'abstenir de piment.

Il existe plusieurs préparations à base *d'épices*, de *poivre*, *piment* ou autres, il faut en user avec réserve. Il faut user avec une grande modération des sauces mexicaines, espagnoles, indiennes, etc.

Les clous de girofle sont un condiment agissant par *l'essence de clou de girofle.* On en use si modérément que nul inconvénient n'en résulte. L'usage du clou de girofle est à conseiller.

La noix muscade est peu utilisée.

Les capres sont une préparation acide et servent de support au vinaigre. Il en est de même des *cornichons.*

La moutarde est un excitant vulgairement employé. La moutarde n'a pas les inconvénients du poivre. Elle fait une légère révulsion sur la surface de l'estomac.

Le tuberculeux peut en user dans une sage mesure.

ARTICLE 62. — HUILE DE FOIE DE MORUE ET TANNIN

Exposé.

Il est deux aliments ou médicaments qui doivent faire partie de l'alimentation journalière du tuberculeux.

Ce sont : *l'huile de foie de morue* et le *tannin.*

Certainement, ainsi que beaucoup d'auteurs l'affirment, il existe des tuberculeux qui peuvent guérir sans huile de foie de morue et sans tannin, grâce à l'hygiène seule. Mais ces cas sont le petit nombre. Le plus souvent il se produit des rechutes nombreuses, et les désillusions sont fréquentes.

Tandis que les tuberculeux qui guérissent complètement avec le secours de *l'huile de foie de morue* et *du tannin* sont légion.

Le tuberculeux qui prend de *l'huile de foie de morue* et *du tannin* doit guérir.

Le tuberculeux qui digère les doses efficaces d'*huile de foie de morue* et de *tannin* est à l'abri de la mort. Ce tuberculeux obtient une guérison consolidée, ferme, assurée. Il doit mourir de vieillesse et non de maladie.

Et si l'on peut citer par-ci par-là une exception, l'exception confirme la règle.

L'*huile de foie de morue* et le *tannin* sont les seuls médicaments-aliments qui obtiennent ce résultat, à savoir : conserver la vie du tuberculeux, obtenir la guérison du tuberculeux. Je n'en connais pas d'autres à ce jour.

On peut citer bon nombre de médicaments qui sont très avantageux au tuberculeux. Et même dans des cas spéciaux la thérapeutique doit faire appel à certains médicaments actifs, efficaces, guérisseurs. Mais ces médicaments doivent servir quelques jours seulement. Leur usage ne doit pas être prolongé indéfiniment.

Tandis qu'il n'y a que *l'huile de foie de morue* et le *tannin* dont l'usage doit être continué tous les jours pendant plusieurs années, et même pendant toute la vie comme un aliment. Eux seuls donnent la guérison complète. Eux seuls mettent la maladie à l'abri des rechutes.

Sans *huile de foie de morue* et sans *tannin*, pas de guérison consolidée.

Pourquoi reproche-t-on aux sanatoriums leur impuissance en face de la tuberculose ? Pour deux motifs :

1° Le sanatorium n'apprend pas l'hygiène au tuberculeux;

2° Le sanatorium ne donne pas *d'huile de foie de morue* et de *tannin* au tuberculeux.

S'il existe tant de rechutes dans les années qui suivent le traitement au sanatorium, c'est que le tuberculeux n'a pas appris *l'hygiène* qui lui est nécessaire, c'est encore parce qu'il ne sait pas prendre *l'huile de foie de morue* et le *tannin*.

I. — Le sanatorium n'apprend pas l'hygiène au tuberculeux.

Le sanatorium a pour but de guérir. Pour cela il assure les règles de l'hygiène, il applique ces règles, il impose ces règles au malade, mais il ne les enseigne pas, il ne les apprend pas au tuberculeux.

Le tuberculeux se soumet docilement à la règle du sanatorium. Il trouve que cette vie de sanatorium est simple, facile, compréhensible. Il ne s'aperçoit pas que tous les dangers ont été évités pour lui.

Il arrive même que plusieurs malades, faisant de lourds sacrifices pour se soigner, trouvent que le traitement suivi au sanatorium ne répond pas à l'argent dépensé. Ils trouvent que la vie menée au sanatorium n'explique pas le prix élevé qu'ils paient pour la journée.

Et ces tuberculeux sortent du sanatorium, non instruits, non éduqués, n'ayant pas compris les dangers évités au sanatorium. Ils retournent à leurs errements, à leur habitation malsaine, à leur quartier fétide, à leur alimentation de charcuterie pourrie et ils retombent malades six mois, un an après.

On dit alors : « Qu'a fait le sanatorium? Nous avons dépensé plusieurs milliers de francs, et nous sommes au même point. » Et cela est vrai. Le sanatorium n'a pas fait œuvre utile, puisqu'elle n'a pas été efficace, puisque l'effort donné l'a été en pure perte.

Cela parce que le sanatorium n'a pas fait œuvre complète : 1° *apprendre l'hygiène au tuberculeux ;* 2° *apprendre l'usage de l'huile de foie de morue et du tannin au tuberculeux.*

Le tuberculeux qui a appris l'hygiène, et qui sait prendre l'huile de foie de morue et le tannin, est à l'abri de la mort. Il ne mourra pas. Cela vaut la peine d'apprendre.

Sans cette éducation complète le tuberculeux est toujours sous la menace de la rechute et de la mort.

II. — Le sanatorium ne prescrit pas l'usage de l'huile de foie morue et du tannin.

Le traitement du sanatorium, actuellement, est le traitement par l'hygiène pure. L'adjuvant, huile de foie de morue et tannin, n'en fait pas partie.

C'est pour combler cette lacune que nous allons apprendre l'usage de ces deux *aliments-médicaments*.

L'huile de foie de morue et le tannin sont-ils *des aliments* ou des *médicaments* ?

Ils sont l'un et l'autre. Ils sont à la fois *aliments* et *médicaments*.

1° *Ils ont les propriétés des aliments.* L'huile de foie de morue est digérée comme un aliment. Elle provient d'un poisson qui est très usité dans l'alimentation. Le tannin se trouve également dans un grand nombre d'aliments.

2° *Ils ont les effets d'un médicament.* Ils ont une action spéciale sur la tuberculose pulmonaire.

L'huile de foie de morue et le tannin tarissent l'expectoration, ils guérissent la tuberculose.

L'huile de foie de morue est un coagulant. Le tannin est un astringent.

Ces produits sont très bien supportés à haute dose par le tuberculeux malade et présentant des lésions actives. Et ce même tuberculeux, quand il est guéri, ne peut supporter les doses élevées d'huile de foie de morue et de tannin qu'il supportait étant malade.

Pour tous ces motifs, on doit appeler ces deux produits des *aliments-médicaments*.

CHAPITRE VI

HUILE DE FOIE DE MORUE

Historique. — Nécessité de l'huile de foie de morue — Huile de foie morue aliment — Huile de foie de morue médicament. — Qualité de l'huile de foie de morue. — Digestion de l'huile de foie de morue. — De la dose. — Du meilleur moment pour prendre l'huile de foie de morue. — Difficultés à surmonter. — Entraînement. — Effets de l'huile de foie de morue.

Article 63. — HISTORIQUE

L'huile de foie de morue est connue depuis deux cents ans.

Les pêcheurs d'Islande et de Terre-Neuve, vidant le poisson pour le conserver, mettaient à part les foies dans un grand tonneau. L'huile surnageait, et comme dans certaines conditions, l'appétit vaut mieux que le meilleur cuisinier, les marins pêcheurs buvaient l'huile pour satisfaire la faim.

Ils ne furent pas sans remarquer les bons effets de l'huile de foie de morue. La renommée de ces bons effets se répandit dans les populations de pêcheurs. Et quand un enfant était malingre, chétif, scrofuleux, on l'envoyait à bon escient recouvrer la santé en Islande ou en Terre-Neuve. Il s'engageait comme mousse ou novice pour pêcher la morue, et buvait sur place l'huile de foie de morue. C'est une coutume qui s'est perpétuée jusqu'à nos jours. Les marins pêcheurs de morues, mousses ou matelots, boivent toujours l'huile de foie de morue par grands verres.

Cette huile de foie de morue, ramenée sur le continent, servait autrefois aux usages d'usines, par exemple, pour graisser les machines. Elle servait surtout aux tanneurs pour assouplir les peaux. Aussi aucune précaution n'était prise pour conserver l'huile de foie de morue, pour la protéger contre les altérations et les oxydations de l'air. C'est cette huile de foie de morue destinée aux tanneurs qui était prise encore il y a cinquante ans.

Depuis, la préparation de l'huile de foie de morue et sa conservation ont fait de grands progrès. On sait que l'huile de foie de morue rancit vite, qu'il ne faut pas la laisser au contact de l'air, car l'oxygène détermine des accidents âcres et indigestes. Il ne faut pas laisser l'huile de foie de morue au contact de l'eau, par conséquent, bien sécher les bouteilles qui doivent la contenir. Il ne faut pas laisser l'huile de foie de morue à la lumière, sinon elle s'altère.

Toutes ces petites conditions et d'autres encore sont connues.

On sait aussi que le tuberculeux doit prendre de l'huile de foie de morue de qualité irréprochable.

Article 64. — NÉCESSITÉ DE L'HUILE DE FOIE DE MORUE

L'huile de foie de morue est universellement reconnue bonne pour les tuberculeux.

Pourquoi n'est-elle pas plus employée ?

Les médecins qui conseillent de ne pas en prendre sont nombreux.

Or, j'estime que le médecin qui empêche le tuberculeux de prendre de l'huile de foie de morue commet une mauvaise action.

Le médecin qui favorise et grossit les difficultés à prendre l'huile de foie de morue commet une faute professionnelle.

Le médecin qui défend à un tuberculeux de prendre de l'huile de foie de morue commet quelquefois un meurtre.

C'est un meurtre involontaire, par maladresse, mais le médecin n'en est pas moins coupable. Car la défense faite aujourd'hui, le malade s'en souviendra toute la vie. Et quand un autre conseiller plus sage, plus sévère, plus consciencieux, moins complaisant et moins guidé par l'argent viendra ordonner au tuberculeux de prendre de l'huile de foie de morue, ce tuberculeux se souviendra de la défense faite une ou plusieurs années auparavant, et il se refusera énergiquement à prendre de l'huile de foie de morue.

Le coup mortel aura été donné.

Pourquoi ces difficultés ?

C'est que prendre de l'huile de foie de morue est une opération, un travail qui est régi par certaines règles.

C'est que les malades ne savent pas prendre *l'huile de foie de morue*. Ils ne connaissent pas les règles à suivre pour prendre *l'huile de foie de morue.*

C'est que beaucoup de médecins eux-mêmes ne savent pas donner l'huile de foie de morue. Beaucoup de médecins ne connaissent pas les règles à suivre pour faire accepter l'huile de foie de morue.

Médecins, apprenez à faire prendre l'huile de foie de morue au tuberculeux. Surveillez le traitement par l'huile de foie de morue. Cela vous donnera plus d'ennuis que si vous vous rendez aux désirs des malades, mais vous serez plus droits et plus honnêtes.

Et en définitive l'on rendra hommage à vos efforts, quand vous aurez sauvé votre malade.

Et si le malade vous quitte parce que vous persistez à lui donner de l'huile de foie de morue, laissez le malade partir, mais ne vous rendez pas complice de sa mort par une faiblesse coupable.

Des deux auteurs de cette mort, c'est vous qui êtes le plus coupable, le plus responsable, étant le plus instruit, et sachant d'avance ce que votre complicité va produire.

Certainement, il y aura des cas pour lesquels il faudra renoncer à l'huile de foie de morue, mais avant de renoncer à prendre l'huile de foie de morue, il faut l'essayer pendant deux ou trois années consécutives.

Les tuberculeux qui ne peuvent pas prendre d'huile de foie de morue sont de très rares exceptions. Il en existe un sur vingt, soit cinq pour cent.

Il faut partir de ce principe : pour apprendre à digérer l'huile de foie de morue, l'organisme doit subir *un entraînement* qui dure un an, deux ans, ou même trois années.

Il est des tuberculeux qui arrivent à digérer une quantité louable d'huile de foie de morue seulement au bout de trois ans.

Il faut donc pendant trois ans s'armer de courage, de patience et de persévérance. Mais ces qualités sont encore nécessaires pour mener à bien chaque partie du traitement indispensable au tuberculeux.

Article 65. — HUILE DE FOIE DE MORUE ALIMENT

L'huile de foie de morue est à la fois aliment et médicament.

Il est *aliment.*

C'est un corps gras contenant les principes du foie. De l'huile, ou graisse liquide. De nombreux corps organiques sécrétés par le foie. Des sels. Des phosphates.

Les analyses ont montré dans l'huile de foie de morue des composés à base de phosphore, de chaux, de soude, de magnésie.

Les analyses ont encore séparé dans l'huile de foie de morue cinq produits acides et dix produits bases. Soit en tout quinze corps différents, contenus dans l'huile de foie de morue.

L'huile de foie de morue est le corps gras le plus facile à digérer.

En effet, c'est un corps gras naturel, ayant vécu, n'ayant pas changé grand'chose à sa constitution depuis son écoulement hors du foie.

Le traitement par l'huile de foie de morue relève de l'opothérapie, qui consiste à soigner les malades par les extraits de tissus vivants ou ayant vécu.

C'est ainsi que sont utilisés les extraits du rein, des capsules surrénales, du pancréas, des glandes à pepsine de l'estomac, du corps thyroïde, etc., pour des affections diverses.

L'huile de foie de morue contient les principes du foie

qui les apporte au tuberculeux qui en a le plus grand besoin.

Chez le tuberculeux, *le foie* est toujours surmené et le plus souvent malade.

Le foie du tuberculeux est surmené parce qu'il doit neutraliser et combattre le poison sécrété par le bacille de la tuberculose.

Le foie du tuberculeux est surmené parce que l'alimentation et la suralimentation demandent au foie un travail plus considérable. Le foie est la glande la plus grosse et la plus importante de l'économie, et c'est le foie qui donne la plus grande somme de travail quand il faut assurer la nutrition de l'organisme.

Le foie est l'alambic auquel aboutissent tous les éléments neufs assimilables mais non vivants. Quand ces éléments neufs ont été alambiqués dans le foie, ils sont associés et forment de la matière vivante.

Or, chez le tuberculeux, *l'huile de foie de morue* apporte les principes du foie, elle supplée au travail du foie, elle remplace le foie absent, impuissant ou affaibli.

L'huile de foie de morue est le corps gras qui se digère le plus facilement. Il est remarquable de voir des dyspeptiques ne pouvant rien manger, et digérant des quantités considérables d'huile de foie de morue, jusqu'à un grand verre, soit huit à dix cuillerées d'huile de foie de morue par jour.

C'est que *l'huile de foie de morue* a des qualités qui la rendent facile à être digérée.

Pour être digérée l'huile doit être émulsionnée, c'est-à-dire réduite en gouttelettes très fines. Ce résultat est favorisé grâce à plusieurs propriétés de l'huile de foie de morue.

1° *L'huile de foie de morue* est liquide, elle se répand facilement en couche mince sur les muqueuses de l'estomac et de l'intestin.

Dans l'estomac, l'huile tapisse chaque molécule d'aliment d'une couche très mince.

Cet étalement naturel est une propriété qui favorise la digestion de l'huile. L'émulsion en est facilitée.

Ce travail d'étalement se fait dans le tube intestinal par un effet mécanique et physique. C'est le même phénomène qui se passe quand une goutte d'huile tombe sur une feuille de papier. Elle fait une tache qui s'étale aussitôt.

2° *L'huile de foie de morue* est chargée des principes qui doivent être fournis par l'organisme pour la digérer et l'émulsionner. Ce sont les principes du foie. L'huile de foie de morue est pour ainsi dire digérée avant d'être avalée. Elle est prête pour la digestion. Il n'y a plus qu'à lui faire subir l'émulsion. Or, puisque l'huile a la propriété de s'étaler facilement à la surface de l'intestin et de l'estomac, elle se trouve en couche très mince, facile à sectionner et à émulsionner par les sucs de l'organisme. Elle est prête à être prise par les cellules épithéliales de l'intestin. Elle est prête à être absorbée sans avoir nécessité aucun travail de l'organisme, et simplement à cause de ses propriétés physiques et physiologiques.

3° *L'huile de foie de morue* étant un corps vivant ou ayant vécu, se juxtapose très facilement aux éléments vivants de l'organisme, sans les léser, sans les blesser.

Article 66. — HUILE DE FOIE DE MORUE MÉDICAMENT

L'huile de foie de morue est un médicament.

En effet, l'action de l'huile de foie de morue est particulière, spéciale, et c'est le résultat qui le prouve.

Une cuillerée d'huile de foie de morue prise chaque jour donne des forces au malade, elle rend l'appétit perdu, elle rétablit les fonctions digestives troublées, elle guérit la dyspepsie. Elle tarit l'expectoration du tuberculeux.

L'huile de foie de morue agit par ses principes et par son corps gras qui lui est propre. Les autres huiles additionnées de principes divers n'ont pas la même action.

L'huile de foie de morue contient un peu d'iode, mais en si petite quantité que ce n'est pas l'iode qui en est le principe actif. L'huile ordinaire iodée ne remplace pas l'huile de foie de morue.

DES RÉCLAMES

Rien ne remplace *l'huile de foie de morue.*

Il faut le savoir, car on trouve dans le commerce un grand nombre de produits vantés par des réclames persuasives, mais trompeuses et mensongères.

Voici ce que ces réclames disent :

« Prenez mon produit. Mon produit contient dans une pilule tous les principes actifs d'une cuillerée d'huile de foie de morue. Il ne présente pas les inconvénients de l'huile, difficulté à prendre, renvoi, etc. » Or cela est un mensonge prémédité et contre lequel il faut tenir en garde le malade.

Les extraits d'huile de foie de morue ne remplacent pas l'huile de foie de morue.

Certains marchands disent : « Prenez mon élixir, il est meilleur au goût que l'huile de foie de morue, et il la remplace avantageusement. »

Cela est un mensonge prémédité qu'il faut dénoncer aux malades.

Certains marchands disent encore : « Prenez mon émulsion. Elle est meilleure au goût et bien plus active que l'huile de foie de morue. Elle contient les deux tiers d'huile de foie de morue, de la glycérine, des hypophosphites. Or la glycérine pouvant être tirée de l'huile de foie de morue, elle en a les bons effets. Elle contient des hypophosphites qui ajoutent à l'effet de l'huile de foie de morue. »

Dire qu'une émulsion quelconque d'huile de foie de morue est meilleure et plus active que l'huile de foie de morue est une erreur contre laquelle il faut réagir. La glycérine ne remplace pas du tout l'huile de foie de morue. Et le marchand la compte et la vend comme si c'était de l'huile de foie de morue, sous le prétexte qu'on peut préparer de la glycérine et la retirer de l'huile de foie de morue.

Ces émulsions contiennent très peu d'huile de foie de morue. Elles contiennent en général de l'huile de foie de morue purifiée par la vapeur, pour lui enlever l'odeur désagréable et les principes d'oxydation qui la rendent rance.

Mais cette purification qui enlève l'odeur enlève aussi les bons effets de l'huile.

Je ne veux pas dire que les émulsions que l'on trouve dans le commerce sont des produits nuisibles à la santé. Non. Ils sont nuisibles en cela qu'ils trompent le malade en lui faisant croire qu'il prend beaucoup d'huile de foie de morue, alors qu'il n'en prend qu'une très petite quantité, quantité illusoire.

Je ne veux pas exclure de la thérapeutique les émulsions d'huile de foie de morue ; elles sont parfois utiles, elles trouvent leurs indications, mais combien rares. Il ne faut recourir aux émulsions que dans des cas exceptionnels, quand l'huile de foie de morue n'est pas tolérée, et pour habituer l'organisme à digérer l'huile de foie de morue.

Article 67. — QUALITÉ DE L'HUILE DE FOIE DE MORUE

L'huile de foie de morue doit être de bonne qualité. En effet, l'huile de foie de morue rance est indigeste, comme toutes les huiles rances. L'huile de foie de morue rance provoque un dégoût insurmontable et très rapidement. Elle amène de l'intolérance de la part de l'estomac.

L'huile de foie de morue est blanche, blonde ou brune.

I. — Huile de foie de morue blanche.

L'huile de foie de morue blanche présente deux qualités différentes :

L'une est de l'huile de foie de morue blanche vierge, elle est limpide, transparente, sans couleur, elle a des reflets verdâtres. Elle est fabriquée au moyen de foies blancs, frais, triés avec soin, et donnant une huile blanche incolore à reflets verdâtres. C'est l'huile de foie de morue dont le prix est le plus élevé.

L'autre est de l'huile de foie de morue blanche, purifiée par la vapeur. Elle n'a pas de reflets verdâtres, elle est de qualité moins bonne que la précédente. La purification par la vapeur lui a fait perdre, il est vrai, sa mauvaise odeur, mais elle lui a enlevé aussi les principes actifs qui font la supériorité de l'huile de foie de morue.

Cette huile est ordinairement destinée à être mélangée à des huiles de coloration foncée, pour donner une huile à coloration claire. Cette manipulation n'est pas une fraude, cependant elle n'est pas loyale. Il vaut mieux de l'huile de foie de morue vierge, blonde ou ambrée, sans mélange.

II. — Huile de foie de morue blonde.

L'huile de foie de morue blonde est la plus répandue.

Suivant sa couleur plus ou moins foncée, elle est ambrée, blonde ou fauve.

Le plus souvent l'huile ambrée, celle qui est la plus pâle, la moins colorée, a été préparée avec de l'huile de foie de morue ordinaire additionnée d'huile blanche purifiée par la vapeur.

III. — Huile de foie de morue brune.

L'huile de foie de morue brune n'a pas de qualités plus grandes que la blonde. Et elle ne doit être utilisée que par les personnes qui la digèrent très bien.

Quand on donne de l'huile de foie de morue au tuberculeux, il faut toujours s'assurer de sa qualité. Car quelquefois, c'est le motif pour lequel elle n'est pas digérée.

J'ai connu un pharmacien qui soignait particulièrement la qualité de son huile de foie de morue. Elle était très bien digérée, et il en vendait beaucoup. Un jour il tombe sur un estagnon de qualité inférieure. De ce jour la vente de l'huile se ralentit, les malades ne pouvaient la digérer et ils en prenaient de très petites quantités. Les malades qui prenaient un litre d'huile par semaine ne prenaient plus qu'un litre par mois de cette huile de qualité inférieure.

Le pharmacien trouva plus de bénéfice à laisser de côté l'huile de mauvaise qualité et à donner de l'huile de bonne qualité. Il en vendait quatre fois plus.

ARTICLE 67. — DIGESTION DE L'HUILE DE FOIE DE MORUE.

Nous avons trouvé l'huile de foie de morue *de bonne qualité.*

Le médecin doit prescrire :

Prendre une cuillerée à soupe d'huile de foie de morue tous les matins.

Cette prescription nous donne à considérer :

1° La dose du début ;

2° Le moment de prendre l'huile de foie de morue ;

3° Les difficultés à surmonter.

PRÉDISPOSITION INDIVIDUELLE

La dose louable est la dose tolérée.

Il en est de même pour tout.

La dose d'alimentation louable est celle qui pourra être digérée et absorbée.

La dose de pain louable est celle qui est digérée.

Pour l'huile de foie de morue, la dose louable est celle qui sera bien acceptée par l'organisme, bien supportée par l'estomac ; c'est la dose qui sera digérée et assimilée.

La dose de début est, dans l'immense majorité des cas, une cuillerée à bouche tous les matins.

Il faut tenir compte de l'individu.

Certaines personnes digèrent très bien l'huile de foie de morue, et à haute dose.

D'autres personnes la digèrent très mal et à très faible dose.

C'est que l'huile de foie de morue, pour être digérée et assimilée, doit être maniée ou manipulée par certains ouvriers de l'organisme, elle doit passer par certains chemins.

Si les ouvriers sont maladroits à manier ou à manipuler l'huile, ce sera un empêchement pour prendre l'huile.

Si les chemins sont étroits, mal préparés, mal entretenus, l'huile ne passera pas facilement.

MÉCANISME ET FONCTIONNEMENT DE LA DIGESTION

Or les ouvriers qui manipulent l'huile de foie de morue pour la faire digérer et absorber sont :

1° D'abord *les ferments alcalins* de la salive et du pancréas, puis la bile qui émulsionnent l'huile ;

2° D'autres ouvriers, *les cellules épithéliales* de l'intestin, sont chargés de prendre les gouttelettes d'huile pour les faire passer aux voies de communication.

3° Puis ce sont les petits *vaisseaux chilifères*, véritables voies de communication, véritables chemins par où doivent passer les gouttelettes d'huile pour arriver jusqu'au sang. Ces vaisseaux chilifères sont une variété de lymphatiques, ce sont des lymphatiques qui se réunissent pour former des courants de plus en plus gros. De même les sources forment des ruisseaux, qui se réunissent aux rivières, celles-ci forment les fleuves.

Les lymphatiques amènent les gouttelettes d'huile jusque dans le courant sanguin.

L'ouvrier qui met la gouttelette d'huile dans le lymphatique, dans le chemin de communication, c'est *le lymphatique capillaire*, le lymphatique le plus petit.

C'est un petit tube ouvert dans les tissus.

Il prend par son orifice la gouttelette pour la faire passer plus loin dans les lymphatiques plus gros. Il prend cette gouttelette, la saisit, la serre, la comprime, pour la faire avancer.

Cet ouvrier peut s'appeler le batelier. Il est comparable à un batelier qui prend un fardeau pour le pousser plus loin.

1° Si les premiers ouvriers, *les ferments solubles de la salive et du pancréas*, sont malhabiles, maladroits, peu exercés pour émulsionner l'huile de foie de morue, les gouttelettes seront grosses. Le travail d'émulsion ne sera pas aussi parfait, aussi bien fait, aussi fini. Tandis que si *les ferments solubles pancréatiques* sont exercés, puissants à émulsionner l'huile, les gouttelettes seront très petites et passeront comme une lettre à la poste (c'est une comparaison) dans le chemin de communication vers le courant sanguin.

2° Si les ouvriers suivants, *les cellules épithéliales de l'intestin*, sont maladroits, malhabiles, inexpérimentés, ils ne pourront pas effectuer leur travail. *Ces cellules épithéliales* se trouveront en présence de gouttelettes grosses, qu'elles ne pourront faire passer.

Ou bien elles en feront passer quelques-unes, mais en très petit nombre, et en y mettant beaucoup de temps.

Les gouttelettes d'huile resteront dans les bras de ces ouvriers, les gênant, les embarrassant.

C'est-à-dire que les gouttelettes resteront à l'intérieur de la cellule qui sera rendue impuissante pour absorber. *Cette cellule épithéliale*, destinée à absorber, sera paralysée par l'excès de travail à fournir, travail qu'elle ne sait pas accomplir.

Tandis que si cet ouvrier est adroit et expert, si les ouvriers précédents, eux aussi, ont été adroits et experts, *la cellule épithéliale de l'intestin* prendra la petite gouttelette d'huile très fine, elle la prendra rapidement, et la fera passer aussitôt à l'ouvrier suivant, le batelier. De même on voit des ouvriers passer des briques de main en main sans interruption, et sans arrêt de mouvement.

3° Le troisième ouvrier est *le lymphatique capillaire*, le batelier qui doit prendre et livrer le produit pour qu'il chemine dans les voies de communication.

Si ce troisième ouvrier est maladroit, inexpérimenté, peu adapté au travail dont il est chargé, il ne pourra pas prendre la gouttelette d'huile pour la faire avancer dans les lymphatiques plus larges.

Si la gouttelette d'huile est grosse, elle obstruera ce canal, *le lymphatique capillaire*, elle bouchera la voie de communication, elle n'avancera pas, ou avancera très lentement, à la suite d'efforts nombreux et fatigants. Toute l'absorption en sera entravée.

Tandis que si l'ouvrier est adroit, habile, adapté à son travail ; si l'orifice de communication est large, bien ouvert ; si le canal, constituant *le capillaire lymphatique*, est facile à parcourir ; si la gouttelette d'huile est petite, l'ouvrier, *le lymphatique capillaire*, la prend facilement et la pousse rapidement dans le canal lymphatique plus gros. Cette gouttelette d'huile s'avancera dans ce canal, à l'aise, sans être arrêtée par les parois, elle suivra le courant naturel sans l'arrêter, sans obstruer, sans boucher la voie de communication et elle ira rejoindre rapidement le courant sanguin.

DIFFÉRENCES INDIVIDUELLES

Or les individus diffèrent.

Les uns savent digérer l'huile, parce qu'ils ont appris.

Les autres ne savent pas digérer l'huile, parce qu'ils n'ont pas appris.

Savent digérer l'huile les personnes qui ont pris de l'huile de foie de morue dans leur enfance.

Combien salutaire pour l'avenir a été cette mesure !

Prendre de l'huile de foie de morue étant enfant, a préparé le système lymphatique à recevoir, à absorber, à véhiculer l'huile. Et cela dans le temps où le système lymphatique se forme, grandit, s'adapte, se plie aux exigences de la nutrition, c'est-à-dire dans l'enfance. Dans un temps où la nutrition est facile, où les forces de la nature sont tournées vers un but, manger, se nourrir, s'alimenter, digérer, et absorber, ce temps c'est l'enfance.

Il est à remarquer avec quelle grande facilité les enfants prennent l'huile de foie de morue.

A partir de quatre ans, les enfants prennent très bien l'huile de foie de morue.

On peut même donner l'huile de foie de morue aux petits enfants à partir de deux ans. Cependant, à cet âge, il faut la donner à petite dose, une cuillerée à café. Il faut en surveiller les effets car tous les petits enfants ne la supportent pas et si l'huile occasionne de la diarrhée il faut la supprimer.

Mais à partir de quatre ans, jusqu'à treize ans, les enfants digèrent l'huile de foie de morue d'une façon remarquable.

L'huile de foie de morue ne provoque aucun dégoût chez les enfants ; ils la demandent, ils lèchent la cuillère d'huile, c'est un régal. Ils n'ont pas besoin de pastille de menthe, ou bien si on leur donne une friandise avec l'huile, ils mettent cette friandise de côté pour plus tard. Si on leur supprime l'huile, c'est pour eux une privation.

Aussi faut-il mettre à profit ces bonnes dispositions de l'enfance.

Il faut donner de l'huile de foie de morue à tous les enfants sans exception, même les bien portants.

Ils font leurs lymphatiques. De la sorte ils apprennent à digérer, à absorber. Ils développent leur appareil digestif pour de bonnes et de solides digestions. Et, en outre, l'huile de foie de morue leur apporte un aliment de première qualité, le plus utile, le plus avantageux, le plus tonique, celui qui vaut mieux que tous les autres.

Ces enfants qui ont pris l'huile de foie de morue n'auront plus à craindre plus tard la tuberculose. Ils sont prêts pour la lutte, ils sont armés pour la guerre. Ils refouleront l'ennemi dès la première attaque, et chaque fois que l'ennemi se présentera, il sera repoussé.

Chez d'autres, au contraire, tout est changé.

Ce sont les personnes qui ne savent pas digérer l'huile de foie de morue.

En voilà qui ne sont pas prêts pour la lutte. Ces organismes ne savent pas lutter. Ils sont pris à l'improviste.

Leurs ouvriers sont malhabiles, les voies de communications ne sont pas prêtes, ou bien elles sont impraticables.

Il faut faire l'entraînement à la lutte, alors qu'il faudrait être puissant et vigoureux. Car pour cette lutte on a besoin de force et d'adresse. Ces organismes qui ne savent pas digérer l'huile sont envahis, paralysés sans pouvoir lutter, sans pouvoir utiliser les moyens dont ils peuvent disposer.

Et malgré cela, chez ces sujets, l'entraînement peut se faire même pendant la lutte.

L'individu qui ne sait pas digérer l'huile de foie de morue peut s'exercer et s'entraîner à la digérer, même quand il lutte contre le bacille. Mais cet entraînement sera beaucoup plus long que chez l'individu déjà exercé, entraîné, qui a pris autrefois de l'huile de foie de morue, qui sait la digérer, l'absorber et l'assimiler.

ARTICLE 69. — DE LA DOSE

DOSE DE DÉBUT

La dose de début est *d'une cuillerée à soupe d'huile de foie de morue par jour*.

C'est la dose qui est le plus généralement acceptée.

Presque tous les malades peuvent prendre une cuillerée à soupe d'huile de foie de morue par jour.

Cependant il est des exceptions. Il est des personnes qui n'ont aucune aptitude pour digérer l'huile de foie de morue. Ces personnes n'en ont pas pris étant enfants, elles n'en ont pas pris étant adolescents, leurs tissus ne sont pas aptes à laisser passer l'huile de foie de morue ou à l'assimiler.

Chez ces personnes, il faut diminuer la dose du début et commencer par une cuillerée à café par jour.

Toutes les personnes peuvent digérer une cuillerée à café d'huile de foie de morue. Il faut le savoir. Il n'y a pas d'exception.

Et si l'on trouve un malade qui affirme ne pas pouvoir digérer une cuillerée à café d'huile de foie de morue par jour, il ne faut pas le croire. Ce malade se trompe et trompe involontairement son entourage et souvent aussi son médecin.

En effet, la cuillerée à café d'huile de foie de morue représente 3 grammes d'huile, 4 grammes au maximum.

Or, dans une alimentation quelconque, même celle dont les corps gras sont exclus, il entre toujours 3 ou 4 grammes de corps gras, soit avec la viande, soit avec les légumes préparés au beurre ou à l'huile, soit encore avec le lait.

Par conséquent le malade qui ne peut digérer 3 grammes d'huile n'existe pas, alors qu'il peut manger de la viande et boire du lait.

MALADE SUGGESTIONNÉ

Il faut savoir cela, médecin, pour ne pas être influencé par les affirmations du malade.

Car souvent le malade est une jeune fille suggestionnée pour ne pas accepter l'huile de foie de morue.

Elle a entendu d'autres personnes dire : « L'huile de foie de morue, quelle horreur, je ne puis la voir, rien que d'y penser j'ai des nausées ! »

Elle a vu d'autres personnes dire : « L'huile de foie de morue enlève l'appétit ; on ne peut rien manger, on a le goût dans la bouche et l'odeur dans le nez toute la journée. »

Et par-dessus, elle a eu à faire à un médecin souple (c'est une qualité), voulant ne pas rebuter le malade, ne pas le contrarier, et cherchant le moyen d'entente pour le traitement qui voudra bien être accepté. Médecin ne voulant pas imposer sa volonté au malade, alors qu'elle ne serait pas acceptée, ce qui serait une lutte inutile. Médecin croyant de bonne foi le malade, le malade étant lui aussi de bonne foi, puisqu'il est suggestionné. Le malade suggestionne à son tour le médecin et lui fait croire qu'il ne peut digérer l'huile de foie de morue.

Il faut savoir que cette suggestion existe, qu'elle est très répandue, qu'elle est d'autant plus puissante qu'elle est redite par cent personnes différentes.

Le rôle du médecin n'est pas d'ajouter à la puissance de cette suggestion, mais au contraire de la combattre, de la contrarier, de la détourner.

Comment ? Par la persuasion, par de bonnes paroles, par l'exemple. Le médecin pourra prendre l'huile devant son malade.

Par les exhortations de l'entourage, des parents, des amis, des serviteurs.

Et à force de donner des encouragements, ils déplaceront les suggestions antérieures et le parti pris contre l'huile de foie de morue.

Je ne veux pas dire que prendre l'huile de foie de morue soit agréable.

Je ne veux pas dire que la répugnance à prendre l'huile de foie de morue soit pure imagination.

Non.

Prendre de l'huile de foie de morue est très désagréable. J'en prends depuis plus de quinze ans (enfance mise à part) et elle m'est toujours désagréable.

Mais quoique le fait de prendre, d'avaler l'huile de foie de morue soit désagréable, on la digère très bien.

Elle passe très bien, et on s'en trouve très bien.

En fait de dernier argument, je propose celui que je me tenais. lorsque me croyant perdu, je m'aidais à surmonter la difficulté de prendre l'huile de foie de morue.

Chaque matin, prenant mon grand verre plein d'huile de foie de morue, je le tenais à hauteur des yeux et je disais tout haut.

Est-ce que je veux mourir ? — Non.

Est-ce que je veux vivre ? — Oui.

Alors il faut boire cela.

Il n'y a que cela qui puisse m'empêcher de mourir..

Et je buvais, d'un trait, la vie par l'huile de foie de morue.

Maintenant que c'est loin, il me semble que l'effort n'a pas trop coûté et que la santé, la vie reconquises à ce prix, valent largement la peine de faire l'effort.

Et il n'y a que cela, le grand verre plein d'huile de foie de morue tous les matins, qui a pu m'empêcher de mourir à ce moment.

Article 70. — DU MEILLEUR MOMENT POUR PRENDRE L'HUILE DE FOIE DE MORUE

Le meilleur moment pour prendre l'huile de foie de morue est *le matin*, *avant le premier déjeuner*, *à jeun*. On prend un peu de lait par-dessus, ou on prend le premier déjeuner immédiatement après, lait, café au lait, chocolat au lait.

Mais il ne faut pas être exclusif et en principe, tous les moments de la journée sont bons, pourvu que l'on prenne l'huile et qu'on la digère.

Les goûts de chaque personne varient et il est bon d'en tenir compte.

Les unes préfèrent prendre l'huile le matin au réveil.

Les autres, le soir, avant de se coucher.

D'autres préfèrent prendre l'huile aux repas soit avant, soit après, soit pendant le repas.

Ce sont autant de variétés pour prendre l'huile de foie de morue et nous allons les examiner successivement.

L'huile de foie de morue est prise :

1° Au réveil;

2° Avant de s'endormir;

3° Aux repas;

a) Avant le repas;

b) Après le repas;

c) Pendant le repas.

1° L'huile de foie de morue est prise au réveil.

L'huile de foie de morue est prise au réveil, le matin, avec le petit déjeuner.

C'est le procédé de choix.

Le matin l'organisme est à jeun. Il est apte à digérer et à absorber mieux qu'aux autres moments de la journée. L'huile de foie de morue trouve les chemins ouverts. C'est le premier aliment à digérer.

Le corps est reposé, et comme tout travail de digestion demande un effort de l'organisme, cet effort est mieux donné le matin. Le corps reposé, le travail pour digérer l'huile est mieux effectué le matin.

Pour masquer le goût d'huile, pour enlever tout arrière-goût d'huile, le malade prend son petit déjeuner immédiatement après, *café au lait*, *pain*, *beurre*, *sucre*, *miel*, etc., ou tout autre déjeuner habituel.

Cependant certains malades n'aiment pas à prendre l'huile de foie de morue la matin, parce que toute la journée elle est l'occasion de renvois parfumés à l'huile de morue et de nausées désagréables.

Ces renvois ne sont pas graves. Ces nausées ne sont pas inquiétantes. Il faut dire aux malades que cet état nauséeux est excellent pour leur maladie. C'est un effet contro-stimulant qui agit sur le pneumo-gastrique, c'est-à-dire sur le nerf qui innerve à la fois l'estomac et le poumon. Cet effet nauséeux et contro-stimulant est recherché à certains moments, notamment quand on donne de l'ipéca contre les hémoptysies. L'état nauséeux décongestionne le poumon.

Cependant, certains malades se plaignent que ces nausées et renvois les empêchent complètement de manger, et ils préfèrent prendre l'huile de foie de morue à d'autres moments.

2° L'HUILE DE FOIE DE MORUE EST PRISE AVANT DE S'ENDORMIR.

Le malade prend l'huile de foie de morue en se couchant, avant de s'endormir.

Il peut prendre par-dessus *un verre de lait chaud, sucré*, additionné ou non d'eau de fleur d'oranger.

De cette façon, le malade s'endort après avoir pris l'huile.

Pendant le sommeil l'huile est digérée sans provoquer de nausées, elle fait son œuvre, son travail ; elle passe, et le matin, au réveil, elle est passée, digérée, elle est loin ; et les nouvelles sollicitations de la digestion, les nouveaux aliments l'empêchent de donner aucune manifestation désagréable.

Le malade qui vient de prendre l'huile de foie de morue et qui va s'endormir, doit se coucher sur le côté droit. Car l'huile suivant alors la loi de la pesanteur s'écoule par le pylore, orifice de sortie de l'estomac qui est ainsi placé à la partie inférieure. Comme la loi physique d'étalement est assez importante pour digérer l'huile, la position couchée sur le côté droit la favorise.

De plus, l'huile se trouve alors dans une partie de l'intestin, le duodénum, où aboutissent les canaux venant du foie et apportant la bile.

Par suite de sa diffusibilité et de son étalement, l'huile remonte dans les canaux du foie, cholédoque, hépatique, cystique, elle les lubrifie, elle facilite leur jeu, le glissement des calculs quand ils existent.

Et chez le tuberculeux obligé de manger beaucoup de viande, le foie est toujours congestionné, il a une tendance à jouer difficilement et à produire des calculs.

3° L'huile de foie de morue est prise aux repas.

a) Avant le repas ;
b) Après le repas ;
c) Pendant le repas.

a) L'huile de foie de morue est prise avant le repas.

Certains malades préfèrent prendre l'huile aux repas parce qu'elle passe mieux. Elle est alors mélangée aux aliments. L'effort sollicité pour sa digestion se répartit en un temps plus long.

Prise immédiatement avant le repas, l'huile de foie de morue n'enlève pas l'appétit. Les aliments qui succèdent viennent se surajouter et s'imprégner de l'huile. L'huile est digérée petit à petit. Son contact avec la surface intestinale est moins intime et se prolonge beaucoup plus loin.

En effet, prise à jeun, et seule, l'huile de foie de morue tapisse l'estomac et l'intestin qui suit d'une couche d'huile, tandis que prise avec les aliments, l'huile est mélangée aux aliments, et suit leur sort ; elle chemine pendant deux heures et plus avant d'être absorbée.

b) L'huile de foie de morue est prise après le repas.

Pour certains malades. l'huile prise avant le repas laisse un dégoût tel qu'il supprime le repas suivant en provoquant des nausées et parfois des vomissements.

Ceci est un effet purement nerveux, un réflexe.

La volonté pourrait le surmonter, mais il faudrait faire l'éducation de la volonté, éducation assez longue.

Il vaut mieux aller au plus pressé, et prendre l'huile de foie de morue comme on peut.

Après le repas, l'huile de foie de morue n'empêche pas le repas puisqu'il est pris.

L'huile se mêle alors aux aliments et suit leur sort, dans leur marche le long de l'intestin. L'huile est digérée petit à petit. Elle est absorbée petit à petit, sur une longue partie de l'appareil digestif et certains organismes effectuent mieux ce travail ainsi élaboré.

c) L'huile de foie de morue est prise pendant le repas.

Certains malades ne peuvent prendre l'huile de foie de morue ni avant, ni après le repas.

Avant le repas, ils ne perçoivent plus que le goût et l'odeur d'huile qui les empêchent de manger à cause des nausées incessantes.

Après le repas, l'odeur et le goût d'huile leur restent dans la bouche, dans le nez, et provoquent encore des nausées, parfois des vomissements.

Ces malades se trouvent très bien de prendre l'huile de foie de morue au milieu du repas.

Le fait de manger de nouveau, après avoir pris l'huile, accélère le travail de la digestion dans le sens normal, régulier.

Car il faut remarquer que tous les signes de nausées et de vomissements occasionnés par la vue, l'odeur, ou le goût d'huile de foie de morue sont des actes purement nerveux, des réflexes, et que la part de l'imagination et de la volonté est considérable.

L'imagination grandit la cause, l'odeur désagréable, le goût désagréable. L'imagination provoque le dégoût, les nausées que la vue seule peut également provoquer par suite de l'éducation naturelle.

Mais la volonté et l'éducation raisonnée doivent réagir pour remettre les choses au point, pour empêcher les nausées et les vomissements.

Je sais qu'il est des malades difficiles à convaincre. Déraciner une suggestion, quel labeur ! Il vaut mieux quelquefois ne pas essayer. Il faut donner de nouvelles suggestions qui, se présentant à leur tour, seront exécutées.

C'est en associant l'huile à un autre aliment que ce bon résultat se produira, et que l'huile de foie de morue sera conservée.

ARTICLE 70. — DIFFICULTÉS A SURMONTER

Les difficultés à surmonter pour faire accepter l'huile de foie de morue sont de trois ordres.

1° Les causes morales ou psychiques ;

2° Les causes physiques ;

3° Les causes physiologiques.

I. — DIFFICULTÉS D'ORDRE MORAL OU PSYCHIQUE.

Les causes morales résident dans la prévention du malade contre l'huile de foie de morue. C'est un parti pris inconscient. C'est une éducation erronée. Le malade a récolté toutes les idées qui représentent l'huile de foie de morue comme mauvaise, désagréable et inutile. Il se complaît dans ces idées et elles sont parfois tellement enracinées qu'on ne peut les faire disparaître qu'avec beaucoup de difficultés.

Il faut savoir présenter les dangers d'une telle disposition d'esprit. Il faut faire appel à la raison, au bon sens, au jugement du malade. Il faut savoir lui faire entrevoir les conséquences néfastes s'il refuse de prendre de l'huile Et s'il ne veut pas comprendre les termes discrets et atténués qu'on lui propose, il faut lui montrer la mort menaçante qui arrive et contre laquelle il n'y a que l'huile de foie de morue qui puisse prévaloir.

Cet état mental peut se surmonter. C'est une représentation mentale augmentée, amplifiée, exagérée par l'autosuggestion naturelle et par les suggestions.

Il faut faire le travail inverse. Ce n'est pas la plus grande difficulté. Et si l'on n'arrive pas en une seule fois à la surmonter, avec le temps et de la patience on arrive toujours à un bon résultat.

II. — DIFFICULTÉS D'ORDRE PHYSIQUE.

Le goût et *l'odeur* de l'huile de foie de morue paraissent de grosses difficultés pour certains malades, mais ces difficultés ne sont pas très grosses et l'on arrive toujours à les surmonter. Voici quelques moyens pour y arriver.

1° Pour masquer le goût et l'odeur de l'huile de foie de morue, on l'associe à *de la bière mousseuse.* On met par exemple une ou plusieurs cuillerées d'huile de foie de morue dans un demi-verre de bière, on remue, ce qui développe la mousse, et on boit rapidement.

L'huile se place entre la mousse et *la bière*, l'huile est bue sans que le buveur s'en aperçoive. La bière placée en-dessous masque la saveur en passant sur la langue. La mousse, superposée à l'huile, masque l'odeur.

C'est le meilleur moyen, le plus facile et le plus commode pour prendre l'huile de foie de morue.

2° Le moyen le plus vulgaire, le plus répandu, est de faire disparaître le goût de l'huile de foie de morue au moyen d'*une pastille de menthe*, d'*une pastille de chocolat* plus ou moins volumineuse, ou au moyen de tout autre friandise, par exemple *quartier d'orange*, *quartier de citron*, très bons moyens, ou *un peu de sel* pour les gens pauvres, soit même *une bouchée de pain*, soit encore *un peu d'eau* bue après l'huile.

On peut encore se servir d'une boisson forte, par exemple *un peu de vin de Malaga*, *de Banyuls* ou autre, pris avant et après la cuillerée d'huile de foie de morue.

L'huile de foie de morue est prise entre deux gorgées de vin de Malaga. La succession est : 1° vin de Malaga, une gorgée; 2° huile de foie de morue; 3° vin de Malaga, assez pour se rincer la bouche.

On peut encore prendre *un bonbon fondant*, *un fruit confit*, *de la confiture*, ou tout autre gourmandise analogue.

3° Après avoir pris l'huile de foie de morue, on prend *le petit déjeuner* composé de *café au lait*, *pain*, *beurre*, *miel*, etc.

Le goût et la saveur de l'huile disparaissent aussitôt, et ce procédé a l'avantage de faire digérer l'huile beaucoup mieux.

4° Il existe *des cuillères allongées et à couvercle* les unes à un seul compartiment, les autres à deux compartiments dans lesquels on met l'huile d'un côté, du sirop de l'autre côté. On avale sans percevoir ni l'odeur ni la saveur de l'huile de foie de morue. Le sirop, venant en dernier lieu, laisse son bon goût dans la bouche.

5° Il existe d'autres procédés mais ils sont peu employés. Cependant signalons celui-ci qui peut rendre des services.

On fait une *mayonnaise* avec l'huile de foie de morue et un jaune d'œuf, et on prend cette mayonnaise dans un ou plusieurs cachets.

Ce procédé peut-être employé lorsqu'on veut habituer l'organisme à accepter l'huile de foie de morue, et que l'on en donne de petites quantités.

6° On a fabriqué des capsules d'huile de foie de morue.

Théoriquement le procédé est bon, mais jusqu'à ce jour je n'ai pas trouvé de capsules recommandables, tant par leur capacité que par leur contenu, l'huile contenue dans ces capsules m'a paru être de l'huile de boîte à sardines et en quantité illusoire.

7° On peut boire l'huile de foie de morue *à la bouteille*, c'est-à-dire en appliquant les lèvres au goulot de la bouteille.

C'est un excellent procédé, facile, commode, rapide mais qui ne peut être employé que pour de petites quantités d'huile, quand le malade ne doit prendre qu'une ou deux cuillerées à soupe d'huile de foie de morue. La gorgée d'huile est alors presque égale à une cuillerée à soupe d'huile.

Quand il faut prendre plus de quatre cuillerées d'huile de foie de morue, le procédé de la bouteille manque de précision, et on est obligé de verser l'huile dans un verre.

Tous ces procédés sont des procédés de début.

Mais quand on arrive à prendre trois cuillerées à bouche d'huile de foie de morue, on laisse de côté tous ces petits moyens qui prennent du temps. Le malade boit l'huile de foie de morue dans un verre, puis il prend quelque chose pour faire passer le goût.

III. — Difficultés d'ordre physiologique.

Les difficultés d'ordre physiologique sont plus importantes.

Elles tiennent en général à ce que l'organisme ne sait pas digérer l'huile de foie de morue. Il a besoin d'un entraînement. Il ne faut pas vouloir aller trop vite. L'appareil digestif ne sachant pas digérer l'huile de foie de morue réagit à sa façon.

Ce sont d'abord des renvois qui rappellent l'odeur de l'huile de foie de morue, et qui persistent toute la journée.

Puis, ce sont des maux d'estomac succédant à la prise d'huile de foie de morue.

Puis, la perte de l'appétit.

Nous ne comprenons pas dans cette catégorie les nausées et vomissements qui sont des symptômes subjectifs, favorisés par la bonne volonté du malade qui inconsciemment s'efforce à vomir. Quand l'huile de foie de morue n'est pas tolérée, elle donne de la diarrhée, mais non des vomissements.

Quand ces symptômes se montrent, renvois à odeur d'huile de foie de morue, perte de l'appétit, maux d'estomac, il faut diminuer la quantité d'huile prise.

Si le malade prenait une cuillerée à bouche d'huile par jour, il n'en prendra qu'une cuillerée à dessert ou même seulement une cuillerée à café.

Une autre manière de procéder est de prendre une cuillerée à bouche d'huile de foie de morue seulement tous les deux jours.

Ou encore on diminue la dose d'huile, et on la supprime pendant un ou deux jours ; par exemple, le malade prendra seulement une cuillerée à dessert d'huile de foie de morue par jour et n'en prendra point deux jours de la semaine, le samedi et le dimanche.

Une autre façon de faire tolérer l'huile de foie de morue est de la prendre en mangeant. Souvent, l'huile de foie de morue prise avec les aliments est bien acceptée et digérée, alors qu'elle ne l'était pas à jeun.

On peut aider la digestion de l'huile de foie de morue au moyen du *bicarbonate de soude*.

Chez les arthritiques, le bicarbonate de soude donne de bons résultats et le tuberculeux arthritique, ou devenu arthritique par l'alimentation carnée, ce tuberculeux se trouvera bien de l'usage de l'huile de foie de morue, associé au bicarbonate de soude.

Le mal d'estomac peut se produire après avoir pris l'huile de foie de morue, comme après avoir mangé.

Ce mal d'estomac se montre une heure ou deux heures après avoir mangé, quelquefois plus tard, au milieu de la nuit. Ce symptôme est le plus souvent occasionné par l'acidité exagérée de l'estomac.

Le meilleur moyen pour faire disparaître le mal d'estomac est de prendre une dose assez forte de bicarbonate de soude. La dose nécessaire peut varier. Un gramme de bicarbonate de soude est le plus souvent insuffisant.

Il faut prendre une cuillerée à café bien pleine de bicarbonate de soude, soit 4 à 5 grammes dissous dans un verre d'eau. Si cette dose est insuffisante, on la renouvelle une heure après, on prend une seconde cuillerée à café de bicarbonate de soude dans un verre d'eau.

Pour exciter l'appétit et favoriser la digestion, on pourra donner *le sulfate de strychnine*, à la dose de 1 milligramme avant chaque repas, soit 2 milligrammes par jour.

Mais il faut tenir compte de ceci : ce n'est pas la dose de 3 ou 4 grammes d'huile de foie de morue qui enlève l'appétit du tuberculeux; mais c'est sa maladie. L'inappétence est un symptôme de la maladie tuberculeuse. Le manque d'appétit, la difficulté pour digérer sont les signes de l'empoisonnement tuberculeux.

Et il arrive que c'est précisément l'huile de foie de morue qui donne l'appétit au tuberculeux. L'huile de foie de morue modifie la nutrition du tuberculeux, elle aide à la lutte contre le bacille et, dès qu'un mouvement de victoire se dessine, dès que l'organisme reprend le dessus, l'appétit revient, grâce à l'huile de foie de morue.

Enfin, quand on se heurte à une répugnance trop grande, à un dégoût insurmontable, et à des conditions sociales qui ne permettent pas d'imposer sa volonté, on peut donner l'huile de foie de morue *en lavement*. *Le lavement* est ainsi préparé :

On mélange deux ou quatre cuillerées d'huile de foie de morue à un jaune d'œuf; on a ainsi une mayonnaise. On ajoute à cette mayonnaise un verre de lait chaud, 200 à 250 grammes. Le lavement est prêt.

On prend le lavement le soir, étant couché, avant de s'endormir, lentement, et on le garde jusqu'au lendemain matin.

Remarque importante. — On peut profiter de cette opération journalière pour associer le traitement par *la créosote* (créosote alpha, sous cachet).

Comme *la créoste* réussit d'une façon merveilleuse une fois sur quatre malades, il faut toujours essayer les bons effets de la créosote. Si la créosote est tolérée, si le malade peut supporter les doses progressivement élevées jusqu'à cent gouttes de créosote par jour, il s'opère, du fait de la créosote, une résurrection, une amélioration considérable et rapide. Cette amélioration permet au malade de lutter plus avantageusement contre le bacille, et de mettre à profit les autres moyens de guérison: alimentation, air, repos, huile de foie de morue et tannin.

La créosote doit se donner à la dose initiale de vingt gouttes par jour, on augmente de cinq gouttes chaque jour, jusqu'à ce que le malade prenne cent gouttes par jour, soit 2 grammes et demi de créosote par jour.

Il faut toujours tenir grand compte de la *tolérance* dans le traitement créosoté.

L'huile de foie de morue donnée en lavement est en partie absorbée.

Son action n'est pas aussi puissante que prise par la bouche, car une grande partie de l'huile se perd, est rejetée; elle est mélangée à des matières inertes, et l'absorption par l'intestin est beaucoup moins facile, l'huile n'a pu être émulsionnée par les liquides de la digestion.

Toutefois, c'est un moyen à employer.

On peut augmenter la dose d'huile de foie de morue jusqu'à huit ou dix cuillerées d'huile de foie de morue par jour en lavement.

Article 72. — ENTRAINEMENT

Il y a un fait universellement accepté. C'est que *l'huile de foie de morue* guérit la tuberculose.

On sait encore que pour enrayer rapidement la tuberculose, il faut prendre de fortes doses d'huile de foie de morue, de quatre à huit cuillerées à soupe par jour, soit de 50 à 100 grammes.

Se basant sur cette donnée, certains médecins inexpérimentés prescrivent immédiatement quatre cuillerées d'huile de foie de morue à prendre par jour, c'est un tort. Et si le malade ne peut pas digérer cette quantité d'huile, ces médecins ajoutent : « Il est inutile que vous preniez de l'huile de foie de morue, puisque vous ne pouvez pas la digérer. Et puisque l'huile de foie de morue n'agit rapidement qu'à forte dose, il est encore inutile de vous soumettre au désagrément d'en prendre de petites doses. » C'est mal raisonner.

Ce sont autant d'erreurs et de conseils pernicieux que nous voulons supprimer. Ces conseils ont d'autant plus d'effet nuisible que c'est la voix du médecin qui les propage, et le médecin doit être cru sur parole.

Pour guérir la tuberculose il ne faut pas faire de médecine à l'eau de rose. Il ne faut pas chercher à séduire par la souplesse de caractère, en abandonnant ce qui déplaît au malade et en adoptant sa façon de voir.

Si parfois le malade a raison, d'autres fois il a tort, et le médecin, qui doit être instruit sur son art, doit savoir approuver ce qui est vrai et rectifier ce qui est erreur.

Il en est de l'huile de foie de morue comme de beaucoup de médicaments. Il faut savoir la donner. Il faut savoir la prescrire. Il faut savoir la doser. Il faut savoir diriger le traitement par l'huile de foie de morue.

ENTRAINEMENT PROGRESSIF

Il faut *un entraînement* pour arriver à digérer l'huile de foie de morue.

Cet entraînement peut durer plus ou moins longtemps.

En général, il dure trois ans.

La première année, le malade arrive à prendre *une ou deux cuillerées* d'huile de foie de morue par jour.

La seconde année, le malade arrive à prendre de *deux à quatre cuillerées* d'huile de foie de morue par jour.

Et la troisième année, le malade prend *six cuillerées* d'huile de foie de morue par jour, et quelques fois huit cuillerées par jour.

Huit cuillerées à soupe d'huile de foie de morue par jour, c'est la dose louable, idéale, active, puissante, contre laquelle le bacille ne peut rien.

Mais parce que le malade ne peut pas prendre, dès le premier jour, la dose excellente de *huit cuillerées* par jour, il ne s'ensuit pas qu'il faille renoncer à l'huile de foie de morue.

EFFET DES PETITES DOSES

La dose minime *d'une cuillerée à soupe* d'huile de foie de morue par jour est déjà une dose active, salutaire, efficace, avantageuse, louable, guérisseuse.

Le médecin observateur en reconnaît les effets.

Le malade en perçoit les bons résultats.

C'est une dose qui, le plus souvent, est suffisante pour ramener l'appétit, et ce résultat serait-il seul obtenu, qu'il serait suffisant pour imposer l'huile de foie de morue. Car avec l'appétit les forces reviennent.

Mais, en plus, l'huile de foie de morue a cet effet remarquable, c'est de diminuer l'expectoration.

Même à la dose *d'une cuillerée à soupe* par jour, l'huile de foie de morue fait sentir ses bons effets sur le malade, et améliore l'état des poumons.

DE LA FIÈVRE

Quand le malade a de la fièvre, l'usage de l'huile de foie de morue augmente la température et quelques médecins disent qu'il ne faut pas donner d'huile de foie de morue à ce moment, parce que c'est mettre de l'huile sur le feu et augmenter la fièvre au lieu de l'éteindre.

Cela est vrai, l'huile augmente la température chez le tuberculeux fébricitant. Mais ce n'est pas une raison pour se priver des bons effets de l'huile de foie de morue. En associant un antithermique, quinine, antipyrine, phénacétine, pyramidon, cryogénine, on ramène la température du tuberculeux à ce qu'elle doit être, 37 à 37°6, et le tuberculeux peut prendre l'huile de foie de morue sans aucune crainte.

Si l'huile de foie de morue augmente la température du tuberculeux fébrile, c'est parce que cette huile lui apporte des matériaux pour lutter contre le bacille et la fièvre est le témoin de cette lutte plus vive, plus active et plus intense.

ENTRAINEMENT RAPIDE

Les lois de l'entraînement sont générales. Elles s'appliquent à tout exercice, à tout effort, à tout travail, même au travail de la digestion.

Si l'on prend une comparaison, on observe ce qui se passe chez le morphinomane. L'organisme qui a débuté par des doses faibles de 1 centigramme, peut augmenter progressivement, et prendre des doses dix, vingt, trente fois plus fortes.

C'est une question de progression lente et de temps.

Il en est de même pour l'huile de foie de morue.

La dose de début est une cuillerée à bouche par jour.

Si le malade peut être surveillé par le médecin, on augmentera la progression assez rapidement, de façon à agir vite.

Il est, en effet, des organismes qui acceptent très bien l'huile de foie de morue, et il faut les faire bénéficier de ces bonnes dispositions.

D'une façon générale, on augmentera *d'une cuillerée à soupe* d'huile de foie de morue chaque semaine, jusqu'à la dose tolérée.

Dans le détail, si pendant la première semaine une cuillerée d'huile de foie de morue est bien tolérée, on augmentera d'une cuillerée d'huile de foie de morue la semaine suivante.

Si, pendant cette seconde semaine, deux cuillerées d'huile sont bien supportées, on augmentera encore d'une cuillerée la semaine suivante.

Et ainsi de suite, en augmentant d'une cuillerée à soupe d'huile de foie de morue par semaine.

C'est ce qui répond à la prescription que doit faire le médecin.

Prendre une cuillerée à soupe d'huile de foie de morue par jour.

Augmenter d'une cuillerée à soupe par semaine jusqu'à tolérance.

VARIABILITÉ DE LA DOSE

Ordinairement, chez un malade qui débute à prendre de l'huile de foie de morue, il faut s'arrêter à deux ou trois cuillerées par jour. A cette dose il y a des signes d'intolérance, de réplétude, avec de l'inappétence et des renvois rappelant l'odeur d'huile.

Cette progression du début, il faut toujours la faire, car la même personne peut se trouver dans des conditions différentes et digérer bien ou mal l'huile de foie de morue, suivant le moment.

Il faut savoir que, pendant la saison froide, l'huile se digère très facilement.

Autant que possible, il faudra commencer à faire prendre l'huile de foie de morue à l'entrée de l'hiver, quand les grandes chaleurs sont passées, au mois de septembre ou d'octobre.

Il faut savoir aussi que l'huile de foie de morue n'est pas digérée facilement pendant les grandes chaleurs, en juillet et août.

Mais il ne faut pas tomber dans l'erreur qui consiste à ne donner d'huile de foie de morue que pendant les grands froids seulement, décembre, janvier et février, et à la supprimer le reste de l'année.

Il faut supprimer l'huile pendant les grandes chaleurs,

soit trois mois de l'année, quatre mois au plus. Et il faut prendre de l'huile de foie de morue pendant tout le reste de l'année, soit huit mois pleins ou même neuf mois.

Certains malades peuvent prendre l'huile de foie de morue pendant les douze mois de l'année.

L'huile de foie de morue se digère mieux en hiver qu'en été, mieux dans la saison froide que dans la saison chaude.

C'est pour cela que le malade doit être observé, surveillé, et que l'on doit tenir compte de la tolérance variable de l'individu ; tolérance plus grande en hiver, tolérance moins grande en été.

Si le malade digère bien *quatre cuillerées* d'huile de foie de morue en hiver, à mesure que le froid diminue et que la température s'attiédit, la capacité à digérer l'huile est moins grande. Il arrive un moment où cette huile n'est plus tolérée, il y a saturation de l'économie.

Il faut tenir compte de ces variations dépendant de l'individu, du temps, de la saison, de la quantité déjà prise. Dès que l'huile de foie de morue occasionne des signes d'intolérance, il faut s'arrêter un jour ou deux, et diminuer la dose.

Le signe d'intolérance habituel, ou signe de saturation de l'économie, est donné par le manque d'appétit, la perte d'appétit succédant à la prise de l'huile de foie de morue.

La diarrhée est un signe d'intolérance plus accusé, l'huile de foie de morue alors n'est pas digérée, et produit l'effet purgatif.

L'inappétence provenant de l'huile de foie de morue doit être combattue par les eupeptiques, les amers, et entre autres, surtout par la strychnine (sulfate de strychnine ou teinture de noix vomique).

La strychnine double ou triple la puissance de digérer.

La personne qui prend de la strychnine à dose efficace peut manger et digérer deux ou trois fois plus, quelle que soit l'alimentation.

Le malade qui prend de la strychnine pourra prendre et digérer une quantité bien plus grande d'huile de foie de morue, et pendant bien plus longtemps.

INTERRUPTION DES DOSES

Toutefois, il arrive un moment où la saturation de l'organisme existe, même avec les amers ; l'huile de foie de morue s'est accumulée dans tous les recoins du corps ou elle peut se loger. Il faut cesser ou diminuer l'usage de l'huile de foie de morue.

On doit cesser de prendre de l'huile de foie de morue, mais pour peu de temps. Deux jours, quatre jours, huit jours au plus, puis l'on reprend l'usage de l'huile à plus petite dose. Si le malade prenait quatre cuillerées d'huile par jour, il n'en prendra qu'une ou deux, et il les digérera alors très bien.

Ces interruptions dans l'usage de l'huile de foie de morue font partie de l'entraînement à prendre l'huile.

Et ce n'est pas abandonner le traitement par l'huile de foie de morue que de ne pas en prendre pendant huit jours, ou même de cesser d'en prendre pendant les fortes chaleurs.

ADJUVANTS

La digestion de l'huile de foie de morue pourra être aidée et favorisée par tous les moyens employés pour l'alimentation en général. Ce sont : *l'hydrothérapie froide*, *le tub*, *les frictions*, *le massage*, *les exercices modérés*.

Le froid est un tonique qui excite les fonctions de la digestion.

L'usage du *tub* pris tous les matins est excellent pour ce but, et doit être recommandé dans la bonne saison.

Les frictions et le massage activent la circulation, les échanges moléculaires et la nutrition.

Les exercices modérés et sans fatigue excitent et favorisent la nutrition, ils sollicitent les échanges nutritifs. De là vient cette proposition : *On digère l'huile de foie de morue avec ses jambes*. De là vient aussi le conseil de faire une petite promenade après avoir pris l'huile de foie de morue.

L'huile de foie de morue se loge facilement dans le mésentère, c'est-à-dire dans les tissus et organes de l'abdomen.

Ce fait est une désolation pour les dames qui veulent conserver leur taille fine, ou qui, au moins, désirent ne pas avoir un extérieur disgracieux.

Il faut tenir compte de ces désirs qui sont raisonnables, mais comme certaines dames plus craintives se refusent à prendre de l'huile de foie de morue parce que leur taille s'épaissit, il faut leur affirmer qu'avec le massage abdominal elles pourront, quand elles voudront, faire disparaître cette localisation antiesthétique, et cela en l'espace d'un mois ou de deux mois au plus.

ARTICLE 73. — EFFETS DE L'HUILE DE FOIE DE MORUE

1° *L'huile de foie de morue* donne de l'appétit au tuberculeux et le fait manger. L'huile de foie de morue apporte les produits du foie nécessaires à la digestion et supplée ainsi au travail insuffisant du foie chez le tuberculeux.

2° *L'huile de foie de morue* décuple les forces du tuberculeux, aussi bien que de l'homme sain qui en prend. Elle leur donne la force, la vigueur et la résistance.

3° *L'huile de foie de morue* rend le tuberculeux fort contre le froid, insensible au froid, résistant au froid. L'huile, en se logeant dans le tissu cellulaire sous la peau, forme un vêtement épais qui protège le malade contre le froid, et empêche les refroidissements.

4° *L'huile de foie de morue* est un aliment respiratoire, c'est-à-dire un aliment qui utilise l'oxygène de l'air. Cette huile de foie de morue favorise la respiration et les échanges vitaux, les oxydations qui en résultent. La vie pulmonaire est plus active, le terrain est plus résistant, la guérison est plus rapide.

5° *L'huile de foie de morue* supprime l'expectoration. Elle la diminue d'abord rapidement, et arrive à la supprimer complètement en peu de jours.

L'huile de foie de morue est un coagulant qui donne de la plasticité au sang.

L'huile de foie de morue fournit des éléments nécessaires pour faire les frais de l'expectoration, elle sert à la confection des cellules phagocytes en favorisant la nutrition.

6° Chez le tuberculeux en guérison apparente, l'huile de foie de morue consolide la guérison et supprime les rechutes.

Le tuberculeux qui ne prend pas d'huile de foie de morue a une guérison fragile, incertaine.

Le tuberculeux qui prend de l'huile de foie de morue, même étant guéri, a une guérison sûre, consolidée, inébranlable, il est à l'abri des rechutes.

7° *L'huile de foie de morue* empêche le tuberculeux de mourir. Il meurt de vieillesse et non de maladie.

CHAPITRE VII

LE TANNIN

Exposé. — Historique. — Variétés. — Prescription. — Entraînement. — Tolérance et intolérance. — Effets du tannin.

ARTICLE 74. — EXPOSÉ

Le tannin, synonyme *acide tannique.*

Le tannin est un aliment et un médicament des plus utiles au tuberculeux.

Parallèle du tannin et de l'huile de foie de morue.

L'action du *tannin* sur le tuberculeux est comparable à celle de l'huile de foie de morue, et il faut mettre ces deux produits sur la même ligne.

A certains points de vue, à cause de certaines qualités et de certaines propriétés, *l'huile de foie de morue* est supérieure au tannin.

A d'autres points de vue, à cause de certaines qualités et de propriétés différentes, c'est le *tannin* qui est supérieur à l'huile de foie de morue.

Dans l'ensemble de ses effets et de ses résultats, le *tannin* est aussi puissant que l'huile de foie de morue pour guérir la tuberculose, et pour empêcher le tuberculeux de mourir.

Il y a cependant entre ces deux produits une différence d'action.

L'action immédiate du tannin n'est pas aussi puissante que celle de l'huile de foie de morue.

Dans les vingt-quatre heures, l'huile de foie de morue a un effet plus puissant que celui du tannin.

Quand l'huile de foie de morue bien maniée, bien utilisée donne tout son effort, le résultat est plus grand, plus puissant, plus considérable qu'avec le tannin.

L'huile de foie de morue a un maximum d'effet utile plus grand que le tannin.

Mais ce maximum d'effet utile est donné dans un temps limité, de un à trois mois. Il ne peut être renouvelé.

L'action du tannin dans les vingt-quatre heures est moins grande, quoiqu'elle soit cependant très appréciable et très efficace.

Mais ce qui fait la supériorité du *tannin* sur l'huile de foie de morue, c'est que l'action du *tannin* peut être renouvelée et prolongée mille fois, ce qui ne peut exister pour l'huile de foie de morue.

Ce qui fait l'avantage du *tannin*, c'est qu'il peut être continué pendant douze mois de l'année sans interruption et à forte dose quand l'organisme est entraîné.

Le tannin peut être continué pendant un an, deux ans, trois ans s'il le faut, sans interruption. Tandis que l'huile de foie de morue arrive à provoquer la saturation de l'économie, et on doit la diminuer ou même la cesser. Quand l'organisme est saturé d'huile, il ne peut en supporter que de petites doses.

Ce qui fait encore la supériorité du *tannin* sur l'huile de foie de morue, c'est que le *tannin* peut être pris en été, pendant les fortes chaleurs, par conséquent pendant les moments de l'année les plus défavorables et les plus dangereux pour le tuberculeux. Tandis que l'huile de foie de morue ne peut être prise pendant les fortes chaleurs, au moment où le tuberculeux a le plus besoin d'une aide puissante.

Du reste le *tannin* et *l'huile de foie de morue* ayant des propriétés et des qualités différentes s'associent très bien et se favorisent l'un l'autre.

Le tannin a comme inconvénient d'agir sur la sécrétion du foie en la rendant plus dense ; de faire resserrer et contracter les canaux biliaires. Il en résulte chez les prédisposés une production plus facile de poussière, de sable ou de calculs hépatiques. Chez ces malades, l'usage du tannin détermine des douleurs hépatiques, et parfois des coliques hépatiques.

Cet inconvénient est relativement minime, car on y remédie facilement. D'abord il ne se produit que *quand il n'y a plus d'expectoration*, par conséquent quand la maladie est presque guérie et que le tannin est moins nécessaire.

Mais, de plus, cet inconvénient, ces douleurs hépatiques sont modifiés et combattus d'une façon très heureuse par l'huile de foie de morue elle-même.

Il arrive de la sorte que *l'huile de foie de morue* doit être associée au *tannin*. Ces deux médicaments sont le complément l'un de l'autre.

Séparément ils ne peuvent faire que la moitié de la besogne. Pris ensemble, ils agissent dans le même but par des moyens différents ; ils se favorisent et obtiennent rapidement la guérison du malade.

Le malade qui peut prendre de fortes doses *d'huile de foie de morue* et de *tannin* doit guérir rapidement, en quelques mois.

Le tannin tarit la sécrétion pulmonaire, il durcit les tissus, il décongestionne les poumons en faisant contracter les petits vaisseaux et les vaisseaux capillaires.

Le tannin assure l'antisepsie de l'appareil digestif, il neutralise les poisons qui peuvent se former. Il empêche la décomposition des matières albuminoïdes dans l'intestin, et s'oppose à un empoisonnement surajouté à l'empoisonnement tuberculeux.

ARTICLE 75. — HISTORIQUE

Qui est-ce qui a trouvé le tannin ?

Le tannin, comme médicament, est connu depuis environ un demi-siècle. Il a été surnommé le quinquina français. Il était connu depuis bien plus longtemps pour le tannage des peaux et des cuirs.

L'emploi, l'usage, l'introduction du tannin dans l'alimentation remontent à la plus haute antiquité.

Les Pélasges, nos ancêtres préhistoriques, se nourrissaient de glands. Ils avaient consacré le chêne à Zeus, Jupiter, fils de Saturne et père d'Hercule. Ce culte a persisté chez les Grecs.

Le gland, fruit du chêne, est particulièrement astringent et donne une alimentation très riche en tannin.

Les premiers habitants du sol français, les Pélasges ou issus de Pélasges, les Ibères, les Celtes, les Gaulois surajoutés se nourrissaient également des glands du chêne.

Variétés.

Le mot *tannin* résume et comprend tous les produits, tous les extraits de plantes qui contiennent du tannin

Le quinquina est le produit qui a été employé depuis, le plus longtemps en médecine.

L'Ecorce de quinquina contient du tannin. Le tannin est un des principes toniques de *la poudre de quinquina*, c'est un des principes les plus actifs, sans vouloir diminuer l'importance de la quinine et des autres alcaloïdes.

La poudre de quinquina est connue depuis quatre siècles. Ce sont les Indiens d'Amérique qui nous ont appris le quinquina.

Il est à remarquer que souvent des découvertes des plus importantes et des plus utiles pour l'humanité ont été faites par des populations primitives et peu cultivées.

Après la poudre de quinquina, d'autres préparations ont été utilisées : *l'extrait de quinquina*, *l'extrait de noyer*, *l'extrait de cachou*, *l'extrait de ratanhia*, *le tannin* ou *l'acide tannique, l'acide gallique*. Toutes ces préparations agissent par le tannin.

Tannin et acide tannique sont synonymes et désignent le même produit. Ce qui fait l'importance de la dénomination, c'est que le produit doit être *préparé à l'alcool : tannin à l'alcool, acide tannique à l'alcool*.

Je préfère le mot tannin à acide tannique.

Tannin est plus court, il indique un produit provenant des plantes, tandis que acide tannique s'appliquerait aussi à un produit de synthèse chimique.

Dans ces derniers temps, on écrivait tannin avec une seule *n*. Je préfère l'orthographe ancienne de tannin avec deux *n*.

Dans toutes mes publications sur la tuberculose, depuis 1893, j'ai maintenu cette orthographe qui était alors abandonnée, et que j'étais seul à continuer. Si cette orthographe de tannin (avec deux *n*) a prévalu, j'estime qu'elle est due aux efforts que j'ai fait pour propager le tannin. Elle est le témoin du résultat acquis.

Je prescris le tannin à l'alcool, chimiquement pur, sous le cachet de Merck. Merck est une maison allemande. Pour ce motif, on m'a demandé si j'étais Allemand, puis on a fait entendre que je devais avoir une commission.

Je suis Français.

Je n'accepte aucun bénéfice de personne. Je n'ai jamais été en relations avec la maison Merck.

Je n'ai d'autre souci que l'estomac des tuberculeux et le mien. Ayant expérimenté, par mon propre estomac, un grand nombre de tannins d'origine diverse, je me suis fixé à celui que je supportais le mieux ; de la sorte j'ai pu prendre, à titre d'expérience, 10 grammes de tannin à l'alcool, deux jours de suite, soit 20 grammes de tannin en quarante-huit heures.

Article 76. — VARIÉTÉS

Les différentes préparations à base de tannin sont les suivantes :

1° *Le tannin à l'alcool ;*
2° *L'extrait mou de quinquina ;*
3° *L'extrait de ratanhia ;*
4° *L'extrait de cachou ;*
5° *L'extrait de noyer.*

Il est encore d'autres préparations, mais moins usitées.

1° Le tannin a l'alcool.

Dans ces derniers temps on ne connaissait que le tannin à l'éther (ou acide tannique à l'éther). Cette préparation a été cause que pendant de nombreuses années le tannin a été laissé complètement de côté dans le traitement de la tuberculose. Le tannin à l'éther détermine des vomissements, des maux d'estomac, et une intolérance rapide.

Le tannin à l'alcool est supporté par l'estomac. C'est le seul qui doive être prescrit, et le médecin doit s'assurer de la bonne qualité du tannin.

Le tannin doit être : 1° *chimiquement pur ;* 2° *préparé à l'alcool ;* 3° *en poudre.*

1° *Tannin chimiquement pur.*— Tout pharmacien qui se respecte donne des produits chimiquement purs. Les médicaments impurs ne sont pas tolérés et font mal au malade. Or, dans le commerce, on trouve différentes qualités de tannins plus ou moins impurs et qu'il faut éliminer.

2° *Tannin à l'alcool.*— Le tannin doit être du *tannin à l'alcool*, c'est-à-dire préparé à l'usine au moyen d'une dissolution dans l'alcool. Mais il ne doit pas y avoir d'alcool dans la préparation. Or certains préparateurs, n'ayant pas de tannin à l'alcool, prennent du tannin à l'éther, le dissolvent dans l'alcool, et le tour est joué. Mais cela est une fraude, une tromperie, une préparation mal faite volontairement, et nuisible à l'estomac du tuberculeux.

3° *Tannin en poudre.* — Le tannin doit être en poudre. Car si on l'a en solution, le malade ne peut contrôler le traitement. Or il ne faut croire que ce que l'on voit, la vie est en jeu. Il ne faut avoir confiance en personne qu'en soi, la vie est en jeu.

Il faut que le malade voie de ses propres yeux la quantité de tannin qu'il prend ; il ne pourra le voir qu'en usant du tannin en poudre. La vie est à ce prix.

Le tuberculeux sera trompé neuf fois sur dix s'il ne prend pas le tannin en poudre, dont il pourra contrôler la qualité et la provenance.

En effet, on trouve des réclames trompeuses dans ce genre: « Le vin tannique de X contient 1 gramme de tannin par cuillerée à soupe. » Or j'ai vérifié le fait, j'ai constaté que l'étiquette était trompeuse, fausse, menteuse et dictée seulement par l'intérêt commercial. J'estime que X est un malhonnête homme. Peu lui importe que le tuberculeux meure, pourvu qu'il gagne de l'argent en trompant ce tuberculeux.

Si l'on fait remarquer cette erreur à X, il ergotera et dira que le tannin employé est de l'écorce de chêne pulvérisée, et que la préparation a été filtrée. Il prouvera alors qu'il est un mauvais préparateur.

Pour un motif analogue, je ne prescris pas le tannin en cachet. On ne peut contrôler la dose de tannin. On ne peut contrôler la qualité du tannin. On ne peut contrôler l'origine du tannin.

La vie est en jeu. La guérison est à ce prix.

Toutes les préparations de tannin à l'alcool ne sont pas équivalentes. Certains tannins à l'alcool sont excellents, bien supportés par l'estomac. D'autres tannins à l'alcool sont moins bien supportés et donnent des coliques.

Certains médecins préfèrent formuler acide tannique, ou acide gallique. Termes synonymes et indiquant le même produit, le tannin.

L'important est que le produit, appelé tannin ou acide tannique ou acide gallique, soit préparé à *l'alcool*.

Le tannin est fourni par l'écorce du chêne et du châtaignier.

L'acide gallique est fourni par la noix de Galles.

2° Extrait mou de quinquina.

Le quinquina est le roi des médicaments.

Si son usage n'est pas plus répandu, c'est que les préparations mal faites ou volontairement falsifiées en rendent l'usage difficile, incertain, et même quelquefois dangereux.

De tous les produits à base de tannin, c'est l'extrait mou de quinquina qui est supérieur à tous les autres.

L'extrait mou de quinquina, quand il est bon et bien préparé, est un produit actif, salutaire, bienfaisant, qui donne la santé à ceux qui l'ont perdue.

Cependant il faut prendre une dose suffisante.

Il faut veiller encore à ce que ce produit ne soit pas fraudé ou falsifié.

Quand je demande de l'extrait de quinquina, on me donne une préparation renfermant neuf dixièmes du poison que l'on appelle *alcool*. On me vend cet alcool en me faisant croire que c'est de *l'extrait de quinquina*. L'étiquette en est la preuve. On me vend du poison à la place d'un médicament salutaire et réconfortant.

Je m'en suis aperçu, j'ai voulu réagir, mais j'ai constaté que c'était un mur infranchissable, une difficulté insurmontable. C'est pour cela que je préfère prescrire du tannin, car le contrôle est bien plus facile.

Le quinquina a une excellente réputation et il la mérite. Aussi, des commerçants adroits, rusés, et adorateurs du dieu Mercure, ont trouvé cette combinaison commerciale étonnante.

Ils achètent du vin ordinaire de 0 fr. 25 à 0 fr. 50 le litre. Ils y mettent une étiquette « vin de quinquina », et ils vendent ce vin de 5 à 10 francs le litre, parce qu'ils y ont ajouté pour trois ou quatre sous d'extrait mou de quinquina, quelquefois même un peu d'alcool.

Il n'est pas étonnant que le vin de quinquina ne soit pas plus répandu, puisque de tous côtés se trouvent des produits portant l'étiquette de vin de quinquina, et contenant du mauvais vin, de l'alcool, et une quantité illusoire de quinquina.

Il est de connaissance courante que le vin de quinquina fait mal à l'estomac, et cela est vrai, mais c'est le mauvais vin qui fait mal, c'est encore l'alcool ajouté au vin qui fait mal, mais ce n'est pas le quinquina.

J'ai pris 10 grammes d'extrait mou de quinquina par jour et pendant plusieurs jours de suite, je n'ai jamais eu mal à l'estomac pour cela.

L'extrait mou de quinquina doit être préparé *à l'alcool.*

On trouve dans le commerce des qualités très variables d'extrait mou de quinquina.

Il existe un produit présenté sous le nom d'extrait mou de quinquina, à 12 francs le kilogramme, mais il est de mauvaise qualité et à rejeter; c'est une falsification. Ce sont les produits inutiles du quinquina, dont on a retiré les produits salutaires. La préparation du bon extrait mou de quinquina donne des résidus sans valeur. Ce sont ces résidus que les marchands sans conscience et sans honnêteté vendent 12 francs le kilogramme sous le nom d'extrait mou de quinquina.

L'extrait mou de quinquina gris vaut 25 francs le kilogramme. C'est le plus employé, le plus commun, celui qui est vulgairement donné. Sa qualité ne me satisfait pas.

L'extrait mou que l'on doit donner au tuberculeux est *l'extrait mou de quinquina jaune préparé à l'eau et à l'alcool.* Il coûte 80 francs le kilogramme. Il est bien mieux toléré et sa qualité en est plus louable. Il contient tous les alcaloïdes du quinquina, de l'acide quino-tannique préparé à l'alcool.

La couleur jaune est le signe que l'extrait n'a pas été brûlé au feu, ce qui parfois arrive pour l'extrait de quinquina gris par la présence de produits calcinés.

Il existe encore d'autres extraits de quinquina jaune ou rouge d'un prix encore plus élevé, mais sans avantages bien marqués.

Il faut formuler : *Extrait mou de quinquina jaune préparé à l'eau et à l'alcool.*

Il faut formuler extrait MOU de quinquina.

Car si l'on omet le qualificatif de MOU et si l'on demande

extrait de quinquina, le marchand donne une partie d'extrait véritable quinquina et neuf parties de poison alcool, sans faire remarquer la tromperie, en la cachant au contraire sous une étiquette fallacieuse portant : *Extrait fluide de quinquina.*

Cette tromperie qui consiste à donner de l'alcool à la place d'extrait mou de quinquina, si l'on n'y faisait attention, serait cause d'un traitement illusoire du tuberculeux, et, par suite, serait cause de la mort du tuberculeux.

Elle est analogue à une duperie d'aliments.

En effet, avec la formule prendre 4 grammes d'extrait de quinquina après chaque repas, le tuberculeux qui croirait prendre 4 grammes d'extrait mou de quinquina, dose louable, ne prendrait que 0 gr. 40 d'extrait mou de quinquina, dose illusoire, et près de 4 grammes de poison alcool, soit un petit verre d'alcool ordinaire. Ce malade deviendrait alcoolique s'il ne l'était pas, et au lieu de prendre la dose salutaire, efficace et puissante, en même temps que bien tolérée, de 8 grammes d'extrait mou de quinquina, il ne prendrait qu'une préparation illusoire, insuffisante, cause de maux d'estomac, d'acidité, de perte de l'appétit, et amenant rapidement l'empoisonnement alcoolique et la terminaison fatale, la mort.

Il faut donner au tuberculeux *de l'extrait mou de quinquina préparé à l'eau, puis à l'alcool.*

L'alcool a servi, il est vrai, à la préparation de ce quinquina, mais il n'en reste plus de trace dans l'extrait mou, et dans la préparation que prend le malade.

L'extrait mou de quinquina doit être dissout et dilué à la faveur de la glycérine. C'est un très bon dissolvant et support.

On trouve dans le commerce de *l'extrait fluide de quinquina.* C'est de l'extrait mou de quinquina dissous dans de la glycérine. Il faut se tenir en garde contre la fraude et la différence de poids résultant de ce mélange. Cet extrait fluide de quinquina ne contient qu'un dixième de vrai extrait de quinquina et s'il est donné, comme poids, pour du vrai extrait mou de quinquina, la dose prise est complètement illusoire, elle laisse mourir le tuberculeux.

Le commerce a de ces subtilités de langage.

Mercure, le dieu du commerce, est aussi le dieu des menteurs et le dieu des voleurs.

3° Extrait de ratanhia.

Il existe deux sortes *d'extrait de ratanhia*: *l'extrait sec* et *l'extrait mou de ratanhia.*

L'extrait de ratanhia subit les mêmes vicissitudes que l'extrait de quinquina.

Il est rendu liquide par l'addition de corps tels que *l'alcool* et *la glycérine.* Les vendeurs l'appellent *extrait fluide.* Or cet extrait fluide contient seulement un dixième d'extrait de ratanhia et quand on prescrit *extrait de ratanhia* 4 grammes, le vendeur donne 4 grammes d'extrait fluide de ratanhia, et le malade prend réellement, exactement, 0 gr. 40 d'extrait de ratanhia. Résultat, il meurt au lieu de guérir.

L'extrait de ratanhia, l'extrait sec et l'extrait mou doivent être préparés au moyen de l'alcool. Il en est de même de toutes les préparations de tannin.

Mais il ne doit pas entrer d'alcool dans la préparation faite chez le pharmacien. Si la préparation de ratanhia contient de l'alcool, elle est mal préparée et dangereuse.

Cette préparation de ratanhia peut, au contraire, contenir de la glycérine.

4° Extrait de cachou.

Le cachou est un extrait astringent qui peut remplacer l'extrait de ratanhia. Il a l'avantage d'être d'un prix plus modéré. Il est très bien supporté par l'estomac.

Le cachou est un médicament bon marché ; on peut prescrire : cachou ou extrait de cachou.

5° L'extrait de noyer.

L'extrait de noyer est une bonne préparation astringente à base de tannin.

Elle a donné de bons résultats.

L'extrait de noyer se prescrit comme l'extrait de ratanhia et comme le cachou.

La tisane de feuilles de noyer (décoction) est d'un usage courant et ancien. Elle donne d'excellents résultats, elle agit par le tannin qu'elle contient.

ARTICLE 77. — PRESCRIPTION

Le médecin formule :

Tannin à l'alcool, en poudre, chimiquement pur, en flacon de 100 *grammes sous cachet de Merck.*

Prendre 0 *gr.* 50 *après chaque repas, midi et soir, dissous dans un verre d'eau.*

Cette quantité 0 gr. 50 *de tannin* sera mesurée par exemple avec une cuillère à moutarde en buis, ou plus simplement le malade prendra du tannin sur le bout arrondi du couteau de table, comme on prend du sel, et de façon que toute l'extrémité arrondie soit recouverte.

Le malade devra apprendre à quoi correspond à peu près *un demi-gramme* et 1 *gramme de tannin*. Le médecin le lui montrera et le malade prendra du tannin suivant son aptitude à le supporter.

Comme le tannin doit être un aliment quotidien, le malade doit savoir s'en servir et préparer lui-même la dose à prendre.

Un demi-gramme de tannin à l'alcool correspond au volume d'une petite noisette.

Un gramme de tannin à l'alcool correspond au volume d'une grosse noisette.

La dose de *un demi-gramme* de tannin après chaque repas est la meilleure dose du début.

En effet, le plus souvent elle est supportée et le malade bénéficie immédiatement d'un traitement actif.

Quelquefois cette dose de *un demi-gramme* de tannin est un peu forte, le malade sent un poids sur l'estomac. Certains disent qu'ils ont un caillou sur l'estomac.

Dans ce cas, il faut d'abord supprimer le tannin pendant quelques jours, de deux à huit jours, puis on recommence à prendre le tannin, mais à dose plus faible, soit 0 gr. 25

ou *un quart de gramme* après chaque repas, midi et soir, dissous dans un verre d'eau.

Après tolérance établie, on augmente la dose de tannin.

La formule citée plus haut est complète, mais un peu longue. On la raccourcit le plus souvent en celle-ci :

Tannin à l'alcool, 100 *grammes, sous cachet de Merck.*

Ou encore quelquefois : *Un tannin de Merck.*

SIROP IODOTANNIQUE

Le sirop iodotannique est une excellente préparation à base de tannin. Il est préparé avec de *l'extrait de ratanhia* toujours bien supporté.

Dans de nombreux cas où l'on ne peut donner du tannin à l'alcool ou de l'extrait mou de quinquina, on prescrit avantageusement *le sirop iodotannique*, une cuillerée à soupe après chaque repas. On peut doubler la dose.

Le sirop iodotannique est la formule qui doit servir pour les enfants.

Chez les enfants, *le sirop iodotannique* doit alterner avec l'huile de foie de morue et les phosphates.

ARTICLE 78. — ENTRAINEMENT

Pour le tannin comme pour tout, il faut un entraînement. L'organisme s'habitue plus ou moins vite à supporter le tannin.

Et si dès les premiers jours le tannin n'est pas supporté, il ne faut pas en conclure qu'il est nuisible. Il faut en conclure qu'il a été mal pris et à trop forte dose, qu'il faut un entraînement et que l'estomac a besoin de s'y habituer.

1° Il faut toujours donner le tannin *après avoir mangé*, quand l'estomac est plein d'aliments. Le tannin se mélange aux aliments et se trouve ainsi très dilué, son action est lente.

Il en est de même pour toutes les préparations à base de tannin, extrait mou de quinquina, ratanhia, cachou, etc., qui doivent être prises *après le repas.*

2° Il est préférable de donner le tannin *en solution*, car, pris en cachet par exemple, le tannin peut se localiser sur un point de la muqueuse stomacale, et être cause d'irritabilité ou de douleur par un contact trop prolongé.

Tandis qu'*en solution*, le tannin se mélange aux aliments, ou passe en grande partie directement dans l'intestin duodénum sans s'arrêter dans l'estomac. La digestion n'en est pas troublée. L'intestin supporte mieux le contact du tannin et le mélange avec la totalité des aliments est plus complet.

Quelles difficultés faut-il surmonter pour prendre le tannin ?

1° *Le mauvais goût* du tannin ;

2° *La susceptibilité de l'estomac.*

1° Le mauvais gout du tannin.

Le mauvais goût du tannin est facile à surmonter. Le malade doit s'y habituer petit à petit.

Il doit réserver la boisson du repas pour la fin du repas. Il aura ainsi à boire un grand verre d'eau, et la solution de tannin étant assez étendue, sera très acceptable.

Si le malade ajoute un peu de vin à l'eau qui reçoit le tannin, il aura un verre de boisson un peu astringente, mais très buvable.

En tout cas, il pourra y ajouter *un peu de sucre* ou *du sirop* en quantité suffisante. Il arrivera ainsi à masquer le goût du tannin.

Le malade ne doit pas boire du bout des lèvres, comme s'il voulait goûter la solution de tannin. Mais il doit boire rapidement cette solution de tannin, en se disant que la vie est à ce prix.

2° La susceptibilité de l'estomac.

Il est des estomacs rebelles au tannin. Ou plutôt, il est des malades dont l'estomac, détraqué par la maladie, ne peut rien accepter, ni les aliments, ni, à plus forte raison, le tannin.

Chez ces malades il faut aller tout doucement, et commencer par des doses très petites, 25 centigrammes et même moins.

Pour habituer l'estomac au tannin, on peut donner des préparations qui, généralement, sont mieux supportées, par exemple la suivante :

Glycérine	300	grammes
Extrait de ratanhia	15	—
Extrait de cachou	15	—

une cuillerée à soupe après chaque repas, soit 1 gramme d'extrait après chaque repas.

On peut ajouter soit de la cocaïne, soit de l'opium, pour calmer la susceptibilité stomacale :

Glycérine	300	grammes
Extrait de ratanhia	15	—
Extrait de cachou	15	—
Cocaïne (chlorhydrate)	0 gr. 10	
Extrait d'opium.	0 gr. 10	

une cuillerée à soupe après chaque repas.

Cette préparation est toujours bien tolérée. On peut cependant augmenter les doses de cocaïne et d'extrait d'opium.

On donne cette préparation pendant quelque temps, puis on supprime la cocaïne et l'opium quand on estime que le malade peut s'en passer.

Quand l'estomac s'est habitué aux astringents par l'usage de cette préparation au ratanhia et cachou, on donne le *tannin en poudre* et pris directement par le malade, préparé par lui *en solution* dans l'eau.

Cependant il est quelquefois nécessaire de prolonger l'usage de cette préparation ratanhia-cachou pendant plusieurs mois.

Il est certains malades qui ne peuvent pas supporter même la préparation de ratanhia et de cachou.

Pour ces malades à estomac susceptible, il faut donner le tannin associé, mélangé, combiné *à l'albumine de l'œuf*.

Voici la préparation :

On met dans un verre *trois ou quatre cuillerées d'eau*, soit 50 grammes.

On verse dans cette eau *une cuillerée à café bien pleine de tannin*, soit de 4 à 6 grammes de tannin.

On remue une minute pour faire dissoudre.

On casse *un œuf* et on verse le *jaune* d'œuf dans cette solution de tannin. On remue une minute.

On ajoute *le blanc de l'œuf*, et on remue pendant quelques instants. La préparation est terminée. On obtient ainsi un magma *de tannin et albumine.*

Au lieu d'ajouter l'œuf au tannin, on peut verser petit à petit la solution de tannin dans l'œuf. La préparation est mieux faite.

On peut ne se servir que du blanc de l'œuf, le jaune n'est pas indispensable, mais il lie mieux la préparation. Quand le tannin a été mélangé d'abord au jaune de l'œuf la préparation n'est pas grumeleuse.

Le tannin et l'albumine forment un magma, une combinaison chimique qui est du *tannin-albumine*, ou de l'*albumine tannée*, ou du *tannate d'albumine.*

On prend une *cuillerée à café* de ce magma de *tannin et albumine*, et on le délaie dans *un verre de lait chaud sucré.*

Le malade prendra cette préparation deux fois par jour, puis il augmentera cette dose suivant la tolérance stomacale. Il prendra cette préparation quatre fois ou six fois dans une journée, et à intervalles espacés.

Grâce à l'œuf le tannin est très bien supporté par l'estomac. Le malade peut prendre de grandes quantités de tannin sans en subir d'effets désagréables.

Le tuberculeux à estomac susceptible peut arriver à prendre facilement chaque jour 2 à 4 grammes de tannin neutralisé par *l'albumine de l'œuf.*

Il est vrai que le *tannin-albumine* a moins d'action que le tannin pur. Mais cependant, ce *tannin-albumine* a une action curative certaine. Il habitue, de plus, le tube digestif à recevoir l'impression astringente du tannin.

Il ne faut pas faire cuire le tannin-albumine, car l'albumine tannée se coagule par la chaleur et donne un corps dur, insoluble, de consistance comparable à du caoutchouc.

Réduit en poudre, ce produit insoluble peut être employé, mais il est peu actif et peu recommandable.

ARTICLE 79. — TOLÉRANCE ET INTOLÉRANCE

Le tuberculeux doit prendre une dose de tannin tous les jours, soit *un demi-gramme* après chaque repas, soit *un gramme par jour.*

Certains malades supportent très bien cette dose pendant deux mois sans interruption.

Mais il arrive le plus souvent que des signes d'intolérance se manifestent au bout d'un temps variable.

Les signes d'intolérance commencent à se montrer quelquefois au bout d'un mois d'usage du tannin, d'autres fois au bout de quinze jours, ou encore seulement au bout de huit jours.

Aussi le malade doit-il être surveillé pour qu'au plus petit signe d'intolérance le tannin soit supprimé.

Le tannin sera supprimé pendant *deux jours,* ou *quatre jours,* ou *huit jours* suivant le malade.

Les premiers signes d'intolérance sont : la *lourdeur d'estomac, un poids sur l'estomac*, et, à un degré plus avancé, *de la douleur d'estomac, des maux d'estomac, des coliques abdominales.*

Quand le tannin est supprimé à temps, tout se passe bien.

Mais si le tannin est continué malgré les signes d'intolérance, il peut s'en suivre des désagréments, *de la gastrite* due au tannin, *des maux d'estomac et des coliques.*

La gastrite due au tannin est une manifestation qu'il faut éviter ; elle est très ennuyeuse. Quand elle se montre, on est obligé de supprimer le tannin et pour longtemps, quinze jours, un mois, quelquefois davantage. C'est autant de perdu pour le traitement.

Il vaut mieux prendre chaque jour une très faible dose de tannin qui est supportée, plutôt que prendre une trop forte dose qui fera mal.

Il faut prendre la dose utile et non la dose nuisible.

Quelquefois la prise du tannin après le repas détermine *des vomissements* et le tuberculeux rejette tout son repas, phénomène déplorable.

Ces vomissements peuvent survenir :

1° Parce qu'il existe un léger degré de gastrite datant depuis quelques jours ;

2° Parce que le tannin auquel l'organisme n'est pas habitué vient troubler la digestion ;

3° Parce que le mauvais goût du tannin provoque les vomissements par action réflexe.

1° Les vomissements sont dus a un léger degré de gastrite au début.

Dans ce cas, on n'a pas tenu compte des signes légers et prémonitoires de l'intolérance du tannin. Les règles de l'entraînement n'ont pas été observées. Il y a eu faute commise.

Dans ce cas, il faut instituer *le régime lacté.*

Il faut associer *le lait* à l'alimentation.

Il faut supprimer le tannin pendant une période variable, huit ou quinze jours, par exemple, et on ne reprendra le tannin qu'à petite dose, ou dissous dans le lait, ou neutralisé par l'albumine de l'œuf.

On pourra faire usage de la cocaïne et de l'opium.

2° Les vomissements sont dus a ce que la digestion est troublée.

Il arrive, en effet, que ces vomissements se produisent sans irritation gastrique précédente. Le tannin se mêlant au contenu stomacal, l'estomac est étonné, impressionné d'une façon inattendue, et il réagit.

Le tannin cependant n'arrête pas la digestion, en tant qu'agissant sur les ferments et sur le suc gastrique.

Mais le tannin diminue ou arrête la sécrétion des glandes.

En arrivant dans l'estomac, au contact des glandes de l'estomac en pleine activité, en pleine sécrétion, le tannin impressionne ces glandes et supprime leur sécrétion.

De ce fait le travail de la digestion est arrêté, renversé et le vomissement réflexe se produit.

Dans ce cas, il est bon de prendre le tannin *une heure* ou *deux heures après le repas.*

Il est bon également de prendre des doses plus petites.

L'estomac s'habituera de la sorte au contact du tannin.

Le tannin arrivant dans l'estomac alors que toute sécrétion des glandes est terminée ne pourra plus troubler la digestion.

2° Le vomissement est occasionné par le mauvais gout du tannin ou de la solution de tannin.

Le fait arrive assez souvent.

Certaines personnes sensibles ou délicates, des jeunes filles, certaines femmes, veulent prendre le tannin à haute dose. Elles boivent une solution forte, mauvaise au goût. Elles font bien l'effort pour l'avaler, mais le mauvais goût, l'arrière-goût astringent reste dans la bouche et provoque d'abord des grimaces et des nausées, puis le vomissement.

Ces personnes ne peuvent s'opposer à ces vomissements.

Dans ce cas, on peut donner des solutions très étendues, par exemple, 0,25 centigrammes, soit un quart de gramme de tannin dissous dans un grand verre d'eau, avec du sucre, de quatre à huit morceaux, ou avec un peu de vin, ce qui donne la sensation de vin sucré, ou avec *du sirop de groseille* ou *de framboise.* Ou bien on mélange la dose de tannin à de la pâte de coing ou de la pâte d'abricot ou de pomme, ou encore à de la confiture.

On arrive assez facilement à surmonter ce symptôme.

En résumé, le vomissement quel qu'il soit doit être combattu par les moyens suivants :

1° *Supprimer le tannin pendant quelques jours ;*

2° *Diminuer la dose de tannin en la reprenant ;*

3° *Prendre le tannin une heure après le repas ;*

4° *Faire passer le goût désagréable du tannin au moyen du sucre ;*

5° *Remplacer le tannin par la solution glycérinée de ratanhia-cachou, additionnée de cocaïne et d'opium ;*

6° *Régime lacté.*

Le lait est excellent pour prendre le tannin.

Dans *le lait,* le tannin trouve des albuminoïdes, et forme avec eux des composés fixes, analogues à l'albumine tannée.

Le tannin en excès se dissout dans le lait, et le tout, additionné de sucre, forme un breuvage très acceptable, et plus facile à prendre que la solution de tannin.

L'estomac supporte mieux cette préparation de tannin dans le lait.

Le lait est aussi l'aliment qui modifie le mieux la gastrite légère que le tannin aurait pu provoquer.

L'usage journalier du lait est une prescription que le tuberculeux doit observer autant qu'il est possible.

L'usage du *bicarbonate de soude* facilite la digestion du tannin.

La gastrite occasionnée par un usage maladroit du tannin peut être modifiée avantageusement par le bicarbonate de soude.

Souvent le bicarbonate de soude suffit pour faire disparaître les petits symptômes prémonitoires de l'intolérance gastrique.

Dose, une cuillérée à café (4 grammes) de bicarbonate de soude après chaque repas.

Le tuberculeux ne doit prendre du bicarbonate de soude que lorsqu'il en a besoin. Il doit le cesser dès qu'il n'y a plus de motif pour le prendre.

Quand on dirige le traitement au tannin, il faut prendre le plus grand soin de l'estomac du tuberculeux L'estomac est la place forte. L'estomac est la place de résistance. Le tuberculeux guérit avec son estomac. Il guérit parce qu'il mange ; s'il ne mange pas, il meurt. Il faut donc veiller à ne pas endommager la place forte par une médication maladroite et intempestive.

Il faut d'abord respecter l'alimentation, conserver l'intégrité de l'estomac. Il faut donner le tannin seulement quand il sera bien reçu et quand il ne produira aucun désagrément.

Interruptions dans l'usage du tannin.

Le tannin est bien supporté pendant plusieurs jours de suite. Cependant il faut savoir mettre une interruption dans l'usage du tannin

Il est bon et prudent de se reposer un ou deux jours par semaine, de ne pas prendre de tannin pendant un ou deux jours de la semaine, par exemple : le dimanche, ou le samedi et le dimanche. Cette interruption fait que l'estomac s'habitue mieux à supporter le tannin.

On peut même, à certaines périodes, interrompre le tannin pendant huit jours, par exemple une fois par mois. Cette interruption est nécessaire quand on a des craintes pour la susceptibilité de l'estomac.

Enfin, à certains moments il faut savoir interrompre le tannin pour un temps assez long, et le supprimer un mois sur deux. De la sorte le malade prendra du tannin pendant un mois sur deux.

La dose utile est souvent très petite, c'est celle qui fait du bien, c'est celle qui ne fait pas de mal.

Pour vouloir trop bien faire il ne faut pas dépasser le but. Il ne faut pas donner de trop fortes doses, sous prétexte que les doses élevées agissent plus vite.

Il ne faut donner que la *dose tolérée.*

Il ne faut donner que la dose utile

Ces interruptions dans l'usage du tannin font partie de l'entraînement, de l'éducation de l'estomac à digérer le tannin.

La première année, le tuberculeux pourra supporter 1 gramme de tannin par jour.

La deuxième année il supportera 2 grammes de tannin.

La troisième année il supportera 2 grammes de tannin par jour.

A cette dose de 3 grammes par jour s'arrête la tolérance de l'estomac pour le tannin, dans la majorité des cas

Cependant il est des malades qui supportent de plus fortes doses.

J'ai pu prendre 6 grammes de tannin par jour pendant un mois.

A un autre moment, dans un but d'expérience, j'ai pris 10 grammes de tannin deux jours de suite, soit 20 grammes de tannin en quarante-huit heures.

Il faut aussi tenir compte de l'alimentation carnée qui favorise beaucoup la tolérance du tannin.

Le tuberculeux qui mange beaucoup de viande accepte facilement le tannin parce que ce tannin forme rapidement dans le tube digestif des composés d'albuminoïdes tannés, bien mieux supportés et inertes pour la muqueuse digestive. Tandis qu'avec une alimentation végétale et les féculents, les sucres et les corps gras, il n'y a pas d'albuminoïde s'associant facilement au tannin comme ceux de la viande. Avec l'alimentation par les végétaux et les féculents, le tannin est supporté à dose moins forte par le même sujet.

Au début du traitement le tannin provoque assez souvent un peu de constipation, il faut veiller à ce symptôme et lutter contre lui par de légers laxatifs, sulfate de soude ou sulfate de magnésie, ou eaux purgatives, ou tout autre laxatif agréable au malade.

Article 80. — EFFETS DU TANNIN

1° *Le tannin* tanne la peau et la rend imputrescible, dure, résistante, inattaquable par les germes de dissociation. Il transforme la peau en cuir.

Le tannin tanne de même les tissus humains au contact desquels il se trouve. Mais cet effet a lieu en proportion de la dose employée. Et quoique pris à petite dose, le tannin donne un résultat appréciable. Il rend les tissus de l'organisme plus durs, moins mous, plus résistants aux attaques des microbes.

2° *Le tannin* est absorbé et par son contact fait contracter les petits vaisseaux et les vaisseaux capillaires. De ce fait, il décongestionne les lésions pulmonaires.

3° *Le tannin* resserre les tissus, il durcit les tissus qui sont tous composés plus ou moins d'albuminoïdes, fibres élastiques, fibres conjonctives, surfaces épithéliales et cellules de toutes sortes. C'est ce que l'on exprime en disant que le tannin est tonique.

4° *Le tannin*, en décongestionnant les tissus, et en particulier la muqueuse de l'estomac et de l'intestin, guérit la gastrite chronique.

Avec l'huile de foie de morue, le tannin est le meilleur moyen pour guérir la dyspepsie et les dyspepsies de toutes natures.

5° *Le tannin* assure l'antisepsie de l'intestin, c'est le meilleur antiseptique de l'intestin. Et ceci a sa grande importance chez le tuberculeux. En effet, le tuberculeux est obligé de manger beaucoup de viande, et il est toujours sous la menace d'un empoisonnement occasionné par la viande non digérée et putréfiée dans l'intestin.

Un petit morceau de viande que les sucs de la digestion n'ont pu digérer et transformer peut être cause d'empoisonnement. Car cheminant dans l'intestin, il se putréfie, il donne lieu à des ptomaïnes, à des poisons divers qui occasionnent l'empoisonnement aigu avec tous ses symptômes graves et parfois mortels chez le tuberculeux.

Le tannin est la sauvegarde qui préserve le tuberculeux de l'empoisonnement par la viande alimentaire. Les embarras gastriques sont assez fréquents chez les tuberculeux, car ils mettent en pratique les principes de la suralimentation et ils mangent autant qu'ils peuvent manger.

6° *Le tannin* rend l'homme robuste contre les germes de maladie. L'homme qui prend du tannin a une santé puissante, robuste, vigoureuse. Le tuberculeux qui prend du tannin est à l'abri des rechutes.

7° *Le tannin* supprime l'expectoration.

Par exemple, un malade crache 250 grammes en vingt-quatre heures. Si ce malade prend du tannin à bonne dose, soit 2 grammes par jour, il verra son expectoration supprimée et réduite à un ou deux coquetiers par jour, et cela rapidement, c'est-à-dire dans l'espace de deux ou trois mois.

8° Parmi d'autres avantages nombreux, le tannin a encore celui-ci :

Le tannin empêche le tuberculeux de mourir.

REMARQUE

Il ne faut pas oublier que ce travail fait partie d'un tout, d'un ensemble qui a pour but *la guérison de la tuberculose.*

Il ne faut pas oublier que L'HYGIÈNE passe avant tout.

Sans hygiène pas de guérison assurée.

Sans hygiène, il est inutile d'instituer un traitement.

L'hygiène passe avant l'huile de foie de morue et le tannin.

L'hygiène du tuberculeux comprend :

1° *La cure d'air ;*

2° *La cure de repos ;*

3° *La cure d'alimentation.*

La thérapeutique, les médications, l'huile de foie de morue et le tannin sont des moyens accessoires qui doivent venir après l'hygiène.

Il serait puéril d'affirmer que l'hygiène seule doit constituer la thérapeutique du tuberculeux, et de vouloir supprimer tout médicament.

Les médecins qui disent : *pas de médicaments aux tuberculeux* sont les premiers à leur en donner quand il est nécessaire.

Ce qu'il faut savoir, c'est que *l'hygiène du tuberculeux* étant bien assurée, cette *hygiène* doit être complétée par l'usage *du tannin et de l'huile de foie de morue.* C'est une loi.

Alors le tuberculeux guérit rapidement.

Alors la guérison du tuberculeux est consolidée, raffermie, inébranlable, par cet usage *de l'huile de foie de morue* et *du tannin* mis au service de *l'hygiène.*

QUATRIÈME PARTIE

SERVICE DE L'ALIMENTATION

CHAPITRE PREMIER

LE REPAS

Définition. — Ration alimentaire. — Suralimentation. — Nombre des repas. — Composition des repas. — Le menu.

Article 81. — DÉFINITION

Nous prenons chaque jour une certaine quantité d'aliments. C'est ce qui constitue *le repas*.

Le repas est l'ensemble des actes et mouvements nécessaires pour que nous puissions prendre nos aliments.

Le repas est d'institution ancienne.

Aux temps reculés, l'homme sauvage dévorait les fruits, les herbes, les graines à n'importe quel moment de la journée, et dès qu'il les avait trouvés.

Si la chasse lui procurait un gibier, il le mangeait sans préoccupation de l'heure, imitant en celà les animaux sauvages.

A un degré plus élevé de la civilisation, *le repas* fut une institution.

Le repas fut créé par la nécessité de se réunir pour ce même but, s'alimenter ou prendre le repas.

La formation de la famille, avec tous les proches parents, exigea la réunion en commun des membres de la famille et une distribution équitable des aliments.

Le repas constitué, on éprouva le besoin d'un emplacement spécial. On se réunissait autour d'une grosse pierre sur laquelle étaient placés les aliments. Ce fut la première table, le premier autel.

Les membres de la famille se plaçaient en rond autour de cette pierre.

Ils prirent des postures diverses, s'asseyant par terre ou sur des pierres servant de sièges et disposées également en rond.

D'autres fois ils se couchaient à moitié. L'usage transmit ces postures.

Les Romains pour se mettre à table s'allongeaient sur un lit, le haut du corps légèrement relevé et appuyé sur le coude.

De nos jours nous trouvons plus commode de nous asseoir sur une chaise, devant une table, pour prendre le repas.

Les repas furent de tout temps une institution révérée.

Dans les premiers temps, les fidèles portaient les aliments au prêtre pour les consacrer.

Les anciennes peuplades offraient les aliments en sacrifice aux dieux. C'étaient les récoltes de la terre, ou les animaux sacrifiés. L'idée qu'il faut trouver dans ces sacrifices, c'est que le prêtre ou la divinité choisissait et déclarait bons les produits qui pouvaient être consommés. Il rejetait les plantes malfaisantes, et tout ce qui était nuisible.

De nos jours encore des hommes spéciaux sont chargés de vérifier les aliments, de laisser consommer les bons et d'arrêter les mauvais.

Article 82. — RATION ALIMENTAIRE

Les aliments absorbés en vingt-quatre heures peuvent être plus ou moins abondants,

Ces aliments peuvent être pris en une ou plusieurs fois.

Le repas offre donc à étudier :

1° *La quantité d'aliments prise par jour ;*

2° *Le nombre de repas.*

RATION ALIMENTAIRE

La quantité d'aliments nécessaire par jour constitue *la ration alimentaire*, autrement dit la dose d'aliments nécessaire.

1° *La quantité d'aliments nécessaire est proportionnée au poids de l'organisme.*

L'oiseau ne mange pas autant que l'éléphant. Ce sont des extrêmes.

Chez l'homme, le nain ne mange pas autant que le géant.

L'homme du poids normal de 80 kilos pèse le double que le nain de 40 kilos et mangera le double.

L'homme pèse en moyenne 65 kilos ; nous nous baserons sur ce poids pour parler de l'alimentation.

2° *L'alimentation nécessaire est proportionnée au travail effectué.*

L'homme qui travaille beaucoup, le forgeron, mange beaucoup plus que l'homme qui ne fait rien.

Beaucoup de charbon fait produire beaucoup de force à la machine.

Beaucoup d'aliments fait produire beaucoup de force et de travail à la machine humaine.

Sans charbon, la machine ne marche pas.

Sans aliments, l'homme ne travaille pas.

Le travail de l'homme peut être varié. Il peut être un effort musculaire, il peut être une lutte contre le froid, il peut être travail cérébral.

Il peut être une lutte contre le bacille tuberculeux et contre l'empoisonnement qu'il provoque.

L'homme qui ne fait rien pourra cependant manger beaucoup.

L'homme qui ne travaille pas, s'il mange beaucoup, emploiera ses forces naturelles pour le travail de la digestion.

Il accumulera des réserves d'éléments neufs dans l'organisme.

Ceci est à considérer chez le tuberculeux, puisque pour lui le travail le plus important doit être de manger beaucoup, de digérer et de ne rien faire autre. Toutes les forces de l'organisme sont alors utilisées pour ce but, *le travail de la digestion.*

Et cependant le tuberculeux travaille quoique restant allongé toute la journée.

Son travail est de lutter contre le bacille tuberculeux, son travail est de fabriquer *des cellules phagocytes,* véritables soldats qui font la guerre au bacille de la tuberculose.

Le travail de l'organisme peut être la lutte contre le froid. L'organisme a besoin de brûler beaucoup de charbon dans la machine humaine. Il faut que la chaleur produite soit très grande.

C'est au moyen de l'alimentation et des aliments carbonés en particulier que l'organisme accomplira ce travail.

Le travail de l'organisme peut être travail musculaire. C'est le muscle qui use le charbon et les aliments.

Le travail peut être travail intellectuel : ce sont les nerfs, les centres nerveux qui consomment alors les éléments apportés par l'alimentation, aliments azotés et phosphorés.

L'homme qui ne s'alimente pas, et qui ne boit que de l'eau, perd chaque jour de son poids et il meurt dans un espace de temps variant entre dix et quarante jours.

On a cité des fakirs indiens qui sont restés trois mois sans manger et sans boire, ensevelis sous terre, l'herbe semée sur cette tombe vivante avait le temps de pousser. Ce sont des exceptions.

L'homme qui ne mange rien vit aux dépens de sa propre substance ; il consomme la graisse, les phosphates des os, les albuminoïdes des muscles et des nerfs. Ce sont des réserves qu'il utilise.

Il meurt quand il a perdu les quatre dixièmes de son poids, soit les deux cinquièmes de son poids (le poids normal, et non le poids minimum).

Pour donner une donnée plus facile à comprendre, l'homme meurt quand il a perdu près de la moitié de son poids normal.

Pour le tuberculeux le fait est important, car le poids donne un pronostic. La perte de poids, qu'elle provienne de la maladie ou de l'inanition, donne le même résultat.

Sous une autre forme, le tuberculeux qui a perdu un tiers de son poids est sur le point de mourir.

Loi empirique.

Le poids normal est égal en kilo au nombre de centimètres dépassant le mètre dans la mesure de la taille.

Cette loi est facile à retenir et facile à appliquer.

Elle est exacte d'une façon absolue pour la taille de 1 m. 64 à 1 m. 65. Elle donne des indications assez précises pour les tailles comprises entre 1 m. 55 et 1 m. 75. Elle peut s'adapter à toutes les tailles.

La loi suivante est plus exacte, plus précise, plus mathématique.

Le poids est égal à la taille multipliée par l'indice 40.

L'indice 30 *donne le poids minimum.*

L'indice 40 *donne le poids normal.*

L'indice 50 *donne le poids maximum.*

La quantité d'aliments nécessaire a en vue :

1° *Les albuminoïdes ;*

2° *Les sucroïdes ;*

3° *Les sels.*

Les sels sont en général assez abondants dans l'alimentation ordinaire, pain, viande, légumes herbacés ou farineux, fruits, etc. Aussi quand on discute la quantité d'aliments nécessaires, on ne s'occupe pas des sels. On envisage les aliments albuminoïdes et les aliments sucroïdes. Exceptionnellement cependant les sels font défaut.

En ce qui concerne les tuberculeux, les sels de chaux, carbonates et phosphates doivent être en quantité suffisante pour pouvoir servir à la lutte contre le bacille.

Le tuberculeux est un malade qui se déminéralise, c'est-à-dire qu'il perd ses sels, phosphate de chaux, carbonate de chaux et autres. Cette déminéralisation, cette perte de sels rend le tuberculeux moins résistant aux bacilles et à tous les germes de maladie.

L'absorption des poisons est plus facile, l'envahissement des microbes est plus rapide, les tissus sont moins durs, moins résistants, les os deviennent friables, les liquides et sérums de l'économie deviennent plus fluides, moins concentrés et plus aptes à recevoir d'autres produits même les produits nuisibles.

Le tuberculeux perd encore ses sels à cause de la fabrication des cellules phagocytes, cellules blanches qui font la guerre aux bacilles et qui tombent à l'extérieur sous forme de suppuration et de crachats.

L'eau apporte le plus souvent une partie des sels utiles au tuberculeux, la chaux. Mais si certaines eaux sont avantageuses au tuberculeux, d'autres eaux sont désavantageuses.

Les eaux utiles au tuberculeux sont celles qui sont chargées de carbonate de chaux et de bicarbonate de chaux. Les pays dont les sources donnent des eaux calcaires donnent une hospitalité bienfaisante au tuberculeux. Si les eaux de certaines régions ne contiennent pas assez de sels calcaires, l'alimentation doit veiller à donner ces sels à l'économie.

Les enfants ont le plus grand besoin de sels calcaires, ils grandissent, ils fabriquent chaque jour de nouvelles cellules, ils incrustent leurs os de phosphates et de carbonate de chaux, et il est de règle de donner des phosphates de chaux et des carbonates de chaux à tous les enfants.

La quantité minimum d'aliments nécessaire est de :

60 *grammes d'albumine ;*

300 *grammes de sucroïdes féculents*, pouvant se remplacer par 60 *grammes* de corps gras.

Deux œufs représentent 60 grammes d'albumine et le minimum d'aliment azoté nécessaire par jour.

300 grammes de pain ou de farineux représentent le minimum d'aliments sucroïdes ou carbonés nécessaire par jour.

Ces 300 grammes de féculents peuvent se remplacer par 60 grammes de graisse.

Exemples d'alimentation minimum :

On peut vivre avec deux œufs et quatre cuillerées d'huile de foie de morue par jour.

Deux œufs pesant 60 grammes sont analogues à 100 gr. de viande.

Autre exemple d'alimentation minimum :

On peut vivre avec 100 grammes de viande et 300 grammes de féculents par jour.

Ces quantités minimum, 60 grammes d'albumine et 100 grammes de viande, 300 grammes de farineux, ou 60 grammes de graisse, sont utiles à connaître, car elles sont la base de la dose alimentaire. Celle-ci peut être plus ou moins forte.

1° *La dose faible* d'aliments donne l'alimentation minimum. C'est la ration d'inaction ou *ration de repos* ;

2° *La dose moyenne* d'aliments donne l'alimentation moyenne. C'est la ration d'activité moyenne ou *ration d'entretien* ;

3° *La dose forte* d'aliments donne l'alimentation maximum, appelée aussi *suralimentation*, ou *ration de travail*

1° *Dose faible. Ration de repos. Dose minimum.*

L'alimentation minimum, 60 grammes d'albumine, 60 gr. de graisse, suffit à entretenir la vie, à la condition qu'il n'y ait pas de dépense de force, et que l'activité musculaire ou nerveuse soit au minimum, c'est *la ration de repos* ou *ration d'inaction.*

Certaines populations font comme les marmottes pendant l'hiver, elles dorment jour et nuit, et restent au repos complet. Pendant l'hiver les travaux des champs ne nécessitent pas l'activité de ces populations, elles en profitent pour ménager leurs provisions en restant au repos le plus complet.

Avec cette ration minimum l'homme maigrit jusqu'à un poids minimum qu'il conserve.

2° *Dose moyenne d'aliment. Ration d'entretien.*

La dose moyenne d'aliments nécessaire est double de la dose minimum.

La ration d'entretien est double de la ration de repos.

Cette dose moyenne d'aliments ou ration d'entretien se compose de :

200 grammes de viande ;

600 grammes de pain ou farineux.

Dont une partie pourra être remplacée par des corps gras.

Cette dose moyenne entretient l'organisme dans un état de santé convenable, à la condition que nul travail important ne soit exigé.

C'est la quantité nécessaire pour vivre en se livrant à quelques exercices, quelques promenades, quelques récréations, mais non à des travaux pénibles, à des marches longues, à des occupations fatigantes.

3° *Dose forte d'aliments* ou *dose maximum.*

Alimentation maximum, ou *suralimentation*, *ration de travail*.

La ration de travail est quatre ou cinq fois plus forte que *la ration de repos*, ou ration minimum.

La ration de travail est le double de *la ration d'entretien.*

Cette ration de travail se compose de :

400 à 500 grammes de viande ;

1.200 à 1.500 grammes de féculents.

Une partie des féculents est remplacée par la graisse.

Ces dernières quantités sont très fortes. Il faut des estomacs très robustes pour digérer 500 grammes de viande et 1.500 grammes de féculents ou de graisse par jour.

Toutes les constitutions ne peuvent pas transformer cette quantité d'aliment en travail. Cependant, il existe beaucoup d'ouvriers qui donnent une forte somme de travail, grâce à une alimentation abondante.

Chez le tuberculeux, les 1.500 grammes de féculents peuvent se remplacer par des aliments carbonés plus faciles à digérer, *le sucre*, *l'huile de foie de morue*, *le beurre*. De plus, les corps gras entrent toujours pour une certaine part dans l'alimentation, ils sont nécessaires pour préparer un grand nombre d'aliments.

Chez le tuberculeux les proportions *d'albuminoïdes* et *de sucroïdes* ne sont plus les mêmes; il faut augmenter *les albuminoïdes* pour modifier le terrain et le rendre arthritique ; on peut diminuer l'alimentation par les sucroïdes et les féculents.

Le tuberculeux pourra retenir de cette ration maximum la quantité de 500 grammes de viande. Il pourra faire la suralimentation albuminoïde avec les œufs.

Le tuberculeux pourra augmenter la quantité d'albuminoïdes et diminuer les féculents.

Toutefois, même chez les tuberculeux, il ne faut pas adopter une alimentation d'albuminoïdes à l'exclusion complète des sucroïdes. Il faut toujours associer à l'alimentation une certaine quantité de sucroïdes, féculents et corps gras ou beurre, car l'alimentation exclusive par les aliments albuminoïdes produirait des troubles de la nutrition et des manifestations exagérées de l'arthritisme.

Article 83. — SURALIMENTATION

La suralimentation est la quantité d'aliments maximum que l'individu peut utiliser pour donner la plus grande somme de travail.

Chez le tuberculeux, ce travail consiste dans la lutte contre le bacille.

Chez le tuberculeux, *la suralimentation* veut dire la quantité d'aliments maximum que le tuberculeux peut digérer.

Par *suralimentation* on entend que le tuberculeux doit manger plus que la ration ordinaire ou ration d'entretien.

Le tuberculeux doit manger tout ce qu'il peut digérer. Il doit employer toutes ses forces au travail de la digestion.

La suralimentation ne comprend que les aliments pouvant être digérés.

Suralimentation ne veut pas dire indigestion.

Ce sont des mots différents qui signifient des faits différents.

Il faut que le tuberculeux fasse de la suralimentation.

Il ne faut pas qu'il prenne des indigestions à force de trop manger. *L'excès en tout est nuisible.*

Si donc un malade mange plus qu'il ne peut digérer, il ne fait plus de la suralimentation, il fait de la fausse alimentation, de l'obstruction alimentaire, c'est une erreur alimentaire, c'est une alimentation erronée.

Le terme *suralimentation* doit être conservé.

L'homme qui fait un repas avec un oignon et du pain, ou encore avec du pain et du fromage. Cet homme est sobre, frugal, mais il se soumet à une alimentation insuffisante.

Cet homme ne comprendra qu'il faut manger davantage et qu'il faut prendre une ration copieuse et abondante, que si on lui parle de suralimentation.

Pour cet homme sobre, frugal, économe, le terme de suralimentation est le seul qui sera compris.

Composition de la ration alimentaire chez le tuberculeux.

Si l'homme mange par jour 200 grammes de viande, et 600 grammes de farineux, le tuberculeux devra manger le double de viande, soit 400 grammes, mais non le double de farineux. L'augmentation des aliments doit porter sur la viande.

Pour faciliter la digestion d'une grande quantité d'aliments, *la suralimentation* doit comprendre les aliments faciles à digérer, lait, œufs, viande maigre, sucre.

Les aliments difficiles à digérer doivent être éliminés.

Ils occuperaient les forces de l'organisme en pure perte.

Pour faire progresser un tendon indigeste, il faut une grande dépense de force.

Ce tendon accapare inutilement les sucs digestifs, il neutralise leur effet utile.

Ce tendon accapare inutilement les contractions musculaires de l'intestin employées pour le faire avancer.

De plus ce tendon est un corps étranger pour la surface intestinale. Il contusionne les ouvriers appelés *cellules épithéliales de l'intestin*, et il empêche le fonctionnement régulier, qui est d'absorber les éléments neufs.

La suralimentation doit éliminer aussi les aliments cause d'un travail important pour la digestion, comme les légumes farineux et féculents.

L'ouvrier qui travaille de ses muscles peut augmenter sa ration de travail avec les farineux et les féculents. Ce sont des aliments pour les muscles, des aliments pour le travail musculaire.

Le travail du tuberculeux n'est pas tout à fait semblable à celui de l'ouvrier. Ce n'est pas un travail des muscles, ce n'est pas un travail qui demande des aliments pour les muscles.

Le travail du tuberculeux est de fabriquer des cellules blanches, des phagocytes, et pour cela il faut des albuminoïdes et des phosphates.

Le tuberculeux ne doit pas éliminer complètement de son alimentation les farineux et les féculents, mais il doit les prendre sous la forme la plus facile à digérer, de préférence en *purée*.

De cette façon les morceaux de bois contenus dans les légumes et formant l'enveloppe des graines ne pourront ni blesser l'estomac ou l'intestin, ni érailler la surface muqueuse qui absorbe, ni contusionner et rendre impuissantes les cellules épithéliales, ouvriers de la digestion et de l'absorption.

Il faut prendre la dose utile d'aliments et non la dose nuisible.

L'excès en tout est nuisible. Trop de pain nuit, trop de viande nuit, trop de vin nuit. alors que l'alimentation sage et réservée fait le plus grand bien puisqu'elle entretient l'existence.

Le danger de la suralimentation est de provoquer des indigestions, des embarras gastriques.

Ce n'est pas la suralimentation qui occasionne ces accidents, c'est l'excès d'alimentation. Ce sont les aliments qui ne peuvent être digérés, c'est la fausse alimentation, c'est l'obstruction alimentaire.

Le bien que l'on retire de la suralimentation n'est pas proportionné à la viande mangée, mais à la viande digérée.

Si la viande mangée n'est pas digérée; elle donne les accidents d'embarras gastrique et d'empoisonnement par les produits de putréfaction.

Le mot *suralimentation* doit rester dans le langage tenu au tuberculeux. C'est le mot exact qui définit très bien ce qu'il faut obtenir. C'est celui qui correspond à la ration de travail.

La suralimentation donne au tuberculeux le maximum de forces possible pour lutter contre son mal.

Le tuberculeux doit lever des soldats dans toute l'étendue de son territoire qui est le corps humain.

Ces soldats sont les cellules blanches, les *cellules phagocytes* qui vont manger et détruire les bacilles, et les entraîner au dehors.

C'est *la suralimentation* qui permet de fabriquer et de fournir tous les jours de nouveaux soldats et de nouvelles cellules phagocytes.

Article 84. — DU NOMBRE DES REPAS

Comment faut-il prendre les aliments? à quels moments? en combien de fois ?

La digestion est un travail important qui nécessite en vingt-quatre heures la sécrétion de 8 kilogrammes de liquide, sensiblement 8 litres de sécrétions que l'organisme doit fournir.

Bile	1.200	à	1.300	grammes.
Suc pancréatique	250	à	350	—
Suc gastrique 1/10 du poids . . .	6.000	à	7.000	—
Soit un total de.	7.450	à	8.650	—

Cette sécrétion de 8 litres ou 8 kilogrammes de liquide ne peut se faire en peu de temps, en 5 minutes.

Elle ne doit pas se faire en une seule fois dans la journée.

Pour cela le nombre des repas doit être suffisant.

Un repas en vingt-quatre heures.

Si l'alimentation des vingt-quatre heures est prise en une

seule fois, cette sécrétion de 8 kilogrammes devra être fournie en un seul effort.

Au contraire, si l'alimentation est prise en plusieurs fois : en trois, quatre ou cinq repas, l'effort sera fractionné et réparti en quatre ou cinq périodes sur les vingt-quatre heures, chaque effort sera séparé par des intervalles de repos, il sera mieux donné et fatiguera moins l'organisme.

Les gros mangeurs. — Les gros mangeurs mangent beaucoup à la fois et mangent vite. Ils ont la congestion du foie facile, les digestions lentes et difficiles. Cette pratique demande à l'organisme, en peu de temps, un travail considérable, l'organisme en est épuisé. Les sécrétions sont de qualité moins bonne et la digestion s'en ressent.

Tandis que lorsque les repas sont nombreux, quand chaque repas est lent, quand les sécrétions sont sollicitées lentement ; lorsque les sécrétions mettent plusieurs heures pour être produites, réparties dans toute la journée, avec des intervalles de repos, leur qualité est plus louable, les digestions sont meilleures et les glandes et organes divers ne sont pas congestionnés.

Comparaison avec le chemin à parcourir. — Un homme doit parcourir 30 kilomètres tous les jours. S'il veut les faire en une seule fois et en courant jusqu'au bout, il sera épuisé, surmené. Le reste de la journée ne suffira pas à le reposer et à le rétablir. Si cet homme fait ces 30 kilomètres en quatre ou cinq fois dans la journée, s'il marche lentement, il sera toujours frais et dispos, il pourra recommencer les jours suivants, il ne ressentira aucune fatigue.

Deux repas en vingt-quatre heures.

Il faut faire au moins deux repas par jour, *le déjeuner* et *le dîner*.

L'un sera plus important que l'autre.

Ordinairement c'est *le dîner*, repas du soir, qui est le plus important.

Le repos de la nuit est consacré à la digestion.

Le déjeuner de midi est alors un repas léger et sa digestion n'entrave pas les occupations de la journée.

Certaines personnes préfèrent prendre le repas le plus important le matin. Elles font, le soir un repas, léger qui ne trouble pas leur sommeil.

Quand le repas du soir est copieux, il détermine, en effet, chez certaines personnes, des troubles du sommeil, des cauchemars, de l'insomnie ou de la lenteur de la digestion. Il faut savoir obéir à son estomac et faire ce qu'il demande.

Trois repas en vingt-quatre heures.

Il est préférable de faire trois repas par jour. *Le petit déjeuner* du matin, *le déjeuner* et *le dîner.*

L'homme se met au travail dès qu'il est levé, le matin vers 7 ou 8 heures. Il est bon qu'il ne reste pas à jeun jusqu'au déjeuner de midi.

Quatre repas par jour.

Les enfants ont besoin de manger souvent ; ils ont des facultés d'assimilation très développées.

Pour les enfants, *le goûter* à 4 heures est de règle.

Beaucoup de grandes personnes ont conservé l'habitude de goûter, elles prennent un biscuit et du thé, c'est le *Five o clock thea.*

Le tuberculeux doit goûter à 4 heures pour suivre son traitement et faire de la suralimentation.

Cinq repas par jour.

Certaines personnes qui s'occupent tard, soupent avant de se coucher, par exemple les personnes qui vont au théâtre ou au bal.

Le tuberculeux ne doit pas veiller tard, mais il peut faire un petit repas avant d'aller se coucher, vers 9 heures.

Prescription.

Trois repas obligatoires : *petit déjeuner*, *déjeuner*, *dîner.*

Deux repas facultatifs : *goûter*, *souper.*

Les repas sont plus ou moins importants.

Il y a deux grands repas importants, le déjeuner et le dîner.

Les trois autres repas sont plus légers, moins abondants, ce sont de petits repas, le petit déjeuner, le goûter et le souper.

Article 85. — COMPOSITION DES REPAS

Les repas tels qu'ils sont constitués de nos jours résultent d'une longue expérience et d'un perfectionnement continuel.

Les repas doivent être variés. La variété excite l'appétit et favorise la digestion.

Les repas doivent être bien composés et réunir en proportions favorables, les albuminoïdes, les sucroïdes ou aliments carbonés et les sels.

Quelques aliments d'épargne doivent être ajoutés.

I. — *Petits repas.*

Le petit déjeuner du matin est le plus souvent composé *de lait*, *café au lait* ou *chocolat au lait*, avec *du sucre*, *du pain* et *du beurre*, on ajoute à volonté *du miel* ou *de la confiture*.

Le petit déjeuner se compose quelquefois *de soupe*, soupe au lait ou soupe aux légumes, soupe au pain, panades.

La soupe est moins désirée que le café au lait.

Le café au lait s'est généralisé de telle façon qu'il représente le petit déjeuner du matin.

Le chocolat est assez répandu, il est quelquefois un peu lourd, il forme un très bon petit déjeuner, associé au lait, pain, beurre, sucre, miel, etc.

L'huile de foie de morue est prise souvent avant ce premier déjeuner. Elle forme alors le meilleur aliment de ce petit repas. C'est le meilleur moment pour prendre cette huile.

Certaines personnes ajoutent *deux œufs* au petit déjeuner du matin. C'est une excellente pratique pour le tuberculeux.

Le goûter a lieu à 4 heures.

Le tuberculeux doit toujours goûter.

Le goûter est plus varié que le petit déjeuner.

Il peut se composer aussi *de café au lait*, ou *chocolat* avec *sucre*, *pain*, *beurre*, *miel*, *confitures*.

Souvent il est constitué par *une tasse de thé* et *des biscuits* ou *des gâteaux*.

Pour les enfants, le goûter est constitué par *un morceau de pain* mangé seul, ou additionné d'une tablette de *chocolat* ou d'un fruit ou de confiture.

Le tuberculeux peut user de ces différents goûters.

Le souper du soir n'est pas la règle, mais le tuberculeux peut prendre en se couchant un *bol de lait chaud sucré*, avec ou sans fleur d'orangers, calmant qui lui fait passer une bonne nuit.

II. — *Grands repas.*

Ce sont *le déjeuner* et *le dîner*.

Le déjeuner de midi doit se composer de viandes et de légumes. Cette composition peut varier dans de grandes limites.

Le menu, préparé à l'avance, fixe la composition de chaque repas.

Le dîner se compose également de viandes et de légumes. Ordinairement le dîner est plus important que le déjeuner, il comporte des plats plus résistants et plus nombreux.

Le menu doit varier pour chaque repas.

Article 86. — LE MENU

Le menu représente la composition du repas.

Le menu, suivant la fortune des gens est plus ou moins abondant et varié.

On peut classer *les menus* en trois degrés :

1er degré, *menu simple ;*

2e degré, *menu confortable ;*

3e degré, *menu luxueux.*

1er Degré, menu simple.

Les gens simples ont un plat de viande avec des légumes. Avec le pain et comme boisson du vin coupé d'eau, l'alimentation peut être très bien entendue. Si le plat est abondant et bien préparé, si l'on mange à sa faim, l'alimentation peut être suffisante et complète.

Un plat unique a l'inconvénient de faire faire un repas rapide, terminé en moins de vingt minutes et ayant les résultats désavantageux des repas précipités, effort subit de la digestion, congestion du foie.

Le plat unique ne favorise pas la suralimentation il satisfait rapidement l'appétit. L'estomac est étonné par les aliments qu'il reçoit rapidement, on éprouve la sensation de plénitude de l'estomac et la cessation de la faim.

Un premier degré d'aisance ajoute le dessert. Ce sont des friandises destinées à compléter le repas.

Le premier dessert est le fromage. C'est le plus commun, le plus usité et aussi le plus utile.

Le fromage est un excellent aliment qui complète le repas et qui avec le pain achève de satisfaire la faim.

Le pain et le fromage forment une alimentation complète.

2e Degré, menu confortable.

C'est le repas de famille, la pension de famille.

Chez les personnes aisées le repas se compose ainsi.

Déjeuner :

Hors-d'œuvre.
Un ou deux plats de viande.
Un ou deux légumes.
Dessert. Fromage et fruits.
Vin.

Dîner :

Soupe.
Un ou deux plats de viande.
Un ou deux légumes.
Dessert. Entremets, fromage, fruits.
Vin.

Les légumes sont souvent associés aux plats de viande

ou servis en même temps. Ce qui forme un minimum de deux plats, un maximum de quatre plats.

Cette alimentation est excellente et suffit à toutes les exigences du tuberculeux et des personnes bien portantes.

Les viandes et les légumes peuvent être variés, de façon à solliciter constamment l'appétit.

Toutes les viandes ne sont pas présentées à tour de rôle. Il est des viandes plus faciles à se procurer, plus avantageuses pour l'alimentation, mieux acceptées par le goût.

Voici une proportion qui peut servir d'exemple pour huit à dix jours.

Le bœuf sera servi	10 fois.
Le mouton.	8 —
Veau	6 —
Poulet	8 —
Poisson	3 —
Canard / Oie / Dinde / Ou pigeon	1 —
Porc.	2 —
Autres	2 —
Soit un total de	40 fois.

C'est-à-dire que sur 40 fois ou 40 plats de viande, le bœuf pourra être servi 10 fois, le mouton 8 fois, le veau 6 fois, le poulet 8 fois, le poisson 3 fois, une volaille, canard, oie, dinde ou pigeon 1 fois, le porc 2 fois et d'autres viandes exceptionnelles 2 fois, telles le gibier, lièvre, sanglier, chevreuil, perdreau, etc. (non faisandés).

Le dimanche et le jeudi, on pourra faire un extra et ajouter un plat de viande à chaque repas.

Les légumes doivent faire partie du menu, ils sont aliments nécessaires et indispensables. A choisir une alimentation exclusivement carnée ou exclusivement végétale, l'alimentation végétale est préférable. Elle n'a pas d'inconvénients.

Les légumes doivent être variés et être présentés suivant

es goûts, la facilité de préparation et dans une proportion dont voici un exemple.

Les pommes de terre seront servies.	13	fois.
Les haricots	2	—
Lentilles	2	—
Pois	2	—
Haricots verts	4	—
Petit pois	4	—
Salade	8	—
Asperges / Herbes cuites	2	—
Artichauts.	1	—
Divers	2	—
Soit un total de.	40	fois.

Les légumes divers comprennent les légumes de saison, variant chaque mois de l'année.

En associant les légumes à la viande, on peut avoir des variétés sans nombre.

Bœuf associé aux pommes de terre. Haricots, lentilles, pois, haricots verts, petits pois, salades, asperges, herbes cuites, artichauts, etc. Soit huit façons de présenter le bœuf, ce qui donne pour dix sortes de viandes différentes veau, mouton, poulet, etc., quatre-vingts associations différentes.

La personne qui confectionne le menu doit connaître cette variété et doit savoir l'utiliser.

Faire les menus est un petit travail de comptabilité et il faut une certaine habitude pour arriver à présenter les aliments à tour de rôle et suffisamment espacés.

Les œufs. — Les œufs doivent être servis en supplément. Ils forment le complément de l'alimentation.

Pour le tuberculeux, *les œufs* constituent la suralimentation.

Le tuberculeux doit manger de deux à six œufs par jour. *Les œufs* sont une prescription médicale indépendante de l'alimentation ordinaire. Il en est de même de *la viande crue.*

3e Dégré, menu luxueux.

C'est le menu des hôtels et des grands restaurants.

Une bonne table, un menu soigné et bien composé, des plats bien préparés et faciles à digérer sont les meilleurs moyens pour attirer les clients.

Les hôtels et les restaurants réussissent par ces procédés.

Il existe deux grandes catégories :

1° *Le repas simple* ;

2° *Le repas double*

Beaucoup d'hôtels et de restaurants servent un seul repas.

Il est aussi beaucoup d'hôtels et de restaurants qui servent deux repas à la fois. Quand le nombre des convives est assez grand, la variété est satisfaite, sans que le prix de revient soit plus grand.

A. — Repas unique.

Le repas se compose de cinq plats, hors-d'œuvre et dessert ainsi répartis.

Déjeuner :

4 hors-d'œuvre.
1 plat poisson ou œufs ou viande froide.
2 plats de viande.
2 légumes.
1 fromage.
4 desserts, fruits, biscuits.

Dîner:

Soupe ou potage.
1 plat de poisson ou viande froide.
2 plats de viande.
2 légumes.
1 salade.
1 entremet.
1 fromage.
4 desserts.

REMARQUES

Cette composition du repas est très variée. Dans les

hôtels il arrive que certaines personnes n'aiment pas d'un plat, elles satisfont la faim avec le suivant.

Les légumes sont servis le plus souvent avec le plat de viande. Un des plats de viande est toujours de la viande grillée ou rôtie. A déjeuner, c'est de la viande grillée, à dîner c'est de la viande rôtie.

Le plat de poisson n'est pas toujours présenté ; il peut être remplacé par de la viande froide ou des œufs préparés de différentes façons, omelettes, etc.

Les hors-d'œuvre sont des apéritifs. Les plus usités sont : radis, beurre, sardine, saucisson, olives, thon.

Le fromage est de règle et doit être présenté à chaque repas.

B. — Repas double.

Dans les grands hôtels et les grands restaurants, le repas est double, c'est-à-dire que chaque plat est présenté de deux façons.

Le menu se compose.

Déjeuner :

8 hors-d'œuvre.
2 poissons ou viandes froides ou œufs.
4 plats de viande { 2 entrées. 2 viandes grillées.
4 légumes.
2 fromages.
8 desserts.

Dîner :

2 soupes ou potages.
2 poissons ou viandes froides ou œufs.
4 plats de viande { 2 entrées. 2 rôtis.
4 légumes.
2 salades.
2 entremets.
2 fromages.
8 desserts.

REMARQUES

Le plus souvent, il n'est servi qu'un poisson accompagné d'un plat de viande froide ou d'un plat d'œufs.

Quelquefois même la viande froide est présentée comme hors-d'œuvre.

Sur les quatre légumes, il en est ordinairement deux qui accompagnent les plats de viande, tandis que les deux autres sont servis séparément.

Quatre plats de viande est une quantité considérable. Aussi, le plus souvent deux de ces plats de viande sont constitués par des préparations légères et excitant l'appétit, comme les cervelles, les riz de veau, des petits oiseaux. etc.

Tandis que les deux autres sont constitués par des plats de résistance. viandes grillées pour le déjeuner, viandes rôties pour le dîner.

Quelquefois le plat double est servi sur le même plat. Par exemple le rôti, composé de poulet rôti et bœuf rôti sera servi sur le même plat et le consommateur prend les deux rôtis ou un seul suivant son goût; mais cette façon de faire n'est pas recommandable.

Cette grande variété donnée par le repas double est une joie de l'existence et un grand luxe. Et quand il y a un grand nombre de convives, cette multitude de plats ne donne pas plus de travail, ni une augmentation de dépense.

Par exemple pour cinquante personnes il faudra six ou huit poulets rôtis, on n'en mettra que trois ou quatre et le second rôti sera du filet de bœuf.

Les morceaux seront plus petits et on prendra des deux rôtis à la fois.

Hors-d'œuvre. — Les hors-d'œuvre se servent au commencement du déjeuner. Les plus usités sont: radis, beurre, sardine, saucisson, olives, thon, hareng, anchois, concombre, raifort, caviar, jambon, langue, foie gras, melon, huîtres, coquillage, etc.

Il existe plus de trente variétés de hors-d'œuvre.

Certaines personnes font consister le luxe et le confortable du repas dans les hors-d'œuvre.

Certaines personnes font la moitié du déjeuner avec les hors-d'œuvre.

Les hors-d'œuvre sont une grande ressource, ils excitent

l'appétit; ils se composent d'aliments salés, piquants, excitants, de haut goût, de saveur forte ; ils sollicitent les sécrétions de la digestion, salive, suc digestif, bile, etc.

Le tuberculeux pouvant choisir entre douze hors-d'œuvre trouvera toujours quelque chose à désirer. Il prend un peu de tout, pour y goûter, c'est le commencement de la sécrétion salivaire et la mise en train de la digestion.

Dans les hors-d'œuvre sont compris le melon, qui est servi à part.

Les huîtres et les coquillages se prennent toujours au commencement du repas, en guise d'apéritif.

Potage. — Deux soupes ou potages sont proposés et le convive choisit l'un des deux.

Le potage et la soupe se servent au dîner, en place des hors-d'œuvre.

Poisson. — Les deux plats de poisson peuvent consister en un poisson et un crustacé, homard, langouste ou un plat de coquillages (moules).

Les huîtres peuvent remplacer un plat de poisson.

Le poisson doit être toujours très frais, et autant que possible bouilli (cuit au court bouillon).

Un des deux plats de poisson pourra être remplacé par de la viande froide, ou par des œufs, œufs à la coque ou en omelette, etc.

Entrées. — Deux plats de viande doivent être des entrées. Les entrées sont des plats qui forment l'entrée du repas, le commencement du repas véritable. Les entrées sont des plats de viande diversement préparés.

Rôti ou grillé. — *Le rôti* se composera de deux rôtis, par exemple poulet rôti et filet de bœuf.

Le rôti est une préparation excellente. Il forme la base du repas, la pièce de résistance.

Tout repas doit avoir une viande rôtie ou grillée.

Le rôti est plus spécialement réservé au dîner.

Pour le déjeuner la viande grillée remplace le rôti et possède les mêmes qualités alimentaires.

Légumes. — Les légumes au nombre de quatre seront présentés de façons diverses.

1° Ils accompagnent le plus souvent les plats de viande, entrées, grillé et rôti.

2° Ils sont servis séparément.

On associe ces différentes façons et on sert deux légumes séparément. Tandis que deux autres légumes sont associés aux viandes.

Un entremet suffit le plus souvent.

Deux fromages sont servis le plus souvent.

Desserts au nombre de huit.

Par exemple, quatre fruits, pomme, pêche, poire, raisin, gâteaux variés, gâteaux secs, confiseries, deux confitures.

Le dessert a une très grande importance pour le tuberculeux.

Le dessert prépare les digestions suivantes.

Le dessert entraîne à la suralimentation.

Après avoir mangé ce qu'il a pu, c'est-à-dire presque rien, le tuberculeux qui n'a pas faim voit arriver le dessert. Il prend un fruit, de la confiserie, des biscuits secs. Il prend ce qui lui fait envie, ce qui sollicite son appétit. La variété des desserts sollicite sa convoitise. C'est le commencement de la digestion qui s'établit. C'est la première sensation de faim, le désir de manger. Ce commencement de digestion et de faim s'établit à la fin du repas, mais il est toujours temps. Le malade qui n'a rien mangé de tout le repas, mangera du dessert, il fera un repas suffisant avec le dessert, et il le digérera toujours.

De la sorte, il fera d'abord un petit repas avec le dessert, et il apprendra à digérer, puis il augmentera petit à petit ce repas fait de dessert, puis il se mettra à l'alimentation ordinaire par les viandes et les légumes.

La gourmandise est une qualité avantageuse au tuberculeux.

La gourmandise est naturelle aux enfants ; heureux les enfants gourmands, ils mangent beaucoup et ils digèrent très bien.

Il faut respecter la gourmandise chez les enfants et savoir la satisfaire et la développer. Nous sommes au monde parce que nos ascendants, depuis des siècles, ont été gourmands, ont eu faim.

Malheureux les enfants qui ne sont pas gourmands, ils n'ont pas faim, ils ne mangent de rien, rien ne leur fait envie. On est obligé de les prier pour leur faire prendre le repas nécessaire à l'existence. Ils sont chétifs, malingres, ils se nourrissent mal. Ils deviennent tuberculeux plus tard parce qu'ils n'ont pas été gourmands, parce qu'ils n'ont pas su manger, digérer, parce qu'ils n'ont pu développer un appareil digestif, robuste et vigoureux.

Les menus se préparent à l'avance. Ordinairement le travail se fait pour un mois.

C'est l'administrateur ou le maître d'hôtel et le cuisinier qui doivent faire les menus.

Ils doivent veiller à ce que les viandes et les légumes soient associés. Il ne faut pas qu'il y ait deux fois de la même viande dans un repas. C'est une difficulté à surmonter et il faut une grande habileté.

Il faut toujours conserver un certain ordre dans le menu. Le poisson ne se sert pas à la fin. Le rôti ne se sert pas au commencement.

Il est des fautes moins grossières qu'il faut éviter.

Ce travail demande une certaine expérience et une certaine étude.

CHAPITRE II

LE CUISINIER

Généralités. — Le cuisinier chef — Le rôtisseur. — Le saucier. — Le pâtissier — Le garde-manger — Le légumier. — Cuisine à la graisse — Cuisine à l'huile. — Cuisine au beurre — Cuisine à l'eau. — Les conserves alimentaires. — Le boulanger. — Le boucher. — Le charcutier.

Article 87. — GÉNÉRALITÉS

L'alimentation est assurée par une série de serviteurs. Chaque service est spécialisé. Tout travail fait par un spécialiste est mieux exécuté.

Le cuisinier est un spécialiste qui a une certaine valeur et une grande utilité.

Un cuisinier doit préparer l'alimentation pour cinquante ou pour cent personnes, quelquefois davantage.

Si le cuisinier est bon, si les aliments sont bien préparés, ils seront digérés facilement, les cent personnes servies par le bon cuisinier auront de bonnes digestions, une nutrition bien assurée, elles auront la force musculaire et l'aptitude intellectuelle, un esprit lucide, clair et alerte. Elles seront heureuses, elles seront gaies, elles prendront des distractions avec plaisir, pour faire suite aux travaux de la journée.

Si le cuisinier est mauvais, c'est le contraire qui se produit. Les digestions seront mauvaises, cent personnes digérant mal seront tristes, de mauvaise humeur, excitables, nerveuses ; elles pleureront facilement. Elles n'auront ni la force musculaire ni l'aptitude intellectuelle, leurs affaires iront mal, elles n'auront aucune distraction, aucun plaisir, parce que le cuisinier est mauvais.

Cette différence du bon et du mauvais cuisinier a son importance dans toutes les classes de la société.

Les ministres, les députés, les diplomates y sont très sensibles.

Les employés de toutes les catégories en supportent les bons ou mauvais effets. Les ouvriers eux-mêmes subissent la même loi.

Il est donc important de s'occuper du cuisinier et des qualités qu'il doit posséder.

Rôle du médecin.

S'occuper de la cuisine n'est pas indigne du médecin, loin de là.

La guérison de la tuberculose s'obtient par l'alimentation et cela veut dire une bonne alimentation.

Le médecin qui veut guérir le tuberculeux doit contrôler cette alimentation. Il doit contrôler ce traitement qu'il conseille, qu'il fait appliquer. Le médecin doit s'assurer que l'alimentation donnée à son malade est bonne, bien préparée, sans défauts. C'est la vie du tuberculeux qui en dépend.

Une bonne alimentation donne la guérison de la tuberculose. Une alimentation défectueuse facilite la mort du tuberculeux.

En cela le médecin doit être comme le général qui commande des armées et les conduit à la bataille : le général en chef a toujours le souci de l'alimentation des soldats.

Si les soldats sont bien nourris, ils marcheront, ils seront forts et gagneront la bataille

Mal nourris, les soldats seront sans force et sans vigueur.

Aux armées, un service spécial est chargé de l'alimentation des troupes. L'intendance s'occupe à surmonter toutes les difficultés du ravitaillement.

Ce que fait le général en chef quand il commande à la

guerre, le médecin doit le faire aussi quand il dirige la lutte contre ce terrible fléau, la tuberculose.

Mais quels sont les médecins qui ont les connaissances voulues pour contrôler l'alimentation ? Où ont-ils appris? Quand se sont-ils renseignés? Ce n'est ni sur les bancs du lycée, ni à l'école de médecine, ni dans les salles de malades que ces connaissances sont données aux médecins.

Apprendre les préceptes élémentaires de la cuisine, combien cela paraît déplacé à bon nombre de médecins !

Et cependant l'éducation médicale du médecin doit être complétée par les notions élémentaires sur l'alimentation. Le médecin du tuberculeux ne peut s'en dispenser, et s'il pense les posséder sans les avoir apprises, il fait preuve de la fatuité habituelle aux ignorants.

Ce n'est pas à dire que le médecin doit savoir faire la cuisine. Ce serait déchoir que la faire.

Mais le médecin doit savoir pourquoi ceci est bon, pourquoi cela est mauvais. Le médecin doit savoir reconnaître les préparations faciles à digérer, et aussi celles qui sont nuisibles parce qu'elles sont de digestion difficile.

Le médecin doit se renseigner auprès de bons cuisiniers. puis il pourra dire pourquoi tel cuisinier est bon, pourquoi tel autre est mauvais. Le médecin expérimenté saura dire ce qu'il faut au cuisinier pour corriger ses erreurs de préparation.

Le médecin de sanatorium ne doit pas craindre d'aller à la cuisine, c'est sa place pendant le repas. Il doit veiller à ce que ce service soit bien assuré. C'est le plus important du sanatorium. Si un plat laisse à désirer, le médecin le dira au cuisinier et il devra expliquer la faute commise.

Qualités du cuisinier.

Comme homme le cuisinier présente à envisager : son instruction, son éducation, son initiative, son intelligence, ses aptitudes professionnelles.

Instruction. — Le cuisinier doit avoir une certaine instruction. Il doit savoir lire les livres de cuisine, les comprendre et les interpréter. Il doit parler ou au moins comprendre le langage des personnes qu'il sert, et qui souvent sont d'un milieu social élevé.

Éducation professionnelle. — Le cuisinier a appris à faire la cuisine avec des professeurs. En ce moment, il n'existe pas d'école spéciale pour les cuisiniers. C'est une lacune. L'école fixerait les règles classiques à connaître. Pour faire son éducation le cuisinier fait son appentissage dans les cuisines. Il se place d'abord au dernier échelon, comme marmiton ou aide de cuisine, et il avance en grade à mesure que son éducation se complète. Cette éducation se fait au petit bonheur.

Si le cuisinier professeur est bon, si l'élève profite bien des leçons, il deviendra à son tour bon cuisinier ; mais ce sont des conditions assez rares, et le plus souvent le cuisinier est ordinaire.

Intelligence. — Pour faire un bon cuisinier il faut un homme intelligent. Les intelligences bornées restent dans les grades inférieurs, aide de cuisine ou cuisinier en second.

C'est pour ce motif que tout bon cuisinier est sensible aux bons procédés ; il met son amour-propre à faire un bon dîner. Un compliment fait en public est la meilleure récompense qu'on puisse lui donner.

Grâce à son intelligence naturelle et à son initiative, le cuisinier pourra devenir excellent, et ne pas rester dans le niveau commun. Il saura commander à ses inférieurs, il saura diriger le service de l'alimentation.

Il faut pour cela des aptitudes spéciales.

Il arrive souvent que son apprentissage fini, le cuisinier ne réussit très bien que deux ou trois plats. Les autres préparations sont ordinaires. Aussi voit-on dans certains grands restaurants plusieurs cuisiniers chargés chacun de préparer les deux ou trois plats qu'ils connaissent.

Situation sociale. — Le cuisinier passe à l'état d'employé. Son travail est plus intellectuel qu'un travail manuel. C'est un monsieur, qui se tient bien, s'habille bien et se présente correctement. Son importance fait qu'il est bien plus estimé qu'autrefois. On tient à conserver un bon cuisinier.

Le cuisinier se paie de 1.500 francs à 5.000 par an.

Ce chiffre seul donne la valeur des services qu'il rend.

Les cuisiniers qui gagnent 10.000 francs par an ne sont pas rares.

Il existe même des chefs de cuisines ayant sous leurs ordres un grand nombre de cuisiniers, et qui gagnent jusqu'à 25.000 francs par an.

Classification.

Le personnel de la cuisine se compose ainsi :

1° *Un chef cuisinier*, ayant sous ses ordres les cuisiniers en second ;

2° *Un rôtisseur ;*

3° *Un saucier ;*

4° *Un pâtissier ;*

5° *Un légumier ;*

6° *Un garde-manger.*

Suivant l'importance de la cuisine et le nombre de personnes à servir, il existe un ou plusieurs cuisiniers en second.

Les différentes façons de faire la cuisine doivent faire étudier :

1° *La cuisine à la graisse ;*

2° *La cuisine à l'huile ;*

3° *La cuisine au beurre.*

Au service de l'alimentation se rattachent :

Le boulanger ;

Le boucher ;

Le charcutier.

ARTICLE 88. — LE CUISINIER CHEF

Le cuisinier chef dirige l'alimentation et toutes les préparations qu'elle nécessite.

Il s'occupe des provisions, il établit la liste des denrées nécessaires et il les reçoit, viande, légumes, volailles, etc.

La viande est mise dans un endroit spécial appelé *le garde-manger.*

Les provisions sont mises à la *dépense.*

Le cuisinier chef établit les menus. Il se concerte avec le directeur de l'hôtel ou du restaurant pour la confection des menus.

Le chef cuisinier est le plus apte pour la rédaction de ces menus pour varier et associer les différentes viandes et les légumes, suivant les règles de l'art culinaire, et pour éviter les fautes dans le choix ou l'ordre des plats.

Les menus se font pour un mois. Ils sont inscrits sur un cahier spécial. On peut ainsi se rendre compte des préparations culinaires ayant paru et les varier continuellement.

Le chef cuisinier et le médecin du sanatorium lui aussi doivent connaître les fautes habituelles qui se glissent dans les menus.

Le plat de poisson se sert au commencement du repas.

La viande froide se sert en premier lieu.

Les œufs et préparations à base d'œufs, omelettes, etc., se servent aussi au commencement du repas.

Un menu ne doit pas comporter deux fois la même viande, par exemple deux fois du bœuf ou deux fois du porc.

Certains plats doivent être espacés. Il ne faut pas donner du porc tous les jours, la choucroute ne doit paraître qu'une fois par semaine ou tous les quinze jours, etc.

Le médecin doit connaître ces fautes possibles, car c'est lui qui contrôle l'alimentation et qui doit rectifier ce qui est mal.

Le chef cuisinier a autorité sur tout le personnel de la cuisine. Il donne des ordres plus directement aux cuisiniers en second : rôtisseur, saucier, pâtissier, etc.

Il leur donne tout ce qu'ils demandent: viande, légumes, beurre, etc., contre des bons.

Le chef cuisinier est passé par tous les échelons. Il a été tour à tour aide de cuisine, puis cuisinier en second, rôtisseur, saucier, pâtissier. Il connaît toutes les fautes que l'on peut commettre et les rectifie chez ses subordonnés.

Il apprend au rôtisseur à ne pas faire durcir la viande pour la saisir.

Il apprend au pâtissier à faire de la pâte légère.

Il apprend au légumier à faire cuire les légumes pour qu'ils soient tendres.

Il veille à ce que les sauces ne soient pas indigestes.

A ce que la cuisine ne soit pas trop poivrée ou épicée, etc.

Dans les très grands restaurants, le chef cuisinier est à un bureau, dominant les services de la cuisine, surveillant tout et donnant des ordres à tous.

Il reste à son bureau et ne touche pas une casserole.

Le plus souvent le chef cuisinier fait office de rôtisseur et a sous ses ordres les cuisiniers en second, pâtissier, saucier, légumier.

Le plus souvent, il existe deux ou trois cuisiniers ainsi répartis :

Quand il existe deux cuisiniers, ce sont :

1° Le chef cuisinier ;

2° Le pâtissier.

Quand il existe trois cuisiniers, ce sont :

1° Le chef cuisinier ;

2° Le pâtissier ;

3° Le saucier.

ARTICLE 89. — LE ROTISSEUR.

Le rôtisseur fait cuire les viandes.

Le rôtisseur doit savoir :

1° Choisir la viande ;

2° Faire cuire la viande.

I. — CHOIX DE LA VIANDE.

Le rôtisseur doit savoir choisir la viande. La viande est en effet de qualité plus ou moins bonne, et les morceaux sont plus ou moins bons.

1° *Qualité de la viande.* — On admet que la viande est de trois qualités différentes:

1° La viande de première qualité provient d'animaux engraissés spécialement pour l'alimentation et n'ayant pas servi à d'autres usages, travaux des champs, labourages, etc.

La viande de première qualité est bonne, savoureuse, elle donne des forces. En ce qui concerne le tuberculeux, la viande de première qualité guérit mieux le malade

La viande de première qualité se reconnaît à sa couleur. Elle est entrelardée de graisse.

2° La viande de seconde qualité provient d'animaux ayant travaillé mais engraissés en vue de l'alimentation. Quelquefois les animaux sont un peu âgés, ils ont été fatigués; mais la période d'engraissement leur fait donner une viande encore très bonne et très nourrissante. C'est la qualité la plus répandue.

3° La viande de troisième qualité est donnée par les animaux vieux, maigres, n'ayant pu être engraissés. Cette viande est dure et donne une alimentation médiocre. Cependant elle rend des services alimentaires aux pauvres gens.

La viande des animaux surmenés contient des poisons provenant du travail des muscles. Cette viande est de mauvaise qualité et doit être refusée.

2° *Choix des morceaux.* — Les morceaux de choix sont par ordre d'estime:

1° *Le filet ;*

2° *Le rumsteack ;*

3° *Le faux filet ;*

4° *L'entrecôte.*

1° *Le filet* donne une viande tendre, savoureuse, toujours bonne. C'est le meilleur morceau, le morceau de choix.

2° *Le rumsteack* est un morceau excellent, la viande a plus de goût et de saveur que le filet, elle est tendre, mais un peu moins que le filet. Souvent le rumsteack est préféré au filet.

3° *Le faux filet* donne une viande excellente, savoureuse et tendre.

4° *L'entrecôte* est également un très bon morceau.

Certains mettent sur un pied d'égalité les quatre morceaux, filet, rumsteack, faux filet, entrecôte; il est plus juste d'établir une gradation; toutefois, ce sont les meilleurs morceaux pour être rôtis ou grillés.

Ces morceaux sont placés sur l'arrière-train. Dans les grands restaurants, tout cet arrière-train désossé est rôti. C'est ce qu'on appelle la *pièce de bœuf*.

Pour le pot-au-feu, les meilleurs morceaux sont le gîte à la noix, la tranche qui ne peuvent être rôtis ou grillés parce qu'alors ils sont durs.

II. — Cuisson de la viande.

La viande est rôtie, grillée, bouillie ou en daube.

Quelle que soit la façon de faire cuire la viande, la viande doit être toujours tendre.

Saisir la viande. — Certains cuisiniers saisissent la viande pour l'envelopper d'une carapace ferme et résistante, cela dans le but de conserver le jus à la viande. Méthode souvent défectueuse ; elle détruit et durcit une certaine quantité de substance alimentaire, qui ainsi ne peut être utilisée.

La viande doit être cuite à feu doux, et non à feu vif qui la durcit.

La viande ne doit pas être trop cuite, sinon elle est dure et perd de ses qualités alimentaires ; elle est moins nourrissante.

Le bœuf doit être saignant ou cuit à point.

Le mouton doit être saignant ou cuit.

Le porc doit être très cuit, cela est nécessaire pour le goût de la viande, et encore plus pour éviter les germes de tænia

Le veau doit être très cuit.

Viande grillée. — Le rôtisseur doit savoir reconnaître quand la viande est assez cuite, et pas trop cuite. C'est une question de métier.

Tant que la fourchette entre facilement dans la viande, cette viande n'est pas assez cuite.

Quand on éprouve une certaine résistance pour faire entrer la fourchette dans la viande, quand la viande est ferme et résistante à la fourchette, la viande est assez cuite.

Viande bouillie. — Le cuisinier rôtisseur doit savoir faire le pot-au-feu, bœuf et bouillon gras. C'est un examen à lui faire subir. Si le cuisinier ne sait pas faire le pot-au-feu il ne sait rien. Il ne connaît pas l'A B C de son métier. Et le médecin doit savoir contrôler le cuisinier et lui poser les questions utiles.

Autrefois le pot-au-feu, soupe grasse et bœuf bouilli étaient un régal. Aujourd'hui le pot-au-feu est laissé de côté, c'est parce qu'on ne sait plus le faire comme autrefois.

Voici les points importants :

1° Le bœuf doit être mis dans l'eau froide et non dans l'eau bouillante. Les légumes sont mis un peu plus tard.

2° Le pot-au-feu doit bouillir à très petits bouillons, et non à gros bouillons :

3° Le pot-au-feu doit rester au moins cinq heures sur le feu ; il peut rester davantage.

Certains restaurants, pour faire servir la viande à toutes les sauces, bouilli, rôti, daube, etc., mettent la viande dans l'eau bouillante, et la font bouillir deux heures. La viande est ferme, elle n'a pas l'aspect de bouilli. Théoriquement, l'eau bouillante saisit la viande, forme à l'extérieur une enveloppe ou carapace d'albuminoïdes coagulés et la viande garde son jus. Pratiquement rien n'est bon ni la viande ni le bouillon.

Le pot-au-feu doit bouillir à petits bouillons, à feu doux. S'il y a beaucoup de feu et si l'eau bout fort, les albuminoïdes se coagulent et le bœuf est dur.

Le pot-au-feu doit rester cinq heures sur le feu, c'est le minimum pour faire une soupe succulente et un bœuf bouilli tendre. Autrefois on laissait le pot-au-feu pendant sept heures et on avait une préparation qui valait tous les plats de viande et de légumes actuels.

Pour *la daube*, il faut également un feu doux et cinq heures de cuisson au minimum.

Le médecin doit connaître tous ces détails pour pouvoir contrôler le cuisinier.

La viande de deuxième et de troisième qualité est quelquefois la seule que le tuberculeux peut se procurer.

Pour que la viande soit tendre, il ne faut pas qu'elle soit fraîche, il faut qu'elle ait un jour ou deux. En hiver, pas d'inconvénients, la viande peut attendre plusieurs jours, elle n'en est que plus tendre. En été, la viande peut se gâter et c'est un écueil à éviter.

Le tuberculeux pourra manger de la viande de cheval, c'est une viande excellente. Les animaux ont été engraissés et donnent ainsi une viande alimentaire estimable.

Il vaut mieux la bonne viande de cheval que de la mauvaise viande de bœuf.

En ce qui concerne le bœuf, on classe ainsi la viande :

1re qualité, bœuf gras

2e qualité, bœuf maigre, vache grasse.

3e qualité, vache maigre, taureau.

Article 90. — LE SAUCIER

Définition. — *Le saucier* est chargé de préparer les sauces.

Importance du saucier. — Le rôle du saucier est des plus importants. S'il ne connaît pas les règles de son art, le saucier peut rendre une cuisine indigeste.

Les sauces font partie des préparations culinaires. On ne peut supprimer les sauces. Si les viandes peuvent être grillées ou rôties, elles sont bien plus souvent présentées avec des sauces.

Les sauces sont une excellente ressource pour exciter l'appétit et pour satisfaire la faim. Un bon estomac fait un bon repas avec du pain trempé dans la sauce. La sauce est un liquide alimentaire de saveur variée et qui complète et favorise très heureusement l'alimentation.

La sauce est bonne ou mauvaise.

La bonne sauce est un régal pour un gourmet, elle se digère facilement.

La mauvaise sauce est lourde, indigeste, elle supprime l'appétit aussitôt mise dans l'estomac.

La bonne sauce. — Les jus de viande de toute nature, à base d'eau et de sels, forment les bonnes sauces, faciles à digérer. On peut les recommander, elles accompagnent heureusement les viandes.

Un morceau de viande sec paraît modérément bon ; il est difficile à manger.

Le même morceau de viande, additionné de sauce au jus de viande paraîtra savoureux, appétissant et agréable. On peut le manger facilement et avec plaisir.

La sauce fait manger la viande, elle favorise donc la suralimentation, et c'est surtout à cause de ce résultat que l'on doit s'en occuper.

Il ne faut pas oublier non plus que la sauce fait courir de grands dangers à une bonne alimentation, aussi doit-on traiter cette question avec quelques détails.

La mauvaise sauce. — La mauvaise sauce est préparée avec de la farine pas cuite et de la graisse. La graisse emprisonne les grains d'amidon de la farine. Quand cet aliment sauce-graisse-farine intimement mélangé est attaqué par les ouvriers-ferments de la digestion, ces ouvriers-ferments ont un lourd et pénible travail à effecteur, ils doivent séparer l'amidon et la graisse, et leur faire suivre des trajets différents.

L'amidon transformé en dextrine et sucroïde passe dans le sang, au moyen des vaisseaux capillaires sanguins.

La graisse émulsionnée passe dans les lymphatiques chylifères.

Ce travail de séparation est très pénible et très long pour les ouvriers de la digestion.

Des milliers d'estomac ont prouvé que les sauces à la graisse et à la farine réunies sont indigestes.

NÉCESSITÉ DES SAUCES

Et cependant les sauces sont en vogue pour la préparation des aliments. Elles resteront encore en vogue.

C'est que, s'il est des estomacs faibles, débiles, ne pouvant digérer la sauce-graisse-farine, il est par contre des estomacs robustes qui la digèrent et qui s'en trouvent très bien.

Cette sauce leur fait manger du pain et elle assouvit ainsi leur faim ; elle calme leur appétit.

Ce sont d'abord les sobres qui peuvent digérer ces sauces

à la graisse-farine, puis les estomacs façonnés par la campagne, par le bon air qui fait digérer, par l'exercice qui active la nutrition, par la sélection naturelle qui supprime les faibles et laisse mourir les enfants dont l'estomac n'est pas robuste.

Et cependant, malgré tout, les personnes qui font usage tous les jours de sauce à la graisse-farine finissent par avoir des troubles de la digestion, de la gastrite, des aigreurs, du pyrosis, du ballonnement abdominal, de la dilatation stomacale. Les troubles se montrent quand l'estomac surmené par l'effort ne peut plus renouveler cet effort pour digérer la sauce à la graisse-farine.

Il faut donc réglementer les sauces et ne pas les supprimer. Il faut savoir donner au cuisinier saucier les indications nécessaires pour que la guérison du tuberculeux ne soit pas compromise par une alimentation défectueuse. Il faut que le médecin sache donner ces indications, car souvent c'est cette parole que vient chercher le malade atteint de dyspepsie.

Pour guérir une maladie, il faut d'abord supprimer la cause du mal. Pour le dyspeptique, souvent la cause de maladie est la sauce graisse-farine.

Or ces malades vivent de l'existence commune à tout le monde. Ils vivent avec leurs semblables, leur famille, leurs amis. On ne peut pas changer leur genre de vie.

Il faut leur donner les conseils pratiques qu'ils pourront exécuter. Il faut leur apprendre ce qui est nuisible, pour qu'ils puissent l'éliminer. La guérison de la dyspepsie en sera le résultat.

SURVEILLANCE PAR LE MÉDECIN DE SANATORIUM

Le médecin de sanatorium doit passer assez souvent à la cuisine. Il doit surveiller l'alimentation. Il doit se trouver à la cuisine pendant que fonctionne le service de l'alimentation, c'est-à-dire pendant les repas.

Le médecin de sanatorium apprend ainsi par la pratique les fautes qui se reproduisent le plus souvent, et il y remédie.

Il n'est pas déshonorant d'aller à la cuisine surveiller les cuisiniers, quand la vie de cent tuberculeux en dépend. Ce qui est honorable et louable c'est de guérir le tuberculeux, et pour cela de ne négliger aucun détail.

Du reste, la cuisine et le laboratoire sont absolument semblables. La cuisine est un laboratoire où se préparent des composés de chimie organique éminemment utiles. Le laboratoire avec ses alambics, ses capsules, ses fourneaux est une cuisine où se préparent des corps chimiques divers. Des deux laboratoires, c'est la cuisine qui est la plus importante pour le bien de l'humanité.

LE ROUX

La sauce graisse-farine a comme base de préparation le *roux*.

Le roux est une sauce constituée par de la farine cuite dans un peu de graisse, jusqu'à ce qu'elle soit brune ou rousse, d'où le nom de *roux*. La farine torréfiée et roussie se digère plus facilement, étant transformée en dextrine. Mais le plus souvent, le cuisinier ignorant les finesses de son métier ne fait roussir ou brunir qu'une partie de la farine suffisante pour donner la coloration au roux. La farine ajoutée n'est pas cuite et est indigeste. Elle n'est pas torréfiée et ce manque de torréfaction rend indigestes toutes les préparations où se trouve de la farine pas cuite.

Pour le tuberculeux, toute sauce à la graisse-farine est indigeste, même le roux le mieux fait.

Le tuberculeux doit faire de la suralimentation, et pour cela il ne doit prendre que des aliments faciles à digérer. Si le tuberculeux met dans son estomac une sauce graisse-farine, toutes ses facultés digestives seront accaparées par cet aliment indigeste. Il ne pourra plus digérer les aliments utiles, viandes et féculents.

La digestion est troublée, arrêtée, par cette sauce graisse-farine.

L'homme de la campagne, sobre, frugal, mangeant peu, pourra très bien digérer un roux, une sauce graisse-farine, il a des facultés puissantes pour digérer, et il les utilise.

SAUCE LIÉE

Lier la sauce est une faute culinaire que le cuisinier ne devrait jamais commettre.

Lier la sauce donne comme résultat rapide la suppression de l'appétit.

Lier la sauce est si facile et si courant, que tous les cuisiniers usent de cette pratique.

Pour lier la sauce on ajoute à la sauce trop liquide de la farine, on fait chauffer et on remue.

Certains cuisiniers peu experts et dangereux pour l'estomac des clients, font toutes leurs sauces de cette façon, en liant la sauce. Ils font ainsi une sauce abondante, épaisse, liée, et remplissant l'assiette. Cela est avantageux en apparence, le consommateur mange du pain avec cette sauce liée, et satisfait la faim.

Les bons estomacs s'en trouvent bien.

Mais n'oublions pas que nous parlons pour les tuberculeux, obligés de faire de la suralimentation.

Pour le tuberculeux, la sauce liée est malheureuse, elle l'empêche de digérer la viande, la sauce liée prend la place d'aliments guérisseurs dix fois plus abondants et plus actifs.

La sauce liée empêche la suralimentation.

La sauce liée provoque elle aussi la gastrite, la dyspepsie, la dilatation d'estomac.

Certains restaurants sont connus, pour satisfaire l'appétit dès le premier plat. La faim disparaît. C'est que le plat est préparé avec de la sauce liée, et pas cuite.

C'est une façon de manger de la farine qui n'est pas cuite.

SAUCE-MÈRE

La sauce-mère est une sauce facile à digérer.

La sauce-mère sert à faire en détail toutes les sauces.

Dans les grands restaurants, on prépare la sauce-mère par grandes quantités, jusqu'à 300 litres à la fois.

Dans les cuisines moins importantes, on prépare la sauce-mère par petites quantités de 5 à 10 litres à la fois.

La sauce-mère n'est pas une sauce graisse-farine, elle n'est pas indigeste comme la sauce graisse-farine. Elle peut remplacer complètement les sauces graisse-farine.

La sauce-mère évite de *lier la sauce.*

Elle évite tous les inconvénients des sauces à la graisse-farine, sauces liées, roux ou autres préparations improvisées.

Toute cuisine doit avoir de la sauce-mère.

Cette sauce-mère se prépare de plusieurs façons si l'on envisage les détails. Mais ce qui caractérise toutes les sauces-mères, c'est que : 1° elles sont à base d'eau et de farine, additionnés de jus de viande; 2° la sauce-mère a bouilli pendant trois jours avant d'être prête.

La sauce-mère est donc une sorte de colle, dont la base est l'eau, la farine et parfois un peu de gélatine. L'ébullition trois jours de suite donne à tous ces produits une grande facilité pour être digérés.

Préparation :

1er Jour. — On fait bouillir toute la journée 300 litres d'eau additionnés des résidus de plats, sauces, des os et de la farine.

2e Jour. — On ajoute du vin blanc, on colore et on fait bouillir toute la journée. On filtre.

3e Jour. — On filtre à froid pour séparer la graisse, on fait bouillir toute la journée et on filtre une seconde fois.

Cette préparation a bouilli trois jours de suite. On a ainsi une colle de farine et de gélatine, dont on prend pour faire la base de toutes les sauces, en ajoutant ce qui est nécessaire pour donner le goût spécial.

Des épices.

Le cuisinier saucier ne doit pas épicer ou poivrer ses sauces.

Beaucoup de poivre, mauvais cuisinier.

Il est des cuisiniers qui mettent du poivre et du piment partout, même dans le pot-au-feu.

L'usage habituel du poivre et des épices dans les sauces dénote une incapacité professionnelle.

L'usage journalier des épices et du poivre donnent de l'irritation stomacale et de la paresse de la digestion consécutive.

Le cuisinier saucier peut employer les plantes aromatiques, sans effet nuisible pour la digestion : clou de girofle, noix muscade, laurier, thym, persil, estragon, cerfeuil, etc. Ces aromates varient les préparations culinaires.

Importance du contrôle.

Il n'est pas de détail négligeable pour le médecin qui soigne le tuberculeux.

Connaître la théorie est très bien. Connaître la pratique est encore mieux.

Quel est celui qui rend le plus de service à son malade ? Le médecin qui sait faire une sauce, ou le médecin qui sait photographier les lésions pulmonaires par les rayons X ?

J'estime que le médecin qui sait faire une sauce, facile à digérer, le médecin qui connaît les dangers des sauces indigestes, est plus utile au tuberculeux que le médecin qui photographie ses lésions par les rayons cathodiques, ou qui connaît la valeur relative des deux cents médicaments proposés pour les tuberculeux, mais qui ne sait pas faire une sauce facile à digérer.

Variété des sauces.

Les sauces graisse-farine varient suivant les corps gras employés.

Le corps gras employé pour faire la cuisine varie suivant les pays, et l'on a les trois grandes divisions :

Cuisine à la graisse.

Cuisine à l'huile.

Cuisine au beurre.

Chaque variété sera l'objet d'une étude particulière.

Article 91. — LE PATISSIER.

Le pâtissier est un cuisinier spécialisé.

Le pâtissier prépare la pâtisserie.

Le pâtissier a un rôle important, il confectionne beaucoup de bonnes choses, des friandises. Les entremets, les gâteaux, les desserts, les crèmes, les confitures, la confiserie, et en général tout ce qui flatte la gourmandise.

Le pâtissier, dans les hôtels et restaurants, prépare aussi le café au lait, le chocolat et autres préparations destinées au petit déjeuner du matin et au goûter.

Le pâtissier prépare encore les friandises et confiseries qui doivent servir à longue échéance. Il profite, par exemple, de la saison où les fruits sont abondants pour faire les confitures, fruits confits, pâtes de fruits, etc.

Entremets. — L'entremets est une partie importante du repas du soir ; chaque jour. il y a un entremets, et pour une table de cinquante couverts, l'entremets doit se composer de cinq ou six préparations semblables.

Gâteaux. — Le pâtissier fait les gâteaux. Il doit savoir faire des gâteaux à pâte légère et feuilletée, savoureux, appétissants, excitant le désir et la gourmandise. Il doit, pour cela, prendre de la fine fleur de farine, y employer des connaissances spéciales et beaucoup de soin.

Pâte feuilletée. — Le pâtissier doit savoir faire le feuilleté ou la pâte feuilletée. C'est une pâte repliée huit fois et mieux seize fois sur elle-même, chaque feuillet reste séparé et se trouve très mince. La pâte feuilletée bien cuite est facile à digérer.

Brioche. — Le pâtissier doit savoir faire la pâte à brioche. Farine, lait, œufs, levure de bière ou levain. La brioche bien préparée est légère, appétissante et facile à digérer, sinon elle ressemble à du pain, et elle est aussi indigeste que du pain lourd.

Biscuits. — Le pâtissier doit savoir faire la pâte à biscuit, avec du blanc d'œuf battu et monté en mousse, on ajoute de la farine, du lait et du sucre. Le blanc d'œuf monté en neige fait office de levain pour rendre la pâte légère et spongieuse.

Œufs et lait. — Le pâtissier doit connaître cent manières de préparer les œufs, le lait et le sucre pour faire d'excellentes choses, des préparations variées et appétissantes.

Le médecin doit aussi connaître toutes ces préparations et les défauts dans lesquels peut tomber le cuisinier-pâtissier. Car, lorsqu'il n'existe pas de pâtissier spécial dans une cuisine, la pâtisserie laisse à désirer, et le médecin doit savoir dire pourquoi elle n'est pas bonne, et ce qu'il faut faire pour qu'elle soit bonne.

Café au lait. — Le pâtissier s'occupe de tout ce qui se prépare avec du lait et des œufs. Le café au lait du matin, le chocolat, les crèmes, les soupes au lait, les œufs au lait.

Il doit veiller à la conservation du lait, et pour cela :

1° Les récipients destinés au lait doivent être toujours très propres et nettoyés à l'eau bouillante, pour éviter les germes de contamination ;

2° Le lait doit toujours être dans un endroit frais et aéré, pour éviter que le lait ne s'aigrisse.

Beurre. Vaseline. — Le pâtissier doit savoir reconnaître *le beurre de bonne qualité*. Il doit savoir reconnaître aussi la *vaseline* pour ne pas s'en servir.

Employer la vaseline en pâtisserie est une fraude alimentaire qui devrait être poursuivie comme analogue aux coups et blessures volontaires.

On présente parfois comme beurre américain de la vaseline parfaitement indigeste, qui tapisse l'intestin d'une couche de corps étranger indigeste, inattaquable par les sucs digestifs et qui empêche l'absorption des aliments de bonne qualité.

Cette remarque est d'autant plus importante en pâtisserie que les gâteaux sont faits pour exciter l'appétit et donner un bon aliment aux personnes qui n'ont pas faim. Or, la pâtisserie mal préparée donne des maux d'estomac, des indigestions, et toutes sortes de troubles gastriques.

Tandis que la pâtisserie bien faite est bien digérée,

elle donne un aliment de bonne qualité, et ne produit aucun désagrément stomacal.

Le pâtissier doit savoir reconnaître aussi *la margarine* et ne pas s'en servir. La margarine enlève l'appétit, et son emploi en pâtisserie devrait être défendu et poursuivi comme préjudiciable à la santé. Un pâtissier qui emploie la margarine doit être mis de côté.

ARTICLE 92. — LE GARDE-MANGER

Définition. — *Le cuisinier garde-manger* est chargé de la conservation des viandes, cuites ou crues, et de leur distribution.

Les viandes crues sont données par lui au rôtisseur qui les fait cuire.

Les viandes cuites froides sont préparées ou découpées par le cuisinier garde-manger prêtes à être servies.

Le cuisinier garde-manger n'existe que dans les très grands restaurants. Le plus souvent, cette fonction est assurée par le cuisinier chef.

Le cuisinier garde-manger doit veiller à la bonne conservation des viandes, cuites ou crues; pour cela, il se sert d'une glacière.

La viande fraîche est dure. La viande doit attendre vingt-quatre heures avant qu'on la fasse cuire, mais elle ne doit pas être exposée à la chaleur, qui l'altérerait.

On doit, de plus, la préserver des mouches et autres contaminations nuisibles.

La glacière. — La glacière est un local contenant de la glace. On y met les viandes à conserver. La viande peut rester huit jours dans la glacière et même plus longtemps; elle est toujours bonne à manger.

Le plus souvent, la glacière a la forme d'une grande armoire dont les parois sont refroidies par la glace. A l'intérieur sont mis les viandes à conserver. La glace se met à la partie supérieure et fond peu à peu.

La viande qui a été gelée n'est plus aussi bonne au goût que la viande qui n'est pas allée à la glacière. Le froid détermine des modifications perçues par la saveur. Mais la viande gelée ou glacée possède toutes les qualités alimentaires de la viande crue.

Le plus souvent, dans la glacière, la viande reste à une basse température sans être congelée elle-même.

ARTICLE 93. — LE LÉGUMIER

Le cuisinier légumier est chargé de faire cuire les légumes.

Il est aussi chargé de faire cuire le poisson.

Souvent, c'est un aide de cuisine qui remplit les fonctions de légumier, sous la surveillance du chef cuisinier.

Le légumier a une certaine importance. C'est lui qui prépare le maigre et les aliments faisant partie du régime végétarien. Par conséquent, pour les végétariens, c'est le légumier qui est le principal cuisinier.

Le légumier doit savoir faire cuire les légumes.

Les légumes doivent être tendres.

Certaines eaux séléniteuses font durcir les légumes.

Les eaux qui font durcir les légumes se modifient par l'adjonction d'alcalin, soit le moyen banal d'un sachet de cendres, soit l'adjonction de carbonate de soude ou de bicarbonate de soude.

Les légumes peuvent être cuits à l'eau ou dans un corps gras.

1° Les légumes doivent être cuits à l'eau. C'est la règle. Ils sont alors faciles à digérer.

Cependant, cette cuisson à l'eau peut permettre l'adjonction de beurre ou d'huile, mais seulement après cuisson. Par exemple : les haricots verts cuits à l'eau seront additionnés de beurre, sans qu'on les remette sur le feu; de cette façon, ils seront faciles à digérer. Ce serait une faute de les faire cuire de nouveau dans le beurre.

Les haricots blancs cuits à l'eau pourront être additionnés d'huile et de vinaigre, après cuisson. Il est de tradition d'ajouter de l'huile aux haricots. Ils se digèrent plus facilement.

2° *Le légumier* doit savoir faire cuire les légumes avec la graisse ou l'huile, de façon qu'ils ne soient pas indigestes.

Les pommes de terre frites sont le légume le plus employé. Or, souvent, les pommes de terre frites sont indigestes parce qu'elles constituent un féculent intimement uni et cuit avec la graisse.

Le talent du cuisinier doit faire cuire les pommes de terre dans la graisse sans les imprégner de graisse en totalité. C'est ce qui est obtenu avec la pomme de terre soufflée. Une première cuisson rapide dans la graisse très chaude détermine à la surface une pellicule mince formant cuirasse. Une deuxième cuisson dans la graisse fait gonfler la pomme de terre comme si elle était soufflée. L'intérieur n'est pas atteint par la graisse.

Tout repas doit avoir un légume farineux : pois, lentilles, haricots, petits pois, haricots verts, etc.

Le plus souvent, ce sont les pommes de terre qui remplissent le rôle de légume farineux, quoiqu'elles soient beaucoup moins nourrissantes que les légumes précités, et qu'elles ne puissent les remplacer.

Les légumes doivent être associés à la viande. C'est la meilleure façon de les manger.

Les légumes farineux sont éminemment utiles au tuberculeux; ils font les muscles, ils favorisent l'exercice musculaire, et par suite la fonction pulmonaire.

Les légumes farineux s'opposent aux accidents de l'arthritisme, que l'usage de viande seule favoriserait.

L'alimentation par les légumes farineux et herbacés présente de grands avantages et n'a aucun inconvénient. C'était l'alimentation de nos ancêtres, et elle a donné une race forte et robuste.

ARTICLE 94. — CUISINE A LA GRAISSE

Historique.

Les hommes préhistoriques mangeaient les aliments sans les faire cuire. Ils mangeaient la chair des animaux toute crue, les graines et les racines alimentaires également crues.

On raconte que les Huns faisaient attendrir la viande en la plaçant entre le cheval et la selle sur laquelle ils étaient assis, mode rudimentaire de préparer les aliments et de faire la cuisine.

A un premier degré de civilisation, la viande fut cuite. On mettait le gibier devant le feu ou au-dessus du feu ; quelquefois on l'attachait au milieu d'un bâton, ou on passait le bâton en travers de la viande pour la tenir près du feu.

Ce fut l'origine de la broche. Ce fut la viande rôtie.

Les légumes eux aussi étaient grillés, graines ou racines.

Les marrons sont encore grillés.

Quand le premier ingénieur confectionna un vase en terre, durcie au feu, la cuisine s'enrichit d'un ustensile nouveau, et la viande fut cuite à l'eau. Ce fut le *bouilli.*

Les légumes furent également cuits à l'eau. L'eau était plus ou moins abondante.

Plus tard, l'art culinaire faisant du progrès, l'eau fut remplacée par la graisse, pour faire cuire les viandes et les légumes, ou bien la graisse fut mélangée à l'eau pour préparer les sauces et faire cuire les aliments.

La graisse actuellement employée est la graisse de porc, de bœuf, de volaille, oie, canard, etc. Les meilleures qualités de graisses sont celles de porc et de volaille ou canard. La graisse de bœuf est de qualité inférieure.

Le porc nous est venu avec les Pélasges et avec les Celtes. La cuisine à la graisse est donc la cuisine de nos ancêtres. La tradition l'a conservée encore dans toutes les parties de la France.

La cuisine de l'armée est à la graisse.

La graisse de porc est la plus répandue et la plus estimée. Dans les campagnes, chaque famille tue le porc pour avoir de la graisse.

La graisse de bœuf ou suif a été livrée par les commerçants peu scrupuleux à la place de graisse de porc. La graisse de bœuf est de moins bonne qualité. Le suif sert à faire le savon et la bougie.

Dans certains pays, on remplace la graisse par l'huile, ce qui donne la cuisine à l'huile.

Certaines populations remplacent la graisse par le beurre et font la cuisine au beurre, mais sans éliminer complètement la graisse de l'alimentation.

On a donc à envisager :

La cuisine à la graisse;

La cuisine à l'huile ;

La cuisine au beurre ;

La cuisine à l'eau.

CUISINE A LA GRAISSE

Composition chimique de la graisse.

Margarine est synonyme d'acide margarique.

Oléine est synonyme d'acide oléique.

Stéarine est synonyme d'acide stéarique.

L'acide margarique combiné avec de la glycérine forme un corps qui est la graisse, et qu'on peut appeler margarate de glycérine.

De même l'acide oléique combiné avec la glycérine donne de la graisse ou oléate de glycérine.

De même l'acide stéarique combiné avec de la glycérine donne de la graisse ou un stéarate de glycérine.

La graisse est constituée par la réunion de ces trois corps : margarine, oléine, stéarine, combinés avec de la glycérine.

Pour préparer la margarine, on retire la glycérine de la graisse. Cette opération s'exécute au moyen d'une base forte, potasse, soude ou ammoniaque, qui donnent d'abord du savon. Le savon est du margarate de potasse, de soude ou d'ammoniaque. La glycérine est mise en liberté.

On peut dire que la margarine est du savon purifié dont on a retiré la base.

Comme on ne pourrait pas vendre avec profit la margarine comme savon comestible, on aime mieux la vendre sous le nom de beurre, cela passe plus facilement et rapporte davantage.

Le même raisonnement s'applique à la stéarine et l'oléine.

On fait aussi des bougies avec la margarine et la stéarine.

Comme on ne vendrait sans aucun profit la margarine et la stéarine si on les présentait comme bougies comestibles, on préfère les présenter et les vendre sous la dénomination de beurre, cela rapporte davantage et prend toujours.

Quand on mange de la margarine, on mange de la bougie. En cas de famine, on peut bien manger de la margarine et de la bougie. Les pauvres gens peuvent bien manger de la margarine; mais ils ne doivent pas la payer plus cher que la bougie.

La margarine n'a aucun avantage sur la graisse.

La margarine a toutes les qualités indigestes des corps gras. Le fait a son importance, car le beurre est souvent fraudé avec la margarine. Le tuberculeux qui digère très bien le beurre ne pourra pas digérer la margarine. Si le tuberculeux prend de la margarine en grande quantité au lieu de beurre, le résultat est net et opposé à celui qui était recherché. L'appétit est supprimé en dix minutes. Il faut au tube digestif quarante-huit heures pour se débarrasser de cette couche qui tapisse l'intestin et s'oppose à l'absorption et à la nutrition.

Voici un moyen facile de reconnaître la margarine et le beurre : quand le produit exposé à l'air devient rance, la margarine sent la graisse rance, le beurre sent le beurre rance, les deux odeurs sont bien distinctes.

Avantages de la cuisine à la graisse.

La cuisine à la graisse est économique. La graisse est un aliment bon marché, possédant un pouvoir alimentaire considérable.

Il faut peu de graisse pour préparer les aliments, et les viandes ou les légumes préparés avec un corps gras, la graisse, sont plus savoureux et plus appétissants.

Les estomacs sobres, mangeant peu, digèrent très bien la graisse et s'en trouvent très bien.

Il ne faut pas supprimer la cuisine à la graisse, car elle rend des services à beaucoup de gens; mais il faut se mettre en garde contre ses dangers.

La ration d'entretien peut contenir 60 grammes de graisse ou corps gras. Cet aliment est nécessaire pour entretenir la chaleur vitale. La graisse remplace pour ce but les aliments féculents.

Toute alimentation renferme une certaine quantité de corps gras. Mais il faut éviter les inconvénients de la graisse aliment, et chez le tuberculeux, la graisse aliment empêche la suralimentation.

Inconvénients de la cuisine à la graisse.

La cuisine à la graisse est indigeste, elle donne des gastrites, de la dyspepsie, du pyrosis, etc.

Elle finit par enlever l'appétit, par entraver les digestions et par supprimer l'alimentation.

Quand on fait la cuisine à la graisse, il faut mettre le moins de graisse possible, et seulement celle qui est nécessaire pour la cuisson des aliments.

Les sauces à la graisse et à la farine sont dangereuses pour la digestion. La graisse est intimement unie à l'amidon, ce qui est une difficulté à surmonter pour la digestion qui doit séparer ces deux corps alimentaires.

La graisse fondue est plus difficile à digérer que la graisse qui n'a pas été fondue et qui conserve sa forme moléculaire que lui a donné l'organisme vivant.

Par exemple : le gras de jambon cuit est plus facile à digérer que la graisse fondue.

Le gras de jambon a été cuit à l'eau à 100°. Cette cuisson n'a pas désorganisé les molécules de graisse du jambon. Ces molécules restent telles qu'elles ont été formées par le corps vivant. Ce gras de jambon est du tissu ayant vécu et ayant conservé la forme intime du tissu graisseux vivant. Tandis que la graisse de porc fondue devient un corps chimique, elle perd sa constitution moléculaire de corps vivant, elle change sa texture micrographique. Elle devient liquide, diffluent, non organisée, sans constitution micrographique. Elle est moins assimilable.

Il en est de même de toutes les graisses et du beurre. Les corps gras sont plus ou moins faciles à digérer. Le tuberculeux doit savoir quels sont les corps gras les plus faciles à digérer, ce sont : l'huile de foie de morue et le beurre.

Le tuberculeux doit réserver ses forces, ses aptitudes à digérer les corps gras, pour l'huile de foie de morue et le beurre. Il doit éliminer dans la mesure du possible les graisses indigestes, qui entravent la digestion, suppriment l'appétit et sont l'origine de maladies de l'estomac.

Article 95. — CUISINE A L'HUILE

Dans certaines régions, *l'huile* est le corps gras servant aux préparations culinaires.

L'huile se digère plus facilement que la graisse.

L'huile est diffluente, liquide, elle se répand en nappe facilement. C'est une propriété qui la rend plus digestible, plus facile à émulsionner.

L'huile facilite le jeu des organes, et en particulier la fonction hépatique; l'huile se répand le long de l'intestin et, en suivant les canaux hépatiques, elle facilite le jeu du foie et la sortie des calculs biliaires.

L'huile généralement employée est *l'huile d'olive*. Cette huile est le plus souvent additionnée d'*huile d'arachide*, d'*huile d'œillette*, d'*huile de sésame*, *huile de pavots*, etc. Toutes ces huiles sont des corps gras végétaux qui donnent des résultats identiques.

Plus rarement, l'*huile de noix* est utilisée.

L'huile a ceci d'avantageux, c'est que son maniement est facile, nous pouvons l'ajouter à volonté à nos aliments. Il y a toujours un huilier sur la table, et nous pouvons ajouter de l'huile à beaucoup de préparations : à la soupe, à la sauce, aux légumes, aux haricots, à la salade, au poisson, etc. On peut même manger du pain trempé dans de l'huile.

Pour lutter contre la constipation, l'usage d'un peu d'huile ajoutée aux aliments donne un excellent résultat.

La cuisine à l'huile est plus facile à digérer que la cuisine à la graisse.

Article 96. — CUISINE AU BEURRE

La cuisine au beurre est la meilleure, la plus facile à diriger, la plus estimée et la plus avantageuse.

La cuisine au beurre présente le seul inconvénient d'être d'un prix plus élevé, c'est pour ce motif qu'elle n'est pas seule employée.

Il est bon de distinguer le beurre frais et le beurre fondu. Ces deux qualités ne donnent pas les mêmes résultats pour la digestion.

Le beurre frais est un produit provenant de tissus vivants, d'une sécrétion vivante, le lait. Le beurre conserve les propriétés physiques et chimiques des tissus vivants. Sa composition moléculaire tient de son origine vivante, et le rend plus facile à être émulsionné et digéré.

Le beurre est le corps gras le plus facile à être digéré, et il n'est pas rare de trouver des organismes qui en digèrent facilement 100, 200 ou 300 grammes par jour.

C'est pour cela que la cuisine au beurre est facile à digérer.

Le beurre ne doit pas être fondu, car il perd de ses propriétés moléculaires, il devient un corps gras chimique. Il n'est plus organisé, et il ne se digère plus aussi facilement.

Il faut donc veiller, dans la préparation, à ne pas faire fondre le beurre. Pour cela, on ajoutera le beurre frais à la préparation culinaire une fois cuite. On ajoutera le beurre frais au bifteck sortant du feu. On ajoutera le beurre frais aux légumes cuits à l'eau et encore chauds. Et on évitera autant que possible de faire cuire la viande avec le beurre, de faire cuire les légumes avec le beurre.

Cependant, il est des préparations culinaires pour lesquelles le beurre doit rester longtemps sur le feu. Il devient du beurre fondu, mais il n'est plus de digestion aussi facile.

Le beurre frais sert à faire la pâtisserie et facilite beaucoup la digestion de ces friandises.

Il faut toujours se mettre en garde contre la fraude du beurre. La cuisine faite avec du beurre fraudé, frelaté, falsifié, avec de la vaseline ou de la graisse est indigeste.

ARTICLE 97. — CUISINE A L'EAU

La cuisine à l'eau est la cuisine primitive, mais il ne faut pas l'abandonner, car elle a de grands avantages.

Le pot-au-feu ressort de la cuisine à l'eau. C'est la viande cuite dans l'eau, et le pot-au-feu bien préparé vaut n'importe quelle préparation culinaire.

Les légumes doivent être cuits à l'eau, puis on les additionne de beurre ou d'huile et de vinaigre.

Le poisson doit être cuit à l'eau, ce que l'on appelle le court-bouillon.

La daube est une préparation qui relève de la cuisine à l'eau.

La farine cuite à l'eau forme une colle qui, lorsqu'elle est cuite assez longtemps, se digère facilement.

Le macaroni et les nouilles sont également cuits à l'eau.

Le pain lui-même est cuit à l'eau.

Les sauces à l'eau sont les meilleures, elles sont formées de farines cuites longtemps dans une grande quantité d'eau et additionnées de jus de viande.

La cuisine à l'eau a l'avantage considérable de se digérer facilement.

La cuisine à l'eau bien digérée, mise en pratique par un bon cuisinier, donne une alimentation très variée et très savoureuse.

La cuisine à l'eau a cet inconvénient de ne pas utiliser les sels des légumes cuits à l'eau, quand on rejette l'eau qui a servi à les faire cuire.

Article 98. — LES CONSERVES ALIMENTAIRES.

Les *conserves alimentaires* sont d'un usage courant.

Les conserves ou aliments conservés sont de différentes natures :

1° Les conserves en boîtes de fer-blanc ;

2° Les viandes fumées ;

3° Les viandes desséchées ;

4° Les viandes conservées dans la graisse ou dans le sel.

Conserves en boîte de fer-blanc.

Les plus usitées sont :

Les sardines à l'huile ;

Le thon ;

Les petits pois ;

Les haricots verts ;

Le bœuf ;

Le foie gras ;

Le lait concentré.

Il existe d'autres conserves moins usitées :

Conserves de homards, de poissons divers, maquereau, rougets, conserves de grives, perdreau lièvre, etc. Conserves d'asperges, d'artichauts, etc.

Ces conserves sont des préparations cuites, prêtes à être mangées, froides ou réchauffées.

Pour beaucoup de personnes, les conserves facilitent l'alimentation par leur variété et leur commodité.

Les conserves rendent de grands services. Il faut savoir s'en servir et en tirer tout le parti possible.

Deux conditions :

1° Les conserves ne doivent pas être anciennes ;

2° Les conserves doivent être consommées aussitôt la boîte ouverte.

1° *Les conserves ne doivent pas être anciennes.*

Une boîte de conserve est excellente pendant deux ans. Elle peut être utilisée pendant quatre ans.

Au delà de la cinquième année, elle est douteuse et ne doit plus servir à l'alimentation.

Au delà de la septième année elle est dangereuse.

Les conserves subissent en effet, même à l'abri de l'air, des transformations moléculaires. Au bout d'un temps variable, les albuminoïdes se transforment et sont plus aptes à former des ptomaïnes.

La moindre fissure dans la boîte ou la soudure permet l'arrivée de l'air et des microbes de la putréfaction ; la boîte se gonfle par les surfaces planes, elle ne peut être utilisée et doit être jetée. Le contenu est putréfié.

2° *Les conserves doivent être consommées aussitôt ouvertes.*

Les viandes des conserves une fois à l'air s'altèrent plus rapidement que les viandes récemment préparées.

Les viandes des boîtes de conserve ont subi une macération qui les rend plus aptes à recevoir les microbes divers.

Ces conserves sont un excellent terrain de culture pour les microbes et, exposées à l'air, elles reçoivent fatalement les germes qui y pullulent.

Au bout de six heures de contact avec l'air, la viande des boîtes de conserve a perdu de ses qualités, elle peut être altérée, et parfois au point de ne pouvoir servir d'aliment.

Exception est faite pour les conserves où la viande baigne dans l'huile ou dans la graisse. Conserve de sardine, de thon, de foie gras. Le corps gras fait une couche protectrice et empêche tout contact avec les microbes de l'air.

Si les conserves sont estimables, il ne faut pas en faire une alimentation prédominante. On ne peut se nourrir exclusivement de conserves. Les aliments frais, viande, poisson, légumes frais sont préférables.

Certaines boîtes de conserve sont recouvertes d'une couche de peinture rouge, à base de plomb. Quand on ouvre la conserve, il faut veiller à ne pas laisser tomber dans la boîte, avec la viande, des parcelles de la peinture. Le fait a pu donner lieu à des empoisonnements.

Lait concentré. — Les conserves de lait concentré rendent de grands services, surtout dans les pays chauds où l'on ne peut se procurer du lait frais. Avec le lait concentré on peut faire toutes les préparations culinaires du lait: café au lait, chocolat, crême, œufs au lait, etc.

Le lait concentré ne remplace pas toujours le lait frais naturel pour le régime lacté. Le régime lacté avec le lait concentré ne donne pas des résultats aussi satisfaisants.

Le lait concentré doit être préparé au moment où il est consommé. La boîte une fois ouverte doit être utilisée rapidement.

Le lait concentré, préparé, délayé dans l'eau perd de ses qualités au bout de six heures de préparation. Quelquefois il n'est plus buvable. Le fait est important pour les enfants auxquels on donne du lait de conserve.

Il faut préparer *à l'instant même* le lait avec de l'eau bouillie refroidie ou non, et le consommer dans l'heure qui suit.

Viandes fumées.

Les plus usitées sont:

Le jambon fumé;

Les saucisses et saucissons fumés;

Les harengs saurs.

Il faut se défier des viandes fumées. Cette façon de les conserver ne les protège pas contre les altérations.

Le tuberculeux ne doit pas manger de viandes fumées comme alimentation ordinaire.

Il peut en manger très peu et à titre d'apéritif.

Le jambon fumé peut être utilisé par le tuberculeux, à la condition qu'il ne soit pas ancien. En tout cas, il doit toujours être cuit.

Les harengs saurs peuvent servir de hors-d'œuvre, ils sont excellents pour exciter l'appétit. Il faut en être sobre.

Viandes desséchées.

La viande desséchée est réprésentée par le stockfisch ou poisson desséché. Le plus souvent c'est de la morue;

mais tout poisson peut être utilisé sous forme de stockfisch.

Ce poisson est sec et dur comme du bois. Les germes ne peuvent se développer sur lui. Mais les qualités nutritives de cette viande sont diminuées.

Viandes conservées dans la graisse ou dans le sel.

A la campagne on conserve des quartiers de volaille dans de la graisse.

Ces conserves rendent des services aux paysans qui ont un estomac robuste et des facultés digestives puissantes.

Le tuberculeux doit s'abstenir complètement de ces conserves dans la graisse. Elles sont dangereuses pour lui.

Il doit s'abstenir également des viandes ou poissons conservés dans le sel. Cette conservation est trop imparfaite. Elle permet la formation de ptomaïnes en quantité plus ou moins grande.

ARTICLE 99. — LE BOULANGER

Il existe d'autres serviteurs qui relèvent de l'alimentation. Ce sont : le boulanger, le boucher, le charcutier. Ils sont à la fois ouvriers et commerçants. Comme préparateurs de l'alimentation, ils doivent être contrôlés par le médecin.

LE BOULANGER

Le boulanger est un cuisinier spécialiste chargé de préparer *le pain.*

Le pain est l'aliment par excellence.

Le pain est le corps et le sang de l'homme. Ce qui veut dire que dans le pain se trouvent les éléments qui, transformés, vont constituer le corps et le sang de l'homme.

La tradition rapporte que Pélasgos, l'ancêtre des Pélasges auquel il donna son nom, Pélasgos inventa de pétrir la farine et de la faire cuire.

Les Pélasges, venus du Caucase par la Mer Noire, s'étaient installés dans tous les bassins de la Méditerranée avant l'invasion phénicienne et syrienne.

Ils ont transmis le pain à leurs descendants, et nous l'avons conservé.

Depuis tant de siècles, la fabrication du pain a fait des progrès.

Définition. — Le pain est un aliment composé de farine pétrie avec de l'eau et cuite au four.

Le levain donne au pain une structure légère qui le rend facile à digérer.

Défauts du pain.

Les principaux défauts que peut présenter le pain sont les suivants :

1° La farine n'est pas de bonne qualité;

2° Le pain n'est pas bien travaillé :

3° Le pain contient trop d'eau, il est lourd;

4° Le pain n'est pas bien cuit. Le plus souvent il n'est pas assez cuit.

1° *La farine n'est pas de bonne qualité.*

La farine est bonne ou mauvaise.

La qualité de la farine varie suivant les blés, suivant la mouture, suivant les impuretés mélangées à la farine, suivant la bonne ou mauvaise conservation de la farine.

La bonne qualité de la farine se reconnaît à plusieurs signes physiques ; mais le consommateur a rarement l'occasion de vérifier la qualité de cette farine. Pratiquement, il constate la qualité de la farine en examinant le pain.

Le pain doit être blanc, d'un beau blanc sans teinte brune, même légère.

Le pain grisâtre est fait avec de la farine de qualité inférieure.

Quelquefois les boulangers ajoutent au pain du sulfate de cuivre ou de l'alun, ou de la craie pulvérisée pour le faire paraître plus blanc. Mais cette adjonction est une véritable falsification. Le pain contenant de l'alun donne du pyrosis, des aigreurs et l'on ne peut en manger qu'une très petite quantité.

Plus souvent la farine de blé est additionnée de farines

diverses moins chères, et aussi moins nutritives, par exemple la farine de haricot. C'est une fraude sur la qualité.

Pain de blé. — De toutes les graminées, c'est le blé qui est le plus riche en matières alimentaires.

Le blé donne chez les travailleurs un rendement plus grand que l'orge, l'avoine, le maïs, les lentilles, les haricots, le seigle, les châtaignes, les pommes de terre, etc. C'est pour ses qualités nutritives supérieures qu'il a été préféré à toutes les autres graines, dès la plus haute antiquité, chez les Égyptiens, les Grecs, les Romains, jusqu'à nos jours.

Cependant, on a fait du pain d'orge, d'avoine, de haricot, de châtaigne, etc. On fait encore du pain de seigle, très apprécié pour ses qualités laxatives.

Pain noir. — Il n'y a pas longtemps, on faisait encore du pain noir avec la graine et la farine de sarrazin. Le sarrazin est une plante qui pousse dans les terrains maigres, où rien autre ne pousse. Les pauvres gens de la campagne mangeaient autrefois du pain noir parce qu'ils n'avaient pas autre chose. Aujourd'hui on ne fait plus de pain noir.

Le pain de seigle ou pain bis est bien moins nourrissant que le pain de blé. Le seigle pousse dans des terrains maigres où le blé ne peut pousser.

Le pain d'orge se fait couramment dans certains pays, où l'orge pousse plus facilement que le blé et remplace le blé. Le pain d'orge, moins nourrissant que le pain de blé, est cependant un excellent aliment.

Le pain d'avoine est une curiosité alimentaire.

Le pain de pomme de terre est également une curiosité alimentaire, il est très peu nourrissant; l'adjonction de farine de pomme de terre, ou pommes de terre râpées, dans le pain, est une fraude punissable.

Le pain de châtaigne est fait dans certaines campagnes en ajoutant de la farine de châtaigne à la farine de blé.

Certaines régions se nourrissent avec la châtaigne, et il est regrettable que les châtaigniers disparaissent, systématiquement coupés par une société qui les met en exploitation, sans les remplacer.

La fraude la plus colossale a été de faire du pain avec de la farine de bois, ou poudre de bois, autrement dit de la sciure de bois très fine.

Des individus peu scrupuleux vendaient cette poudre de bois comme farine de blé.

Cette fraude a pu passer quelque temps inaperçue, car les boulangers se servent de poudre de bois pour empêcher le pain d'adhérer au four.

Mais le commerce lucratif de poudre de bois devint si prospère qu'il fit découvrir la fraude. On ne pouvait s'expliquer à quoi servaient ces usines fabriquant de la poudre de bois, ni leur production si considérable que les sacs de poudre de bois s'en allaient par wagons pleins. En les suivant à la trace, on les vit arriver chez les boulangers où la poudre de bois servait à faire du pain, mélangée à d'autre farine.

Ces commerçants industrieux ont été condamnés aux travaux forcés à perpétuité. Mais la peine est trop légère, car ils commettaient de véritables assassinats avec préméditation, et escroquerie se surajoutant.

Pain complet.

De temps en temps la question de pain complet revient sur le tapis. C'est la théorie qui veut en remontrer à la pratique ; mais les faits sont plus puissants que tous les raisonnements.

La théorie dit : La farine fine ne retient que l'amidon du blé et abandonne une très grande partie de gluten. En prenant la farine un peu moins fine, on utilise une plus grande portion du gluten. Bien plus, en prenant toute la farine donnée par le grain de blé, en convertissant tout le grain de blé en farine, on utilise toutes les parties alimentaires du blé, amidon, gluten, phosphates, on fait avec cette farine *le pain complet* contenant tous les principes alimentaires du grain de blé.

La farine n'est pas aussi fine, le pain n'est pas aussi beau, mais théoriquement il doit être plus nourrissant. Il est plus économique, puisque l'on ne perd aucune des parties nutritives.

Pratiquement *le pain complet* se digère moins facilement que *le pain de gruau*, fait avec la fine fleur de farine de blé, et contenant beaucoup d'amidon et très peu de gluten.

Pratiquement, le pain complet est moins beau, moins agréable, et surtout donne des résultats alimentaires moins satisfaisants. C'est pour ces motifs qu'il est abandonné malgré la théorie séduisante qui le lance de temps en temps.

C'est que, dans le grain de blé, il existe des produits ligneux, de la cellulose, produits comparables au bois. Ces principes ligneux sont indigestes et font office de corps étrangers dans l'estomac et dans l'intestin. Ces morceaux de bois viennent contusionner les cellules épithéliales de l'intestin. Cellules qui sont les ouvriers chargés d'assimiler les aliments ; et quoique réduits en farine, ces morceaux de bois, en présence des cellules épithéliales, sont comparables à de grosses poutres qui viendraient blesser les ouvriers d'un chantier de construction. Il faut que les ouvriers se garent de ces poutres pour pouvoir travailler. Les cellules épithéliales de l'intestin sont obligées de subir le contact de ces poutres qui se trouvent en abondance dans le pain complet. Elle en sont contusionnées.

Les bons boulangers ne se sont jamais laissé séduire par la théorie du pain complet, et lors de la dernière campagne, j'ai vu accuser je ne sais qui d'avoir des stocks de farines avariées, donnant du pain gris, des balayures de grenier, ou des farines mélangées et inférieures. Pour se débarrasser de ces farines de mauvaise qualité, on a lancé le pain complet, et quand le stock des farines avariées a été écoulé, le silence s'est fait, et tout est rentré dans l'ordre normal, on n'a plus parlé de pain complet. Jusqu'à la prochaine fois.

Il faut ajouter que le pain complet a moins raison d'être de nos jours. L'aliment azoté est pris sous forme de viande, et si d'une part on supprime le gluten, on le remplace par un aliment bien facile à digérer.

2° *Le pain n'est pas bien travaillé.*

Le pain bien fait doit être spongieux, léger, avoir des cavités petites et régulières, séparées par des lamelles très minces.

Le pain ne doit pas être compact et lourd, sinon il est indigeste.

Cette qualité du pain d'être léger et spongieux tient à deux conditions : au levain et au pétrissage.

1° *Le pain reçoit la quantité de levain nécessaire ;*

2° *Le pain est bien travaillé avec le levain.*

1° *Levain.* — Le levain doit être assez abondant sinon le pain ne lèvera pas suffisamment.

Le levain ne doit pas être trop abondant, sinon le pain aura de vastes cavités et beaucoup de volume ; de plus, il sentira l'aigre du levain.

2° *Pétrissage.* — Le pétrissage du pain est une phase importante de sa fabrication. C'est la phase pénible, laborieuse, qui demande à l'ouvrier une grande somme de travail, une grande dépense de forces. Aussi l'ouvrier qui a beaucoup de pain à préparer a une tendance à pétrir la pâte juste ce qu'il faut, plutôt moins que plus.

Il faut que la pâte soit pétrie sans réserve, sans parcimonie. Il faut que la pâte soit pétrie avec un peu d'excès de pétrissage. Alors, le levain est bien mélangé à la pâte. Il n'existe pas de portion de pâte privée de levain.

La présence de grumeaux de farine dans le pain prouve que le pain n'a pas été bien travaillé.

Quand le pain est bien pétri, bien travaillé, les yeux du pain, les cavités, les anfractuosités sont égales, les cloisons qui les séparent sont très minces. Le pain se digère facilement parce que les sucs digestifs imprègnent facilement ces minces lamelles ou cloisons.

Tandis que si le pain n'est pas bien travaillé, les cloisons sont épaisses parce que le levain ne les a pas disjointes.

Ces cloisons épaisses donnent un pain compact, lourd, et indigeste, les sucs digestifs les imprègnent difficilement et avec beaucoup de lenteur.

Le levain est fait avec de la pâte que l'on laisse fermenter pendant 24 heures. La graine de levain se perpétue, se développe et se transmet indéfiniment.

Le levain est formé par un microbe qui transforme la farine, et développe une petite quantité d'acide carbonique.

Cette production d'acide carbonique fait lever le pain et forme les mille petites cavités de la mie de pain.

La chaleur du four, en dilatant le gaz carbonique, contribue un peu à augmenter le volume du pain.

Le microbe du levain de pain ressemble au microbe de la levure de bière, et quand le boulanger manque de levain, il peut le remplacer par la levure de bière.

3° *Le pain contient trop d'eau.*

Cette eau en excès est mise pour deux motifs différents :

1° Pour que le pain pèse davantage ;

2° Pour que la pâte soit plus facile à pétrir.

1° *L'eau est ajoutée pour augmenter le poids du pain.* De la sorte on vend de l'eau aussi cher que le pain. C'est un bénéfice net. La façon de faire cuire le pain favorise encore cette adjonction d'eau au pain.

2° *L'eau est mise en excès pour que la pâte soit plus facile à pétrir.* La pâte doit être de consistance ferme, un peu résistante. Il faut la pétrir pendant quelque temps sous cette forme, et ce travail est très fatigant.

Le pétrissage doit être intelligent. Il doit aller chercher les morceaux de pâte qui ont besoin d'être pétris. C'est pour cela que le pétrissage à la main est supérieur au pétrissage mécanique.

Le pétrissage mécanique a joui pendant quelque temps d'une certaine vogue. On a cru qu'il remplacerait le pétrissage à la main, mais le pain pétri à la main est mieux travaillé et d'une façon plus égale et plus uniforme.

Si le pétrissage mécanique avait été supérieur au pétrissage à la main, il se serait maintenu par la force des choses.

4° *Le pain n'est pas bien cuit.*

Le pain n'est pas assez cuit ou bien il est trop cuit.

Le pain n'est pas assez cuit. Le pain présente alors des traînées de pâte lourde. Il est indigeste. Il contient trop d'eau, la cuisson insuffisante n'ayant pu la lui enlever.

Cet excès d'eau dans le pain se reconnaît quand on malaxe la mie de pain dans les doigts, elle colle aux doigts. Elle laisse des parcelles adhérentes au doigt. Cette adhérence plus ou moins grande donne la mesure de l'eau en excès, contenue dans le pain.

Le pain est trop cuit. L'inconvénient est bien moindre. Le pain n'est pas indigeste pour cela, à moins qu'il ne soit desséché. C'est du pain *biscuit.*

Le pain trop cuit a une croûte très épaisse. Petit inconvénient puisque la croûte se digère plus facilement que la mie. L'amidon est changé en dextrine. Mais il faut de bonnes dents pour manger cette croûte et pour ce motif toutes les personnes ne peuvent pas utiliser ce pain.

Le pain ne doit pas être brûlé. c'est un défaut de cuisson. Toutefois, la croûte de pain brûlé est un excellent aliment, quelquefois mieux supporté que le pain non brûlé.

La petite quantité de charbon apportée par la croûte de pain brûlé favorise la digestion. Le charbon absorbe les gaz, il est antiputrescible, il s'oppose à la putréfaction et à certaines décompositions des albuminoïdes dans l'intestin. Le charbon assure l'asepsie du tube digestif.

La croûte de pain brûlé et ses bons effets alimentaires sont connus depuis longtemps. La réputation se conserve et se transmet dans les familles.

Et si quelque novateur pense avoir découvert le pain grillé, il a oublié de consulter ses grands-parents.

ARTICLE 100. — LE BOUCHER

Le boucher est le préparateur des viandes crues.

Le boucher tue l'animal, le dépouille, découpe les morceaux, les détaille prêts à être livrés au cuisinier.

Le boucher est le successeur des anciens sacrificateurs qui immolaient les victimes sur les autels.

Abattoir. — Les animaux de boucherie sont tués à l'abattoir.

Il existe un *service de surveillance* assuré par les vétérinaires, de façon que les bêtes saines soient seules livrées à la consommation, car autrefois on livrait à la boucherie tous les animaux morts de maladies, et les animaux tuberculeux pouvant transmettre leur maladie.

Ce service étant bien assuré et fonctionnant régulièrement dans les villes, le malade ou son médecin n'ont pas besoin d'intervenir ou d'exercer un contrôle.

A la campagne, la fraude est plus facile, et il arrive que des animaux plus ou moins sains sont abattus et livrés à la consommation.

Ceci a une certaine importance pour le tuberculeux qui mange quelquefois de la viande crue. Cette viande crue doit être fournie par des animaux absolument sains.

Boucherie. — La viande doit être *parée*, c'est-à-dire que le boucher doit enlever du morceau de viande toutes les parties indigestes, la graisse, la peau, les tendons. Il ne doit livrer que de la chair musculaire.

Or, le boucher ne demande pas mieux que de vendre la peau, la graisse, les tendons au prix de la bonne viande. Si l'on n'y veille pas, il pèse la viande non parée, c'est-à-dire avec la peau et la graisse.

Puis il pare la viande après l'avoir pesée, il enlève aussi les parties indigestes. Mais il ne donne pas le poids exact en ayant l'air d'avoir bien pesé. C'est une perte sèche pour le tuberculeux.

Certains bouchers complètent le poids avec un os, puis gardent l'os sous prétexte qu'il ne peut servir à rien. Cet os est ainsi vendu plusieurs fois au prix de la bonne viande.

Le boucher se débarrasse volontiers des morceaux de qualité inférieure. Si on lui demande un bifteck, il donne de l'épaule ou de la tranche qui est très dure, et le pauvre tuberculeux ne peut faire son repas.

Il faut demander à voir le morceau que l'on demande avant qu'il soit détaché, rumsteck, faux filet, entrecôte. De la sorte on est sûr d'être bien servi.

Ces morceaux se reconnaissent assez facilement.

Le rumsteck forme la croupe de l'animal.

Le faux-filet est pris sur le dos et les reins, le long de la colonne vertébrale.

L'entrecôte est la viande qui se trouve entre et autour des côtes du bœuf, c'est l'analogue de la côtelette de mouton.

Il existe des *boucheries* de première qualité, de seconde et de troisième qualité.

Il faut trouver une boucherie qui ait de la viande de première qualité, c'est une économie, la viande est meilleure, plus savoureuse, plus tendre, et le tuberculeux s'alimente beaucoup mieux.

C'est *le boucher* qui fait sa boucherie de première qualité, car c'est lui qui choisit, achète et vend les animaux.

Ce boucher doit être consciencieux, car il ne doit pas offrir et vendre de la viande de qualité inférieure au prix de la première qualité, mais c'est une tendance contre laquelle il est difficile de réagir.

Il existe des *boucheries de cheval*. Le tuberculeux ne doit pas craindre d'y recourir, le bon cheval vaut mieux que le mauvais bœuf. La viande de cheval est très bonne pour l'alimentation. *Le filet de cheval est excellent*. Les bêtes qui servent à l'alimentation ont été engraissées pendant un certain temps et elles donnent une excellente alimentation à meilleur compte pour les pauvres gens.

Il vaut mieux du filet de cheval, bien tendre et bien préparé, qu'un morceau quelconque de vieille vache vendu comme première qualité, et qui donnera un aliment coriace, dur et difficile à manger.

Le tuberculeux doit savoir reconnaître la qualité de la viande.

La viande doit être entrelardée de graisse, ce qui dénote un animal gras et qui n'a pas travaillé.

La chair musculaire doit être abondante sur les os; elle doit proéminer, et non faire des creux, ce qui indique un animal maigre.

La couleur de la viande donne des indications sur sa

qualité et par l'observation renouvelée, on reconnaît la teinte rouge et la viande de bonne qualité.

Viande de 1re qualité : bœuf gras ;

2e qualité : bœuf maigre et vache grasse;

3e qualité : vache maigre et taureau.

La qualité de la viande se reconnaît à la graisse.

La viande grasse est de bonne qualité.

La viande maigre est de qualité inférieure.

La viande de première qualité est rouge rosé.

La viande de qualité inférieure est rouge noir.

ARTICLE 101. — LE CHARCUTIER

Le charcutier prépare la viande de porc.

Il tue l'animal, le découpe, le détaille à la vente, et en fait cuire aussi une certaine quantité.

Le charcutier est un cuisinier spécial qui ne prépare que le porc. Sa fonction est plus étendue que celle du boucher qui ne fait pas cuire la viande. Le charcutier vend la viande de porc plus souvent cuite que crue.

Le charcutier a un rôle important dans l'alimentation d'une ville; beaucoup de personnes font leur repas avec de la charcuterie cuite. Le repas est tout prêt. Il n'y a pas de temps perdu, c'est très commode.

La charcuterie se trouve dans un grand nombre de repas, soit comme accessoire, soit comme plat principal, hors-d'œuvre, jambon, saucisson ou filet de porc, côtelette de porc.

Il est donc important de connaître les défauts de l'alimentation livrée par le charcutier.

Il existe des charcuteries où le tuberculeux va dépenser son argent pour avoir du poison au lieu d'aliment salutaire. J'en ai trouvé plusieurs de la sorte. Il y en avait à droite et à gauche de mon chemin, et après avoir été empoisonné plusieurs fois, j'ai reconnu que sur les sept charcuteries rencontrées, il n'y en avait que deux qui ne m'empoisonnaient pas. Les tuberculeux qui trouvent tant d'embûches sur leur passage sont bien à plaindre.

Ce n'est pas à dire pour cela que l'on doive se priver de charcuterie.

Le porc frais est une bonne alimentation.

La charcuterie est aussi une bonne alimentation quand elle est récente.

Le jambon est un excellent aliment lorsqu'il vient d'être préparé et cuit.

Mais la viande de porc est soumise aux mêmes conditions que toutes les viandes. Si cette viande est ancienne, elle se putréfie et donne naissance à des ptomaïnes.

Ces ptomaïnes sont dues à une transformation moléculaire des albuminoïdes et aux produits de sécrétion des microbes de la putréfaction. Ces ptomaïnes sont de véritables poisons. Poisons provenant de matières organisées, poisons très assimilables, et se propageant rapidement dans l'organisme humain. Ces poisons sont mortels pour le tuberculeux.

Or les charcutiers présentent diverses préparations de porc qui doivent durer plusieurs jours ou plusieurs semaines. Certaines de ces préparations durent deux mois et ne sont consommées qu'au bout de ce temps.

Dans la boutique des charcutiers, on voit des saucisses, des saucissons, des andouillettes, du boudin, préparations qui ne sont mangées quelquefois qu'au bout de trois mois.

On voit sur le comptoir du charcutier quinze ou vingt préparations différentes : tête, langue, pâté, pieds, mortadelle, foie, etc., etc. Le consommateur prend une tranche de la préparation qui lui plaît. La préparation dure ainsi un mois ou deux. Les dernières tranches du pâté ont plus d'un mois d'existence, c'est-à-dire qu'elles ne sont plus bonnes pour l'alimentation. Le tuberculeux qui en mange s'empoisonne.

C'est pour ces motifs qu'il est défendu au tuberculeux de manger de la charcuterie.

Mais il est permis au tuberculeux de manger du porc fraîchement tué et récemment préparé, *du porc frais*, *du jambon frais*, *des saucisses fraîches*, *du saucisson frais*, *du boudin frais*, et non des préparations datant de six mois, comme il en existe encore dans les campagnes.

Dans les sanatoriums, le porc consommé vient d'être tué, les saucisses viennent d'être préparées. Les jambons sont récents. La viande de porc est de la viande fraîche, filet, côtelette. Cela a lieu par suite d'une entente avec le charcutier.

De cette façon, l'alimentation avec le porc peut être salutaire.

Mais malgré cela, il ne faut pas en abuser, l'usage habituel de la charcuterie favorise les maladies de peau, et c'est pour cela que la loi de Moïse proscrivait le cochon.

CHAPITRE III

LA TABLE

Exposé. — La famille. — La pension. — Le restaurant.

ARTICLE 102. — EXPOSÉ

Le tuberculeux peut manger en plusieurs endroits, à plusieurs tables. Ces endroits peuvent se diviser ainsi.

1° *Table de famille ;*

2° *Table de pension ;*

3° *Table de restaurant.*

Dans chacun de ces endroits, le tuberculeux doit surmonter certaines difficultés.

Il n'est pas étonnant que le tuberculeux se trouve en face de difficultés. Le tuberculeux est un malade et doit se soigner. Il se trouve à une table préparée pour des gens bien portants, l'alimentation est destinée à des estomacs sains et non à des malades. Cependant, le tuberculeux peut bénéficier de cette alimentation préparée pour des bien portants. Manger à la table commune ne crée pas un nouveau service, qui, s'il était obligatoire, serait un ennui pour beaucoup de gens.

Si le tuberculeux peut, le plus souvent, s'alimenter comme tout le monde et s'asseoir à la table commune, il doit par contre connaître les dangers qu'il va rencontrer, pour les éviter, et il pourra ainsi bénéficier complètement et au maximum d'une alimentation qui n'occasionne aucun frais supplémentaire.

ARTICLE 103. — LA FAMILLE

La sobriété est une vertu. Elle donne une puissance et une supériorité à l'homme qui la possède.

La sobriété a fait les races fortes, puissantes, vigoureuses, résistantes. Honneur à la sobriété.

La sobriété est une vertu héréditaire; par elle la sélection a conservé les hommes aptes à la lutte avec peu de ressources.

Les famines qui ont passé sur les peuples ont enlevé tous ceux qui n'étaient pas sobres, tous ceux qui ne pouvaient vivre avec peu.

Aux temps préhistoriques de l'homme chasseur, la sobriété s'est imposée, l'homme devant vivre souvent avec une alimentation des plus restreintes et insuffisantes.

Dans les temps anciens, les ressources étaient précaires, l'alimentation était donnée par le lait des troupeaux, par des graines mesurées avec parcimonie. La sobriété s'est transmise de génération en génération.

La sobriété est une vertu louable, que l'on doit vanter aux enfants en faisant leur éducation.

La sobriété favorise le travail intellectuel, les œuvres d'art, les productions de génie. A jeun l'homme travaille mieux, sa pensée est plus libre, ses productions sont plus parfaites.

Mais pour le tuberculeux, la sobriété ne doit pas compter.

Le tuberculeux qui ne mange pas, meurt.

Le tuberculeux qui jeûne, meurt.

C'est pour le tuberculeux soigné dans sa famille que le mot *suralimentation* a le plus de portée. C'est le terme qui explique le mieux la conduite à tenir en présence de la sobriété, vertu héréditaire.

Dans sa famille, le tuberculeux se trouve en présence d'une alimentation qui est certainement abondante pour les bien portants ; mais cette alimentation, pour le tuberculeux, pèche par la quantité d'aliments utiles et par la qualité des aliments.

Dans la famille, l'alimentation est variée, on donne des plats qui excitent l'appétit et qui satisfont la faim, mais qui n'apportent au tuberculeux aucune quantité d'aliment utile.

Dans les familles, les sauces sont en honneur. Chaque plat est accompagné d'une sauce. Cette sauce préparée sur le moment est excellente ; les personnes bien portantes en sont très satisfaites. Grâce à ces préparations, le repas devient luxueux et abondant. Mais le tuberculeux qui, lui aussi, aime les sauces, est cependant obligé de s'en priver et de les refuser La sauce est un aliment qui satisfait la faim, mais qui ne guérit pas la tuberculose. Le tuberculeux qui se nourrit de sauce ne peut faire de la suralimentation.

Dans la famille, l'alimentation du tuberculeux pèche par la qualité. Il est servi des plats très bien préparés du reste et excellents ; mais qui ne contiennent pas l'aliment utile, la chair musculaire, ou bien ils en contiennent très peu.

Par exemple, du boudin, des andouillettes, de la fressure, du gras-double, des paquets.

D'autres aliments contiennent très peu d'aliment utile, par exemple la tête de veau, les rognons, les pieds, le vol-au-vent.

Enfin il est des aliments qui contiennent des parties indigestes, et qui sont une cause de fatigue inutile pour l'estomac du tuberculeux, par exemple la farine dans laquelle on roule le poisson ou les côtelettes.

Ce qui fait l'aliment du tuberculeux, c'est *la chair musculaire* associée *au lait* et *aux œufs*.

Ce sont encore *les légumes farineux*.

Ce qui fait l'alimentation supplémentaire du tuberculeux, c'est *la viande crue*, *les œufs*, *l'huile de foie de morue*. Il faut y joindre *le tannin*, qui doit être pris tous les jours comme les aliments.

Pour surmonter la difficulté de l'alimentation en famille, le tuberculeux devra savoir ce qui lui est utile ou désavantageux. Il ne prendra de l'alimentation de famille que ce qui est utile, il laissera le reste de côté.

Dans la famille, pour que la suralimentation soit satisfaite, le tuberculeux prendra, *en dehors des repas*, *de la viande crue*, *des œufs* et *du lait*.

A la table de famille, le tuberculeux doit manger comme tout le monde, mais encore faut-il que l'entourage dirigeant connaisse les besoins alimentaires du tuberculeux, les précautions à prendre, et favorise cette alimentation de son mieux.

La viande crue sera prise *en dehors des repas*, de préférence quelques minutes avant le repas. Prise aux repas, elle gêne, soit les voisins qui n'aiment pas à voir la viande crue, soit le tuberculeux obligé de se donner en spectacle à toute la table.

Les œufs devront être pris *en dehors des repas*, l'estomac s'en trouvera mieux, et le moral aussi.

Le lait peut être pris aux repas, ou entre les repas.

Quant au *tannin*, il devra être pris après chaque repas de midi et du soir. Cette petite opération ne donne lieu à aucun inconvénient. Personne n'est incommodé de voir prendre du tannin. Au contraire, le tuberculeux donne un bon exemple à suivre. Il prend un tonique dont peuvent user les personnes présentes, pour leur plus grand bien.

L'huile de foie de morue devra être prise le matin.

Si le malade préfère la prendre aux repas, il ne faut pas que les personnes voisines en subissent une répugnance, aussi faut-il la prendre discrètement.

Article 104. — LA PENSION

Beaucoup de jeunes gens, hommes, femmes, employés travaillant dans les bureaux, les magasins ou les ateliers ne peuvent préparer chez eux les repas de la journée.

Ils mangent dans *une pension*. Ils prennent leurs repas à *une pension*.

La table de la pension présente des particularités.

Les pensionnaires viennent à heure fixe. Leur nombre

est connu à l'avance, on prend pension pour un mois par exemple. Il en résulte que la maîtresse de pension prépare à manger pour le nombre de personnes à nourrir.

Il n'y a pas de restes, les aliments sont toujours frais et récemment préparés. C'est ce qui fait l'avantage de la pension sur le restaurant.

Quelques-unes de ces pensions prennent même le nom de pension bourgeoise, pour bien indiquer que la cuisine ressemble à la cuisine des bourgeois, et non à celle des restaurants.

Le tuberculeux peut s'alimenter à une pension bourgeoise et cependant il a encore des difficultés à surmonter.

Certainement le tuberculeux est bien plus libre qu'à la table de famille. A la pension, il peut laisser sur son assiette ce qui ne lui plaît pas. Tandis que quelquefois dans sa famille il n'ose le faire, imbu encore des principes qu'une bonne éducation lui a donnés.

Les difficultés à surmonter à la pension sont :

1° *Les sauces ;*

2° *Les aliments inutiles et indigestes.*

1° *Les sauces.* — Il ne peut y avoir de cuisine sans sauce, et une pension bourgeoise doit forcément donner quelques plats accompagnés de sauce.

Mais il y a une différence entre les pensions.

Certaines pensions donnent des plats adroits faisant beaucoup d'abonde, beaucoup de volume, beaucoup de surface avec très peu de matière première alimentaire, et la sauce est ce qui fait paraître le plat abondant, volumineux et large.

Par exemple un plat de petits pois sera accompagné de beaucoup de sauce foncée, et additionné de tranches de carottes. Le tuberculeux prendra six ou sept cuillerées de cette préparation, et en fin de compte n'aura à manger que deux ou trois fourchettes de petits pois, quantité excessivement petite, la carotte tient de la place et ne nourrit pas.

Mais ces pensions qui cultivent la carotte sont reconnues, et au bout de peu de temps on les abandonne.

D'autres pensions tiennent à bien faire et à satisfaire les

consommateurs. Les sauces sont utilisées, on ne peut exiger qu'elles soient supprimées, mais le tuberculeux devra distinguer les sauces au jus de viande et en prendre. Ce sont celles que les bonnes pensions servent à leurs clients. Le tuberculeux devra reconnaître les sauces à la graisse-farine pour s'en préserver et pour les laisser complètement de côté.

2° *Aliments inutiles et indigestes.* — Dans la pension, le menu est fait par la maîtresse de la pension et non par le tuberculeux. Aussi chaque plat vient à son tour. Il en est du reste de même dans la famille. Dans le nombre il est des préparations qui ne sont d'aucun apport alimentaire pour le tuberculeux, quoique étant excellentes pour ouvrir l'appétit, faire manger du pain et satisfaire la faim. Ce sont : boudin, andouillettes, gras-double, pieds, paquets, etc.

Est-ce à dire que le tuberculeux doive s'en abstenir complètement ? Non. Le tuberculeux consultera son estomac, et si l'estomac peut supporter un boudin, le boudin sera mangé. Cela excite l'appétit et favorise une alimentation plus abondante.

Mais il est bien entendu qu'il ne faut pas compter le boudin comme quantité alimentaire. Le boudin renferme un peu de lard, comme aliment plutôt lourd et presque indigeste. Le sang n'est pas nourrissant. La peau du boudin est un corps étranger indigeste. Mais une petite friandise n'est pas défendue.

Si le repas était composé, par exemple, de boudin, tête de veau et gras-double, il n'y aurait pas d'aliment utile pour le tuberculeux, la viande maigre ou chair musculaire étant absente de tous ces plats. Aussi si l'on présente des friandises utiles pour l'appétit, mais n'apportant aucun aliment, elles devront être accompagnées d'un plat solide, c'est-à-dire contenant de la chair musculaire en quantité suffisante pour satisfaire le besoin alimentaire du tuberculeux.

Article 105. — LE RESTAURANT

Le restaurant est la grande difficulté de l'alimentation pour le tuberculeux.

Certains malades ne peuvent trouver de pension bourgeoise. Ces pensions n'existent pas partout. Il faut se mettre à plusieurs jeunes gens pour faire une pension.

Il faut que la maîtresse de pension y trouve son compte, et pour cela il faut un certain nombre de pensionnaires.

De plus, *les restaurants* offrent parfois les mêmes avantages pécuniaires que la pension. Ils ne prennent pas plus cher, et ils offrent cet avantage, que les repas qui ne sont pas pris, ne sont pas payés. Tandis qu'à la pension on paie au mois, et on paie les repas même s'ils ne sont pas pris.

Ce sont des avantages qui séduisent le consommateur ; il peut ainsi varier ses restaurants et par suite son alimentation.

Cependant, à prix égal, dans une pension on est toujours mieux que dans un restaurant.

Dans *le restaurant*, les provisions sont faites suivant le nombre habituel des consommateurs. Mais il existe toujours des restes, des provisions non consommées.

Ces restes mis en réserves pour le jour suivant peuvent quelquefois se reporter au deuxième et au troisième jour, et même davantage. Ils donnent alors une alimentation défectueuse.

Il existe cependant *des restaurants* excellents dans lesquels on peut très bien manger.

Le défaut *du restaurant* est d'être cher.

Examinons *les restaurants* d'après leurs prix successifs.

1° *Les restaurants à 1 fr. 10 et 1 fr. 15 le repas*, ou à 1 franc par cachet.

Je les ai expérimentés. On n'a presque rien à manger.

Le tuberculeux ne peut en être satisfait. Il n'a pas la viande musculaire en quantité suffisante. Il vaut mieux pour lui acheter 1 franc de viande crue et trois sous de pain au poids. Au moins il aura de quoi vivre. Ces restaurants à 1 franc peuvent convenir aux personnes bien portantes, car le pain étant à discrétion, c'est avec le pain que la faim est satisfaite.

2° *Les restaurants à 2 francs.* — Dans ces restaurants, on peut manger à la condition de savoir choisir ses plats.

On a une quantité de viande suffisante, à la condition de la demander. Si on demande un plat dont on ne connaît pas la composition, on peut tomber sur une préparation ne contenant aucune quantité alimentaire.

Il faut connaître le vocabulaire du restaurant, les termes de la carte ; quelquefois il y a des mots inconnus et séduisants, mais qui ne représentent que des plats peu substantiels.

Il faut demander des viandes rôties, grillées, braisées, bouillies, en daube. C'est le choix à faire.

L'aliment farineux ou féculent sera représenté par le pain qui remplacera le plat de légume, puis on donne le plus souvent quelques légumes accompagnant le plat de viande.

La cuisine de ces restaurants manque de variété, mais en changeant de restaurant, en prenant ses repas à cinq ou six restaurants divers, on pourra varier l'alimentation et la saveur spéciale de chaque plat.

Mais tous les restaurants ne sont pas à conseiller.

Il est de nombreux restaurants où, après un repas ordinaire, la digestion s'accompagne de coliques et de troubles divers qui durent deux jours. L'alimentation du tuberculeux est alors compromise, aussi elle ne peut être abandonnée au hasard, la vie du malade est en jeu.

Les restaurants à 3 francs et à 4 francs le repas. — Ces restaurants servent de transition entre les petits restaurants où l'on risque de perdre son estomac, et les grands restaurants où l'on ne risque rien, où tout est bon, où la cuisine est parfaite.

A 3 et à 4 francs on peut trouver des restaurants excellents, donnant une alimentation parfaite comme qualité et comme quantité. Mais il faut encore savoir les trouver.

Les restaurants à 2 francs donnent aussi des repas à 3 et à 4 francs, mais ce ne sont pas de ceux-là que nous parlons. Dans les restaurants à 2 francs on donne des suppléments qui élèvent le prix du repas à 3 francs ou 4 francs, mais la qualité des aliments est toujours la même.

Tandis que dans les restaurants à 3 francs, l'on ne donne pas de repas au-dessous de ce prix.

Ce prix de 3 francs le repas est le plus bas prix que j'aie trouvé pour des restaurants où l'on soit très bien, sans que rien laisse à désirer, mais cependant ces restaurants sont rares.

Par contre, il existe des hôtels en assez grand nombre, où, pour ce prix de 3 à 4 francs, on trouve une alimentation très convenable et très satisfaisante.

L'hôtel cherche à attirer des clients, et la bonne table est un moyen de se faire connaître avantageusement.

Dans un hôtel le menu est préparé à l'avance. S'il y a des restes, ils sont utilisés pour l'alimentation du personnel. On ne sert pas le même plat à deux repas de suite.

Encore faut-il savoir trouver ces hôtels. Ce sont surtout les hôtels contrôlés par les agences de voyages, par les comités directeurs d'associations, par exemple le *Touring-Club*, ou *les Agences de voyages*.

Toutefois, il faut remarquer que le prix de la journée est de 6 francs, soit 180 francs par mois, pour deux repas par jour. Ce qui est encore un prix très élevé pour beaucoup de personnes.

Au-dessus de 5 francs, les restaurants sont excellents. Il n'y a aucune critique à formuler. Mais les riches seuls peuvent en user. Or, le tuberculeux riche mange chez lui, ou bien se soigne au sanatorium. Le tuberculeux peu fortuné, l'ouvrier, l'employé ne peuvent mettre un tel prix à leur alimentation.

Que conseiller à un tuberculeux qui est seul, obligé de travailler et qui doit s'alimenter au restaurant?

Prendre une pension est ce qui est préférable.

A la campagne, on trouve d'assez bonnes pensions à 60 fr. par mois. Encore ont-elles besoin d'être dirigées, car la campagnarde donne de l'alimentation de paysan, parfois de la viande conservée depuis six mois dans de la graisse, ou bien des saucisses, du saucisson datant de six mois.

A la ville, séjour plus habituel des tuberculeux, les pensions sont un peu plus chères. Il faut aller jusqu'à 90, 100 et 120 francs.

Toutefois, il vaut mieux que le tuberculeux paie 10 francs

de plus par mois et prenne sa nourriture dans une bonne pension. Souvent, ces 10 francs font la différence entre la pension médiocre et la pension excellente.

Le tuberculeux ne doit pas lésiner sur sa nourriture. Or, l'employé de bureau, l'employé de commerce, tout homme qui travaille, professeur, instituteur, etc., doit avoir une tenue irréprochable. Il dépense ce qu'il faut pour les vêtements, il se prive sur sa nourriture. C'est un sentiment très honorable et respectable. Le respect de soi-même impose le respect des autres. L'estime de soi-même attire l'estime des autres, et quand ce résultat est obtenu par des privations, par la suppression de satisfactions méritées, ce résultat n'en est que plus louable.

Mais le tuberculeux ne doit pas raisonner de la sorte ; il faut qu'il mange, et très bien. Il fera des efforts d'un autre genre. Il se privera sur ses plaisirs, sur tout ce qui est inutile et il consacrera toutes ses ressources pour son traitement. Manger de la viande, de l'huile de foie de morue et du tannin.

S'il veut, il pourra préparer chez lui un morceau de viande de 200 à 300 grammes. Cela lui servira pour un repas, et l'autre repas de la journée il le prendra au restaurant.

Dans les sanatoriums l'alimentation est parfaite, elle fait partie du traitement, elle est surveillée par le médecin.

Mais tout tuberculeux ne peut pas entrer dans un sanatorium, et ce n'est pas résoudre la question sociale de la tuberculose que proposer le sanatorium à celui qui ne peut pas y entrer.

CINQUIÈME PARTIE

RÉSULTATS DE L'ALIMENTATION

CHAPITRE PREMIER

OBSTRUCTION ALIMENTAIRE

Embarras alimentaire. — Troubles de la nutrition

Article 106. — EMBARRAS ALIMENTAIRE

Les maladies qu'une alimentation défectueuse peuvent occasionner pour l'appareil digestif sont :

1° L'embarras gastrique aigu ;

2° L'embarras gastrique chronique.

EMBARRAS GASTRIQUE

Embarras gastrique est un terme général que l'on adapte à beaucoup de maladies, parce que le symptôme embarras gastrique accompagne ces diverses maladies.

Constipation. — Au point de vue alimentaire seul, *l'embarras gastrique* peut être un arrêt mécanique de l'acte digestif, comme *la constipation.* C'est le sens étymologique du mot, comme l'on dit embarras de voiture, embarras de la circulation.

La constipation est le degré le plus simple de l'embarras gastrique. Les matières intestinales ne cheminent plus, sont arrêtées.

EMBARRAS GASTRIQUE FÉBRILE

A un degré plus avancé, *l'embarras gastrique* se complique de résorption des produits intestinaux. C'est un véritable empoisonnement, qui s'accompagne de fièvre, d'élévation de température, dépassant assez souvent 40°.

D'autres fois l'empoisonnement tient à la qualité défectueuse des aliments consommés, viandes gâtées, conserves anciennes, gibier faisandé. Dans ce cas le poison est introduit tout préparé dans le tube digestif, et il continue à s'élaborer à l'intérieur du corps.

Gravité relative. — Chez le tuberculeux, *l'embarras gastrique fébrile* a une influence déplorable sur la lésion pulmonaire.

Alors que, chez l'homme sain, l'embarras gastrique fébrile est une petite maladie sans importance, qui guérit rapidement en trois ou quatre jours, et disparaît grâce à un petit purgatif ; chez le tuberculeux un *embarras gastrique fébrile* entraîne une poussée aiguë de l'affection pulmonaire, poussée aiguë qui dure un mois ou deux mois, et qui retarde la guérison de six mois et davantage.

Il arrive quelquefois que *l'embarras gastrique fébrile* est l'occasion d'une poussée aiguë pulmonaire qui entraîne la mort.

Il est donc important de veiller sur les fonctions digestives et intestinales, pour prévoir et prévenir l'embarras gastrique.

Précautions préventives. — Pour cela, la règle d'hygiène la plus salutaire est de se présenter à la selle tous les jours à la même heure, de préférence le matin. Le corps en prendra et en gardera l'habitude.

L'exonération doit être le premier acte de la journée, il libère le corps d'un tas de malpropretés qui se sont accumulées et qui sont, par leur présence, un danger constant d'empoisonnement.

Car si la surface de l'intestin est armée pour lutter contre la résorption des matières putrides et des produits d'élimination, cette lutte ne peut durer indéfiniment, et si les matières restent longtemps en contact avec la muqueuse intestinale, les parties solubles finissent par être absorbées et donnent les signes d'empoisonnement spécial.

Le tuberculeux devra user facilement de *purgatifs, sulfate de soude* ou *sulfate de magnésie*, à la dose de 20 à 30 grammes. Un *purgatif léger* pour le tuberculeux n'a rien de désavantageux. Il ne faut pas craindre que les forces soient diminuées, au contraire. Un *purgatif salin* libère l'intestin de quantité innombrable de germes, de microbes et de produits nombreux de décomposition, produits prêts à être absorbés et prêts à occasionner un empoisonnement.

Un *purgatif salin* nettoie le corps, le rend propre, c'est un lavage intérieur, et chaque fois que ce lavage intérieur a lieu, chaque fois que le corps est nettoyé à l'intérieur par un purgatif salin, l'organisme en est plus fort et plus vigoureux pour lutter contre le mal tuberculeux.

Le simple *lavement*, si en honneur du temps de Molière et un peu négligé de nos jours, *le lavement* est très recommandable. C'est le lavage d'une région ayant grand besoin d'être nettoyée, c'est le nettoyage de la partie la plus malpropre de notre individu. Et il est extraordinaire que *le lavement* ne soit pas plus répandu.

Le lavement guérit beaucoup de petites indispositions, car il enlève un poison à l'organisme et supprime une lutte.

Chez les enfants, un lavement guérit presque tout. La première chose à faire quand un enfant est malade, c'est de lui donner un lavement.

Cette hygiène consistant à assurer la propreté d'une partie de notre individu est appelée à prendre un développement nécessaire. Nous nous lavons tous les jours la figure, les mains, la bouche, les dents, les pieds, le corps, et nous oublions la partie qui en a le plus besoin, étant plus malpropre à elle seule que toutes les autres réunies.

Il faut dire que cette pratique n'est pas encore entrée dans nos mœurs, l'outillage nécessaire et commode n'existe pas. Il n'y a que dans certaines villes d'eau, Vichy par exemple, où *la douche ascendante* est pratiquée d'une façon commode et sans désagréments.

Mais *la douche ascendante* est alors prescrite par le médecin, elle fait partie d'un traitement.

Le temps viendra où *la douche ascendante* fera partie de l'hygiène familiale domestique, et où chacun la prendra sans ordonnance de médecin, de même que chacun se nettoie la bouche, les dents et la figure sans ordonnance de médecin, mais pour obéir aux règles de l'hygiène élémentaire que tout homme doit connaître.

Alors l'installation de *la douche ascendante* fera partie de la maison ainsi que *la salle de bain*, et pour chaque famille il existera une installation spéciale, *la salle de bain* comprenant *les water-closets* et *la douche ascendante*, avec *les douches ordinaires* en jet et en pluie et *la baignoire*, qui doit être vaste, spacieuse, et doit exister dans chaque appartement.

L'EMBARRAS GASTRIQUE CHRONIQUE

L'embarras gastrique chronique est un état permanent de l'organisme impuissant à digérer tous les aliments qu'on lui impose.

Les aliments cheminent dans l'intestin sans être tous utilisés. Cet état se traduit par plusieurs signes, qui sont autant de titres de maladies : dyspepsie, gastrite, entérite, dilatation de l'estomac, dilatation de l'intestin, acidités ou dyspepsie acide, botulisme, vertige stomacal, etc., etc.

Quelquefois les aliments ne peuvent être digérés complètement, ils cheminent dans l'intestin n'ayant subi qu'un commencement de digestion, ils font office de corps étrangers, ils irritent la surface intestinale et provoquent de la *diarrhée*. Cette diarrhée s'accompagne parfois de décompositions putrides dans l'intestin et de symptômes d'empoisonnement.

L'organisme ne pouvant utiliser tous les aliments qu'il reçoit se trouve surmené. Chaque jour, la tâche qu'on lui donne pour digérer est l'occasion d'un surmenage.

Il en résulte la stagnation des matières alimentaires dans

l'intestin, et *un empoisonnement* lent, chronique, continuel, de tous les jours, et donnant les signes habituels, vertige, faiblesse, neurasthénie, nervosisme, palpitations, somnolences.

A un degré plus accusé, idées noires, mélancolie, spleen, marasme, idées de suicide.

Tout cela parce qu'on ne sait pas digérer.

Article 107. — TROUBLES DE LA NUTRITION

Les mauvaises digestions sont l'occasion de *nutrition défectueuse*, c'est-à-dire : la digestion qui se passe dans l'estomac et dans l'intestin étant mal commencée, ce premier travail mal entrepris influe sur le suivant, *la nutrition* intime des tissus.

La nutrition est sous la dépendance de la digestion.

La digestion peut être un surmenage pour l'organisme, de même la nutrition peut être un surmenage. Les ouvriers manquent pour utiliser les éléments neufs apportés. Ils en utilisent un certain nombre, mais ils ne peuvent les utiliser complètement tous. Ces produits, ces éléments incomplètement utilisés font office de corps étrangers, de scorie, de cambouis qui obstruent les tissus de l'organisme et empêchent le bon fonctionnement des rouages.

Il en est de même pour la machine à vapeur, quand on met trop de charbon dans le foyer, le feu ne peut brûler aussi bien. Il y a beaucoup de déchets perdus, des scories contenant du charbon inutilisé et qui encrassent le foyer.

DIATHÈSES

Suivant que tel ou tel élément nutritif n'est pas utilisé complètement, il y a une nutrition défectueuse, incomplète, retardante, qui donne lieu à des diathèses.

Les plus importantes des diathèses pour le tuberculeux sont : la diathèse arthritique et la diathèse graisseuse. L'une, *la diathèse arthritique* ou *arthritisme*, est caractérisée par la non-utilisation complète des éléments azotés.

L'autre, la *diathèse graisseuse*, est caractérisée par la non-utilisation complète des éléments à charbon, carbonés ou charbonneux.

Ce sont les diathèses qui représentent les deux grandes catégories d'aliments, les albuminoïdes et les sucroïdes.

Comme diathèses secondaires se rattachant aux premières, on peut citer : le diabète, l'albuminurie, la phosphaturie. Mais ce sont des cas particuliers et la question est envisagée sous un seul jour, en ne considérant qu'un élément, l'albumine, le sucre, le phosphate.

ALBUMINURIE

Dans l'albuminurie ou diathèse albumineuse, l'ouvrier qui doit utiliser l'élément de nutrition, l'*albumine*, cet ouvrier manque, n'est pas assez nombreux dans le corps. Ou bien il n'est pas assez fort, assez puissant, assez vigoureux. Il laisse passer les molécules d'albumine sans les utiliser, il les perd, il les laisse tomber, il les éparpille. De même le portefaix qui transporte un sac de blé troué en plusieurs endroits et qui laisse tomber le blé tout le long du chemin.

DIABÈTE

Dans le diabète ou diathèse sucrée, l'ouvrier chargé de transporter le charbon pour le faire brûler, cet ouvrier n'est pas assez fort, assez adroit, assez vigoureux, assez habile ou bien il n'y a pas assez d'ouvriers pour prendre le charbon sous forme de sucre, et pour le faire brûler par l'oxygène dans le foyer constitué par les muscles. Les chauffeurs manquent et le charbon se perd, le sucre se perd sans être brûlé.

PHOSPHATURIE

Dans la phosphaturie ou diathèse phosphatée, il y a déperdition de phosphates. Les sacs de phosphate sont percés, le phosphate se perd en route faute d'ouvriers assez adroits pour raccommoder les sacs et les préserver des chocs qui les détériorent. Les sacs, ce sont les petites cellules blanches, les ouvriers ce sont d'autres cellules, les cellules nerveuses, les cellules qui luttent contre les ennemis de l'intérieur, les phagocytes.

ARTHRITISME

L'arthritisme est un degré moins accusé que l'albuminurie. Car l'arthritisme utilise une grande partie de la molécule albumine. Les ouvriers successifs de l'organisme prennent à l'albumine toutes ses richesses. L'albumine est un riche et tout le monde le pille, le vole, lui prend sa fortune. Quand ce riche n'a plus rien, il est devenu *urée*, et ce pauvre qui n'a plus rien, qui ne peut rien donner, l'organisme s'en débarrasse.

Or, il arrive ceci : lorsque l'alimentation est trop riche, trop abondante, quand *l'albumine* est en excès, les ouvriers chargés de piller, de voler le riche et d'utiliser toutes ces richesses, ces ouvriers ne sont pas assez nombreux. Ils ne peuvent piller et voler jusqu'au bout ce riche qu'est *l'albumine*. Ils lui laissent quelque chose, ce qui est le plus difficile à prendre, et ce pauvre qui est pillé, volé, mais qui conserve encore quelque chose, c'est *l'acide urique*. *L'urée* n'a plus rien à perdre, *l'acide urique* a encore quelque chose à perdre.

CHAPITRE II

DIATHÈSE AZOTÉE

Anémie azotée. — Encrassement nutritif. — Arthritisme. — La crasse. — La machine humaine. — Arthritisme chez le tuberculeux. — Lessive de l'arthritique.

Article 108. — ANÉMIE AZOTÉE. — ENCRASSEMENT NUTRITIF ARTHRITISME

L'arthritisme a pris son nom d'une manifestation entre dix d'un même état de l'organisme. C'est la manifestation articulaire, d'où le nom arthritisme.

La goutte est la manifestation la plus sensible, la plus évidente, la plus compréhensible de l'arthritisme.

La goutte et le rhumatisme sont cousins germains, et participent des mêmes causes.

Plusieurs termes peuvent traduire cet état.

Encrassement de l'organisme. — C'est le terme le mieux adapté, et qui traduit le mieux le résultat de cette nutrition défectueuse.

Obstruction de la nutrition.

Paresse de la nutrition.

Paralysie partielle de la nutrition.

Nutrition retardante.

Parésie de la nutrition.

Ralentissement de la nutrition.

Tous ces termes différents donnent une idée de l'état de l'organisme étudié sous le nom d'arthritisme.

Le mot arthritisme n'est pas compris de tout le monde. On ne comprend pas qu'une migraine siégeant à la tête soit une manifestation de l'arthritisme dont le mot s'applique aux articulations.

Pour prendre un terme qui soit compris du tuberculeux et qui donne aussi une idée d'ensemble de l'affection, nous emploierons souvent celui *d'anémie azotée.*

Anémie en général veut dire faiblesse de la nutrition et *son résultat.*

Anémie sanguine veut dire pauvreté du sang. Le sang n'étant pas assez riche en élément fonctionnel, l'hémoglobine, *anémie* sanguine, indique aussi *le résultat général* sur l'organisme.

Anémie graisseuse veut dire faiblesse de l'organisme à utiliser la graisse, à la transformer en chaleur et en mouvement musculaire qui est le résultat.

Anémie sucrée ou *diabète* indique la faiblesse de l'organisme à utiliser et à brûler le sucre, et le résultat de cette anémie.

Anémie albumineuse veut dire faiblesse de l'organisme à utiliser l'albumine pour la faire participer au corps humain, ce qui est le résultat.

Anémie phosphatée veut dire faiblesse de l'organisme à utiliser les phosphates qui passent dans l'économie sans servir d'aliment aux tissus.

Anémie azotée veut dire impuissance de l'organisme à utiliser les éléments azotés et à les transformer en urée ou en d'autres déchets définitifs.

Le terme plus exact serait *anémie de nutrition azotée.*

De même que dans l'anémie graisseuse il y a excès de graisse, dans l'anémie sucrée il y a excès de sucre, dans l'anémie albumineuse il y a excès d'albumine, dans l'anémie phosphatée il y a excès de phosphates, de même dans l'anémie de nutrition azotée ou anémie azotée il y a excès d'azote et d'éléments azotés.

Ces éléments ne peuvent subir les transformations définitives et terminales qui constituent la nutrition ; ils donnent différents produits azotés, de l'acide urique, des urates, des concrétions dans le foie, ou dans les reins donnant des calculs biliaires ou rénaux, si ces produits ne contiennent pas d'azote ils résultent cependant de l'arrêt de la nutrition azotée.

L'encrassement de l'organisme est le résultat de cette anémie azotée, de cette faiblesse de la nutrition azotée.

ARTICLE 109. — LA CRASSE

La crasse est le produit de corps étrangers et inertes qui obstruent les rouages d'un organisme.

Chez l'homme, tout le monde connaît *la crasse*, son origine et son résultat.

Quand nous transpirons, la sueur en s'évaporant laisse *la crasse* à la surface de la peau.

La crasse est le produit des déchets sécrétés par la sueur, sécrétés par les glandes de la peau, divers produits venant de la peau elle-même et dus à la chute des cellules épithéliales.

La crasse est donc formée par des déchets organiques. Ces déchets se trouvaient dans le sang et dans les tissus.

Si la crasse ne peut sortir, pour une cause quelconque, elle reste dans le sang et dans les tissus et produit *l'encrassement*.

Tous les liquides et tissus de l'organisme produisent leur crasse de même que la peau.

La crasse normale est la dernière transformation des éléments organisés.

Elle ne sort pas du corps seulement par la peau, mais par tous les émonctoires et par toutes les glandes.

La salive, la bile, l'urine, les sécrétions et les desquamations intestinales forment des déchets abondants, constituant plusieurs variétés de crasses.

Si pour une raison, et en ce moment, c'est un arrêt de la

nutrition, cette *crasse* ne suit pas le chemin normal, elle reste dans le corps parce qu'elle ne peut sortir.

Elle ne peut sortir parce que la dernière transformation, quelquefois l'avant-dernière ou plusieurs avant-dernières transformations n'ont pas lieu.

Cette *crasse* reste dans le corps humain. Elle varie suivant le vice de nutrition qui en est l'origine.

Elle se localise en des points différents et donne des manifestations diverses, le rhumatisme ou l'arthrite chronique et la goutte pour les articulations. Les calculs biliaires, rénaux, vésicaux pour le foie, les reins, la vessie ; l'eczéma, l'herpès pour la peau ; la migraine pour le cerveau.

La goutte. — Quand la nutrition retardante s'arrête avant d'avoir transformé *l'acide urique* en urée, qui est le déchet final, cet *acide urique* reste dans le sang. Il se localise dans certaines jointures et produit *la goutte.*

Le gros orteil est son siège d'élection.

Il peut se localiser sur des articulations plus grosses, pied, genou.

Il peut se localiser aussi sur la surface externe des viscères, qui sont analogues aux surfaces de glissement articulaires, cœur, cerveau, etc., et donner l'endocardite, la péricardite, la congestion des méninges, etc., d'origine goutteuse.

Cette crasse constituée par *l'acide urique* ne peut pas sortir, elle empoisonne le corps. Elle cherche à se placer jusqu'à ce que l'organisme l'ait expulsée.

Le rhumatisme chronique. — *Arthrite chronique.* — La crasse n'est pas toujours constituée par l'acide urique. La crasse azotée peut être complexe et associée à des sels, phosphates et carbonates de chaux. Cette crasse, se localisant dans les articulations, donne des troubles articulaires, *rhumatisme*, *arthrite.*

Le froid, la fatigue de l'articulation favorisent cette manifestation, et il en résulte des déviations de la nutrition osseuse et des déformations articulaires.

Herpès. — *Eczéma.* — Quand la crasse formée des éléments incomplètement réduits s'arrête dans la peau, ils déterminent des éruptions dont les plus fréquentes sont *l'herpès* et *l'eczéma*.

Cette crasse ne peut être éliminée sous forme de sueur par les sécrétions de la peau. Ce n'est pas la sueur normale. Cette crasse se loge en certains points de la peau, elle entraîne la transformation des tissus où elle se trouve, elle fait mourir ces tissus qui tombent sous forme de produits *eczémateux* ou *herpétiques*.

Calculs biliaires. Rénaux. — Quand la nutrition azotée ne peut subir les dernières transformations, il se produit des corps anormaux, des cristallisations anormales dans le foie et dans les reins. La crasse se présente sous forme de *calcul biliaire* ou de *calcul rénal*.

Ces calculs obstruent les canaux et gênent le fonctionnement normal des organes.

Le calcul biliaire se forme lorsque certains sels alcalins manquent à la bile, d'autres sels dissous à la faveur des sels alcalins se précipitent, quand la bile n'est pas assez alcaline.

Le calcul rénal est dû à des sels qui ne restent pas en solution dans l'urine et qui se précipitent ou cristallisent dans le rein lui-même.

Si les concrétions sont petites, ressemblant à du sable, elles constituent *la gravelle*, affection sans danger pour le malade.

Si les concrétions s'accumulent dans les bassinets-réservoirs qui sont le confluent de tous les canaux des reins, elles forment un *calcul rénal*, affection plus grave.

Quand le calcul se forme dans la vessie, on l'appelle *calcul vésical*, affection relativement légère.

VARIÉTÉS DE LA CRASSE

La crasse sanguine n'est pas toujours de même composition.

Dans la goutte, cette crasse est formée par l'acide urique et par des composés dérivés de l'acide urique.

Dans les maladies de la peau, eczéma et herpès, la crasse

se présente sous forme d'exfoliations, de croûtes de produits épidermiques. Ce sont des composés azotés divers.

Dans les affections du foie dues à l'encrassement, la crasse est de nature particulière et propre aux composés formés dans le foie ; en voici l'énumération comme curiosité.

Taurocholate ou choléate de soude. glycocholate ou cholaéte de soude, acide taurocholique, acide glycocholique, acide cholalique, taurine, le glycocolle, la cholestérine, chlorure de sodium et de potassium, carbonate de soude, bilirubine, bilifulvine, hydrobilirubine, biliprasine, etc.

Dans le sang, la crasse sanguine est due aux produits de désassimilation de tous les tissus, dérivés des sels, albuminoïdes, azotés, sucroïdes, etc.

ARTICLE 110. — LA MACHINE HUMAINE

L'organisme peut être encrassé de même qu'une machine.

Les rouages, le foyer, les frottements de la machine peuvent être encrassés, de même les rouages de l'organisme, le foyer de combustion de l'organisme, les frottements de l'organisme.

Suivons la comparaison dans ses détails :

1° La machine peut être encrassée : par obstruction alimentaire, par obstruction de charbon. Il n'y a pas de grille, le charbon est entassé et ne brûle pas ou brûle mal.

De même pour l'organisme, il peut être encrassé par obstruction, par excès d'aliments ne pouvant être utilisés, les aliments à charbon ne brûlant pas ou brûlant mal.

2° La machine n'utilise pas les aliments, le charbon, parce que la grille est trop large et laisse passer le combustible sans qu'il soit brûlé complètement.

Beaucoup de charbon est perdu.

De même pour l'organisme. Certains organes laissent passer, comme la grille, l'aliment charbon ou azote, ces organes perdent du sucre et de l'albumine, ils ne savent pas les utiliser. Il y a beaucoup de charbon et d'azote perdus. La grille est trop large.

3° Si le charbon contient beaucoup de pierres, les scories restent dans le foyer, occupent la place du charbon, elles encrassent le foyer.

Si l'alimentation contient des pierres, des scories, des poisons, des parties qui sont absorbées sans servir, ces scories nuisent au bon fonctionnement de la machine humaine, elles tiennent une place inutile, et qui devrait être occupée par des aliments, par du charbon et de l'azote de bonne qualité.

4° Si les tuyaux de la chaudière reçoivent de l'eau chargée de sel, comme l'eau de mer, ces tuyaux se chargent de sel, s'encrassent et ne peuvent assurer leur office.

De même si les vaisseaux sanguins s'incrustent de sels calcaires, ils fonctionnent mal et occasionnent des désordres dans l'organisme.

5° Si les rouages d'une machine, par exemple une machine à coudre, ne sont pas nettoyés et graissés, ils s'encrassent et le magma qui encrasse les rouages et les frottements les empêche de fonctionner.

De même dans l'organisme, quand la crasse formée par des poussières de corps étrangers est trop abondante entre les rouages, les glissements, les frottements, les rouages ne peuvent fonctionner, les glissements ne peuvent avoir lieu.

Article 111. — ARTHRITISME CHEZ LE TUBERCULEUX

L'arthritisme, *l'encrassement azoté*, *l'anémie de nutrition azotée*, *l'anémie acide*, jouent un grand rôle chez le tuberculeux.

Cette diathèse est le résultat de l'alimentation par la viande.

L'alimentation ordinaire et normale doit se composer d'un peu de viande et de beaucoup de farineux. Dans la classe aisée de la société, l'alimentation se compose, au contraire, de beaucoup de viande et très peu de farineux, aussi la diathèse azotée est-elle très fréquente dans ces milieux fortunés.

La viande est l'aliment des nerfs et sert aux personnes qui se livrent aux travaux de la pensée.

Les farineux sont les aliments des muscles, et sont utilisés par ceux qui se livrent aux travaux musculaires, travaux pénibles, nécessitant de nombreux efforts.

Le tuberculeux doit manger beaucoup de viande. Le but proposé est de rendre le tuberculeux arthritique, de rendre acide les milieux de l'organisme, tissus, sang, sécrétions. Le bacille de la tuberculose se développe mal dans un milieu acide.

Le but poursuivi est encore de saturer l'organisme, tissus, sang, sécrétions, avec n'importe quoi qui réussira. Et l'encrassement azoté ou arthritisme occasionné par l'alimentation carnée est excellent. Il sature l'organisme de produits divers, physiologiques et naturels, et en somme moins nuisibles que beaucoup d'autres poisons. L'empoisonnement tuberculeux est moins grave chez l'organisme saturé que chez l'organisme à jeun. Il suit en cela la loi commune à tous les empoisonnements.

Ces deux résultats obtenus par l'alimentation carnée, *encrassement des humeurs et réaction acide des humeurs*, sont la cause de la guérison de la tuberculose entre autres causes nombreuses.

L'alimentation par les féculents ne donne pas les mêmes résultats.

Cette réaction acide des tissus a été recherchée par certaines médications. C'est ce qui explique en partie les bons effets de la créosote et des injections créosotées, sans faire oublier l'action puissante de la créosote pour tarir la sécrétion pulmonaire.

Exutoire pulmonaire.

Cette diathèse azotée, cet encrassement trouve un exutoire, un déversoir, un écoulement naturel dans l'expectoration du tuberculeux.

Tout ce que l'organisme possède en trop se déverse par

cet exutoire, par ce puits perdu, par la plaie pulmonaire, sous forme d'expectoration.

Aussi le tuberculeux devenu arthritique et encrassé d'azote par l'alimentation carnée n'a pas à redouter les accidents ordinaires de l'arthritisme, goutte, gravelle, eczéma, herpès, etc. S'il a à craindre le surmenage de l'estomac, de l'intestin, du foie, ces accidents n'ont pas la même forme, ni les mêmes conséquences que chez l'arthritique non tuberculeux.

Ce n'est pas à dire que l'arthritique ne deviendra jamais tuberculeux. L'arthritique, celui qui se nourrit de viande, celui qui pratique la suralimentation journalière peut lui aussi devenir tuberculeux. Mais il a bien plus de chances de guérison.

La plaie pulmonaire du tuberculeux est un *exutoire* qui le préserve de toute la série des accidents de l'arthritisme. La crasse azotée s'écoule de l'organisme, entraînée par le courant de l'expectoration.

C'est dans le même but que l'on appliquait autrefois un *vésicatoire* sur le bras et qu'on entretenait la suppuration pendant plusieurs mois ou plusieurs années. Le fameux *cautère* si critiqué, si méprisé, trouvé si absurde pendant un siècle trouve aujourd'hui son explication naturelle et raisonnable. Le *cautère* avec le *séton* est *l'exutoire* par où s'écoulent toutes les crasses de l'organisme et de cette façon sont évités la goutte, le rhumatisme, l'eczéma, l'herpès, les migraines, et autres maladies occasionnées par la crasse sanguine quand elle est emprisonnée dans le corps humain.

ARTICLE 112. — LESSIVE DE L'ARTHRITIQUE

La crasse doit être enlevée.

Pour cela, on nettoie les machines, leurs rouages et on enlève la crasse.

Nous nous lavons tous les jours les mains, la figure, le corps pour enlever la crasse de la peau.

Le linge de corps est passé à la lessive et lavé pour nettoyer la crasse.

Pour *la crasse sanguine* le même besoin se fait sentir. Il faut nettoyer la crasse de l'organisme, il faut faire la lessive de la *crasse sanguine*. Il faut faire la lessive du sang pour le débarrasser de sa crasse.

La lessive du sang se fait au moyen du bicarbonate de soude, de même que la lessive du linge se fait avec le carbonate de soude. C'est la même base et des corps presque identiques qui servent à l'une et l'autre lessive.

LE BICARBONATE DE SOUDE. — VICHY

Les arthritiques mondains vont à Vichy prendre sur place le bicarbonate de soude dans l'eau de Vichy.

Vichy jouit d'une vogue méritée, car il fait la lessive de beaucoup de personnes qui en ont besoin.

Les arthritiques mondains peuvent aussi prendre l'eau de Vichy chez eux. Ils peuvent aussi prendre du bicarbonate de soude.

Pour le tuberculeux, même arthritique, il en est autrement.

Vichy est nuisible au tuberculeux.

On rend le tuberculeux arthritique pour le guérir.

On s'efforce de rendre le tuberculeux arthritique, quand il ne l'est pas.

Vichy a un résultat complètement opposé.

Vichy est pernicieux pour le tuberculeux.

Le traitement par les eaux de Vichy enlève au sang ses propriétés coagulantes.

Le bicarbonate de soude n'est pas bien supporté par les faibles et les vieillards ; le bicarbonate de soude est un altérant (et non un anémiant).

Le tuberculeux doit prendre de grandes précautions s'il veut user de ce traitement.

Le tuberculeux, même arthritique, ne doit pas aller à Vichy.

Cependant il pourra prendre du bicarbonate de soude, et même quelquefois de l'eau de Vichy chez lui.

Si le bicarbonate de soude est un altérant et un anticoagulant, il ne faut pas en exagérer les effets et méconnaître son utilité.

Le bicarbonate de soude pris avec mesure et à la bonne dose fait du bien au tuberculeux. Il le fait manger, il le fait digérer, il excite l'appétit.

C'est un résultat estimable.

Ce qui fait mal au tuberculeux, ce sont les doses trop fortes et trop longtemps prolongées.

En tout cas, *le bicarbonate de soude* est bon enfant, et dès qu'on cesse son usage tout revient dans l'ordre rapidement.

Dans certains cas, le tuberculeux peut prendre de 5 à 10 grammes de bicarbonate de soude par jour, et plusieurs jours de suite, quand il en est besoin.

S'il est permis au tuberculeux arthritique de prendre du bicarbonate de soude, il lui est absolument défendu d'aller à Vichy suivre sur place le traitement des eaux de Vichy.

Les eaux de Vichy prises sur place ont un effet congestionnant très prononcé.

Elles déterminent rapidement chez le tuberculeux des hémoptysies, la congestion du poumon, et l'accélération de la lésion pulmonaire.

L'usage du bicarbonate de soude dissous dans l'eau ne produit pas le même résultat.

L'usage des eaux alcalines en bouteille, de Vichy, Vals, ou autres est à surveiller chez le tuberculeux qui s'en sert comme boisson aux repas. Souvent une bouteille d'eau de Vichy prise dans la journée augmente la quantité de crachats expectorés. Cependant si l'appétit en est augmenté, si l'alimentation est plus abondante, si la digestion est meilleure, il y a largement compensation.

L'expectoration qui a augmenté sous l'influence d'une bouteille d'eau de Vichy, diminue le lendemain, quand l'eau de Vichy est supprimée.

Les eaux alcalines en bouteille sont parfois permises au tuberculeux, alors que les eaux prises sur place sont absolument défendues.

Le bicarbonate de soude est cependant préférable à l'eau de Vichy en bouteille. Il a moins d'effet congestionnant.

Le bicarbonate de soude chez le tuberculeux facilite la digestion, surtout celle des farineux et féculents qui déterminent facilement des aigreurs.

Le bicarbonate de soude décongestionne le foie, organe qui doit effectuer un grand travail chez le tuberculeux, comme chez toutes les personnes qui mangent beaucoup.

De plus, l'eau qui sert de boisson, et dans laquelle on fait dissoudre le bicarbonate de soude, cette eau contient des sels utiles, notamment le carbonate et le bicarbonate de chaux. L'absence de chaux dans les eaux de Vichy et de Vals est une des causes qui les rendent nuisibles aux tuberculeux.

CHAPITRE III

DIATHÈSE GRAISSEUSE

Anémie graisseuse. — Le tuberculeux gras. — L'embonpoint.

ARTICLE 113. — DIATHÈSE GRAISSEUSE

I. — ANÉMIE GRAISSEUSE.

Définition de l'anémie graisseuse.

L'organisme ne peut brûler le charbon et l'emmagasine sous forme de graisse.

L'organisme ne peut utiliser les aliments hydrocarbonés ou sucroïdes lesquels sont transformés en graisse et mis en réserve en divers endroits du corps, principalement sous la peau.

L'organisme ne peut utiliser les éléments hydrocarbonés, il ne peut brûler le charbon qui lui est apporté. Le charbon s'accumule. Les ouvriers manquent pour le faire brûler, pour le transporter au foyer où il peut brûler, pour activer la combustion dans le foyer.

Ce foyer ce sont les muscles.

Le charbon introduit dans l'économie sous forme de sucre, amidon, dextrine, glucose, etc., y reste en partie et se transforme en graisse.

Chez les personnes atteintes de *l'anémie graisseuse*, la graisse s'accumule sous la peau, dans l'abdomen, dans les membres, et leur donne une apparence particulière. Ces personnes sont grasses à l'excès.

Mais cette graisse est mauvaise, elle ne sert à rien. Elle forme un poids de cinquante kilos que le patient doit toujours transporter avec lui.

Cette graisse dénote une impuissance de la nutrition, un arrêt de la nutrition, une nutrition retardante en ce qui concerne les éléments carbonés. Par opposition à l'arthritisme ou anémie azotée qui dénote une nutrition retardante des éléments azotés.

Comparaison avec le diabète. — L'anémie graisseuse est un degré d'anémie moins accusé que le *diabète* ou *anémie sucrée.*

La nutrition est encore plus retardante dans le diabète que dans l'anémie graisseuse. En effet, dans l'*anémie sucrée* ou *diabète*, les éléments hydrocarbonés, sucres, sucroïdes sont transportés au foie, le foie les élabore et les fait passer dans le sang à l'état de sucre particulier, le *glycogène.*

L'organisme ne peut utiliser, ne peut prendre, saisir le charbon-sucre pour le faire brûler dans les muscles.

Ce charbon-sucre se perd dans les urines.

L'ouvrier chargé de prendre et manipuler ce charbon-sucre est absent.

Tandis que dans la *diathèse graisseuse*, ou *anémie graisseuse*, si le charbon n'est pas utilisé, il est mis en réserve, il n'est pas perdu, il est prêt pour un usage immédiat.

Article 114. — LE TUBERCULEUX GRAS

Définitions. — Il y a deux sortes de *tuberculeux gras.*

1° Les uns sont gras parce qu'ils mangent bien, dorment bien, prennent un exercice raisonnable, et toutes leurs fonctions s'établissent bien. Leur nutrition est excellente, ils sont forts et vigoureux. C'est de la bonne graisse, c'est de l'embonpoint de bonne qualité.

2° Les autres sont gras, mais c'est parce qu'ils ne peuvent pas brûler leur graisse. Ils sont bouffis, faibles, fatigués, sans appétit, mangeant peu, digérant mal, et, malgré cela, gras et gros. C'est de l'anémie graisseuse, c'est de la mauvaise graisse, c'est de l'embonpoint de mauvaise qualité

I. — Les *tuberculeux gras* par bonne nutrition ont un pronostic favorable. Ils guérissent parce qu'ils mangent bien. Ils engraissent parce qu'ils mangent beaucoup et qu'ils digèrent ce qu'ils mangent.

II — Les *tuberculeux gras* par mauvaise nutrition et par anémie graisseuse ont un pronostic grave. Ils mourront parce qu'ils restent gras et gros sans manger beaucoup, parce que leur nutrition s'effectue mal, parce qu'ils n'utilisent pas comme il conviendrait les aliments qu'ils prennent.

Fautes commises par les tuberculeux gras.

I. — Il est cependant certains tuberculeux gras par bonne nutrition mangeant bien, prenant de l'exercice et qui meurent de leurs lésions tuberculeuses. Ces lésions persistent malgré le poids qui augmente, malgré le bon état général qui persiste.

C'est que ces malades commettent quelques fautes contre le traitement et contre l'hygiène.

Fatigue. — Ils ne prennent pas le repos nécessaire, travaillant soit le jour, soit la nuit aux problèmes de l'existence ou subissant d'autres fatigues inutiles, s'amusant et menant joyeuse vie.

Surtout un grand nombre de ces tuberculeux ne prend ni huile de foie de morue, ni tannin.

Je suis gras, donc pas d'huile de foie de morue.

Je suis gras, donc je n'ai rien à craindre.

Je suis gras, donc je puis m'amuser, dit et pense le tuberculeux; mais cela est mal raisonner.

Car il est certains tuberculeux qui conservent une plaie pulmonaire de mauvaise nature.

Cette plaie ne guérit pas et la suppuration continuelle érode les tissus, creuse les tissus.

Plaie érodante. — Cette *plaie érodante* est une menace

continuelle d'infection pouvant envahir le voisinage sous dix causes diverses, froid, fatigue, embarras gastrique, etc.

Cette *plaie érodante* est encore une menace d'érosion d'artère grosse ou petite, entraînant une hémoptysie foudroyante contre laquelle il n'y a rien à faire.

Le tuberculeux gras ne prend pas d'huile de foie de morue ou de tannin. Ce sont deux grandes fautes.

Le tuberculeux gras doit se soigner jusqu'à sa guérison complète, ce que ne font pas tous les tuberculeux gras.

Huile de foie de morue. — Le tuberculeux gras doit prendre de l'huile de foie de morue pendant toute la durée de sa maladie, et même quand la guérison est assurée. Or, souvent, il s'abstient d'en prendre parce qu'il est gras.

L'huile de foie de morue est l'aliment du foie, c'est l'aliment qui va aider le foie à faire son lourd travail de tuberculeux. C'est l'huile de foie de morue qui va soutenir le foie du tuberculeux jusqu'à la fin du labeur excessif qu'il doit accomplir, c'est-à-dire jusqu'à la guérison.

Tannin. — Le tuberculeux gras doit prendre du tannin. Le tannin le fera maigrir, lui enlèvera son excès de graisse et desséchera la plaie pulmonaire. Or il est peu de tuberculeux gras qui prennent du tannin. Ils estiment qu'ils n'en ont pas besoin.

Telles sont les principales fautes que peut commettre le tuberculeux devenu gras par une bonne et excellente nutrition.

II. — Les tuberculeux gras par mauvaise nutrition sont des malades graves. Chez eux, les réactions nutritives sont faibles, la nutrition se fait mal, puisqu'elle s'arrête en chemin, au moment où il faudrait que l'organisme utilise le charbon et le fasse brûler, au lieu de le laisser en réserve.

Hygiène. — Le tuberculeux gras, atteint d'anémie graisseuse, doit suivre un traitement sévère, se soumettre à une hygiène sévère.

Ce tuberculeux gras, par anémie graisseuse, doit mettre en œuvre *la cure d'air, la cure de repos, la cure d'alimentation*, sans être influencé par la graisse qu'il possède déjà

Cure de repos. — La *cure de repos* doit être très rigoureuse. Elle doit obtenir huit à dix heures de chaise longue dans la journée, dix heures de lit la nuit. Les exercices doivent être très restreints et se borner à de courtes promenades.

Ce serait une erreur que de forcer le tuberculeux gras en puissance d'anémie graisseuse à exécuter de grandes promenades pour faire fondre la graisse au moyen de la sueur et de la marche.

Les promenades importantes arriveront quand le tuberculeux adipeux mangera et digérera bien.

Pour diminuer la graisse on se servira des frictions, du massage, de l'hydrothérapie froide ou du tub, moyens qui favorisent en même temps la nutrition.

Cure d'alimentation. — *L'alimentation* sera celle qui est prescrite à tout tuberculeux. Elle consistera surtout en viande maigre, chair musculaire. L'alimentation carnée ne fait pas engraisser.

Le tuberculeux adipeux éliminera les graisses de son alimentation.

Mais il prendra de *l'huile de foie de morue*. C'est le seul corps gras qu'il pourra utiliser.

Même s'il pèse plus de cent kilos, tout tuberculeux en activité de lésions doit prendre de *l'huile de foie de morue*.

Le tuberculeux adipeux doit prendre du *tannin*.

C'est l'agent qui obviera le mieux à sa nutrition retardante. Il le tonifiera. Le tannin donnera de la force, de la résistance à ses tissus. Le tannin durcira les tissus trop mous, trop flasques et pourra guérir ce tuberculeux adipeux.

Cure d'air. — La *cure d'air* a une grande importance pour le tuberculeux adipeux. L'oxygène de l'air brûle le charbon. C'est parce que le charbon n'est pas brûlé qu'il reste sous la peau à l'état de graisse. La privation d'oxygène suffit quelquefois pour vicier la nutrition et déterminer la formation de graisse ou tissu adipeux ; par conséquent, pour brûler cette graisse, ce charbon, il faut de l'air de bonne qualité, l'air des montagnes, l'air des arbres, des bois, des forêts ou l'air de la pleine mer, et ne pas oublier de mettre en pratique la fenêtre ouverte la nuit.

Le tuberculeux gras supporte souvent très bien le froid et en bénéficie. Pour lui on mettra en pratique le tub, ou la serviette humide ou même parfois les douches froides ou fraîches.

Il faut savoir que le tuberculeux gras par mauvaise nutrition est un malade grave plus difficile à guérir que les tuberculeux ordinaires, et il faut le surveiller de très près.

Article 115. — L'EMBONPOINT

L'homme gras et l'homme maigre.

Un tempérament gras dénote de bonnes digestions et un caractère heureux.

Le physique influe sur le moral.

L'homme gras est jovial, gai, de bonne humeur, il digère bien, il ne sait pas qu'il a un estomac, car il n'en a jamais souffert. L'importance de cet état se montre dans le résultat. Les relations sociales sont plus agréables. Cet homme gras et digérant bien est de société divertissante, il est bon enfant, il prend tout en bonne part, il voit la vie sous le bon côté.

Les Turcs aiment les femmes grosses et grasses, parce-qu'elles digèrent bien, elles ont bon caractère. Avec elles, pas de dispute dans le sérail, mais une bonne entente et toujours de la gaieté. La corpulence, l'embonpoint sont les signes d'un bon estomac, et plus la femme est grasse, plus leur esthétique est satisfaite.

L'homme maigre au contraire ne possède pas les aptitudes pour devenir gras. Il ne digère pas bien, il est obligé de surveiller son alimentation, de supprimer ou diminuer les farineux et les corps gras. Son caractère est plus difficile. L'homme qui digère mal est de mauvaise humeur, il est prédisposé aux idées tristes. Il voit la vie en noir, et du mauvais côté.

Mais l'homme maigre possède comme compensation une

grande puissance de la pensée, de grandes aptitudes au travail intellectuel. Il réfléchit, il pense, il médite. Il est sérieux.

Si son esprit n'est pas prédisposé à traiter les sujets gais, comiques et hilarants, il traite volontiers et facilement les sujets sérieux, les problèmes de l'existence, les difficultés sociales. Il a une puissance particulière, c'est la facilité du travail intellectuel. Il faut que sa pensée, sa volonté, son intelligence trouvent une satisfaction à leur activité naturelle.

Cette satisfaction réside dans l'étude, dans la discussion des idées et des propositions scientifiques ou sociales.

C'est pour cela que les Turcs n'aiment pas les femmes maigres. Elles digèrent mal, elles ont mauvais caractère ayant mauvais estomac. Elles créent des désordres dans le sérail, des coteries, des disputes, des histoires, et autrefois le sultan ne trouvait d'autre moyen pour mettre la paix au harem que de faire coudre dans un sac et jeter au Bosphore les femmes qui lui tenaient tête.

Cependant c'est l'homme maigre qui a l'avantage.

L'homme maigre est sérieux, apte aux travaux de la pensée. Tandis que l'homme gras est de caractère léger, apte aux travaux de la digestion, travaux qui sont en opposition avec ceux de la pensée.

Le cheval de course sert de comparaison.

Le cheval de course est maigre, sans graisse, sans ventre; il est entraîné pour un travail puissant.

Le cheval gros, gras, avec un ventre volumineux, ne peut courir et ne peut donner un travail considérable.

ESTHÉTIQUE

Il n'y a pas longtemps qu'une appréciation plus sage des règles de la physiologie a fixé la beauté humaine à l'homme musclé et maigre.

L'embonpoint de bon aloi est constitué par les muscles et un peu de tissu adipeux sous la peau.

Trop de tissu graisseux est laid, antiesthétique.

La graisse en quantité trop abondante dénote une imperfection de la nutrition, une faiblesse de la nutrition à utiliser et brûler le charbon. Cette faiblesse de la nutrition se traduit de plusieurs façons, entre autres par la faiblesse des muscles de l'estomac et de l'intestin. Ces muscles étant faibles se laissent distendre sans résister ; l'estomac et l'intestin sont gonflés par des gaz et on appelle cette distension *dilatation de l'estomac et de l'intestin*. Si l'estomac et l'intestin ne sont pas dilatés, dans le sens propre du mot, ils sont gonflés, leurs parois sont distendues, et par moment il existe de la dilatation véritable traduite par des douleurs et des coliques.

Cette dilatation de l'estomac et de l'intestin accompagne toujours l'anémie graisseuse. Elle occasionne un abdomen gonflé et proéminent.

De tous temps le ventre gros a été considéré comme un ornement négatif et laid. Mais on admettait que l'abdomen fût rebondi et arrondi. Cette mode est passée et avec raison.

Il faut avoir le ventre plat et creux, comme le cheval anglais bon coureur, bon travailleur.

La femme doit avoir des formes plus rondes et plus de tissu adipeux que l'homme, mais elle ne doit pas avoir l'abdomen proéminent, signe de maladie.

Les jeune filles le savent, elles veulent être minces, avoir la taille bien prise, et sans déformation disgracieuse. Elles ont raison, car c'est le type de la beauté.

Le corset a été dévié de son but, on l'a fait servir à cacher un abdomen proéminent, à comprimer un estomac dilaté et globuleux, à rendre les apparences d'une taille belle et naturelle. Mais ce palliatif n'est pas le vrai moyen de remédier à la taille défectueuse, à la dilatation de l'estomac et de l'intestin, à l'empâtement des tissus.

Le moyen d'avoir une taille naturelle et belle, des membres bien conformés, un ensemble esthétique, c'est de soigner les digestions, c'est d'avoir de bonnes digestions.

Le rebord des fausses côtes est soulevé par la dilatation de l'estomac. C'est une tare qui, une fois acquise, ne disparaît plus. Les femmes le savent, et le corset sert aussi à empêcher cette tare de se produire ou à la masquer.

Mais il est un procédé plus commode, plus avantageux,

et plus raisonnable pour combattre les tares. C'est d'avoir de bonnes digestions et pour cela mettre en œuvre tous les procédés que l'hygiène nous enseigne.

Douches froides générales, douches ascendantes, bains, frictions, massage, laxatifs, exercices, choix des aliments, temps donné à la digestion.

La femme doit être de formes plus pleines que l'homme; elle doit avoir une certaine quantité de tissu adipeux sous la peau. Elle doit être plus grasse que l'homme.

Il ne faut pas d'exagération.

Dès qu'elle est trop grasse, l'excès de graisse est signe d'anémie graisseuse et de nutrition imparfaite, de faiblesse de la nutrition et à l'excès de graisse vient s'ajouter la dilatation de l'estomac et de l'intestin.

Dès que la graisse est en excès, elle se loge dans le mésentère, c'est-à-dire dans les organes abdominaux, et elle occasionne avec la dilatation gastro-intestinale un abdomen proéminent, globuleux et antiesthétique.

Un procédé pratique et facile pour obvier à cet ennui, c'est le *massage abdominal.*

Ce massage abdominal doit être fait par le sujet lui-même.

Sinon la pratique de ce massage fait par un professionnel présente des difficultés telles qu'il ne sera exécuté qu'une fois sur vingt malades.

DU MASSAGE

Pour exécuter *le massage abdominal* sur lui-même, le sujet doit apprendre deux ou trois mouvements nécessaires :

1° *Pressions.* — Appuyer du bout des doigts et profondément en un point de l'abdomen. Renouveler le mouvement en différents endroits de l'abdomen, 1° à droite ; 2° a gauche ; 3° au milieu et en suivant la courbe du gros intestin.

Chaque mouvement dure de quatre à dix secondes.

On peut le faire en quatre points différents à droite et en quatre points différents à gauche de l'abdomen.

2° *Pression et rotation.* — Appuyer du bout des doigts profondément en un point de l'abdomen, puis décrire un rond profondément avec le bout des doigts. On peut décrire un ou plusieurs ronds de suite.

Ce mouvement est exécuté aux mêmes points de l'abdomen que le précédent.

3° *Mouvement de latéralité.* — Pousser l'abdomen de droite à gauche, puis de gauche à droite avec les mains placées de chaque côté de l'abdomen. On porte ainsi l'abdomen tantôt d'un côté, tantôt de l'autre.

On renouvelle le mouvement dix ou vingt fois de suite, et à plusieurs reprises.

Tous ces mouvements de massage abdominal doivent avoir lieu étant couché au lit, le sujet les exécutera le soir avant de s'endormir et le matin avant de se lever.

Pour le tuberculeux en activité de lésions, il ne faut pas tenir trop grand compte de l'esthétique.

C'est une question qui sera résolue plus tard quand la guérison sera survenue.

Le tuberculeux gras, adipeux, pesant 100 kilogrammes, ayant un gros ventre et de la dilatation gastro-intestinale, ce tuberculeux doit prendre quand même de l'huile de foie de morue.

Il brûlera sa graisse en excès quand il sera guéri.

Il suivra une hygiène qui le ramène à des proportions louables quand la guérison sera consolidée, quand il pourra sans danger ne plus faire ni cure de repos, ni suralimentation, et quand il pourra au contraire se livrer à des exercices musculaires fatigants qui brûleront sa graisse et la transformeront en sueur, c'est-à-dire en eau et en acide carbonique.

Le tuberculeux ne doit pas être arrêté dans son traitement par l'embonpoint très accusé qu'il peut acquérir. L'augmentation de poids est un bon signe et il faut chercher à augmenter son poids jusqu'à un maximum donné pour chaque taille.

Les dames à la taille élégante redoutent beaucoup de prendre de l'huile de foie de morue, parce que l'huile se loge d'abord dans les organes abdominaux et la taille s'en ressent.

Mais il faut qu'elles sachent que la graisse accumulée ainsi dans l'abdomen peut disparaître rapidement. Il suffit d'un traitement de quelques jours par le massage pour faire disparaître complètement cette localisation antiesthétique de la graisse.

Du reste, le tannin qui est très utile au tuberculeux combat très avantageusement cet excès de graisse et l'anémie graisseuse en général.

CHAPITRE IV

ALBUMINURIE ET DIABÈTE

Anémie albumineuse. — Anémie sucrée. — Hygiène de l'albuminurie — Hygiène du diabète.

ARTICLE 116. — ANÉMIE ALBUMINEUSE. — ANÉMIE SUCRÉE.

A un degré plus avancé, les troubles de la nutrition se traduisent par des pertes et des déchets plus considérables.

Dans *l'arthritisme* ou *anémie azotée*, les éléments azotés ne sont pas complètement utilisés. La dernière transformation n'a pas lieu ; par exemple, l'acide urique reste tel, alors qu'il devrait être oxydé et transformé en urée. Il forme ainsi un déchet encombrant l'organisme.

D'autres déchets azotés que l'organisme est impuissant à utiliser complètement s'arrêtent dans différentes parties du corps et donnent des affections de peau, ou des migraines, ou des inflammations d'organes, gastrite, entérite, etc.

Dans *l'anémie graisseuse* ou *carbonée*, l'organisme est impuissant à faire subir au charbon sa dernière transformation en acide carbonique et eau. L'organisme ne peut brûler le charbon et l'abandonne sous forme de graisse dans les tissus.

Ces deux anémies, azotée et carbonée, sont relativement peu graves. L'organisme s'adapte à une manière de vivre, à une alimentation et à une nutrition particulières ; la vie est possible.

A un degré plus avancé, l'organisme est encore plus impuissant à utiliser les éléments neufs. Cet état constitue l'*anémie albumineuse* et *l'anémie sucrée.*

Anémie albumineuse ou albuminurie. = L'organisme ne peut utiliser l'albumine et la laisse échapper.

Anémie sucrée ou diabète. = L'organisme ne peut utiliser le sucre et le laisse échapper.

Telle le foyer d'une machine ayant une grille trop large et dans laquelle on veut faire brûler du charbon en poussière ou en miettes.

Le charbon brûle, mais dès qu'on remue le foyer, la moitié du charbon tombe dans les cendres, il s'éteint, il est perdu.

Telle encore une machine dont les joints laissent passer la vapeur. Il y a déperdition de vapeur et de force active au détriment de la puissance de la machine.

L'albuminurie et *le diabète,* quoique maladies différentes, ont une similitude d'origine. C'est l'impuissance de l'organisme à utiliser les éléments neufs, *albumine* ou *sucre.*

Chez certains malades, les deux diathèses coexistent et il y a équilibre entre ces deux productions, *sucre* et *albumine.* Quand l'un augmente l'autre diminue. Quand *le sucre* augmente *l'albumine* diminue, quand *le sucre* diminue *l'albumine* augmente.

C'est que le point faible, le point malade, le point fautif est le même, c'est l'alambic qui laisse à désirer, c'est la *cellule hépatique* qui est la coupable. Elle est impuissante à alambiquer, à manipuler, à distiller, à triturer, à cuisiner tous les éléments qu'on lui apporte. Elle est débordée par le nombre. Elle laisse passer *l'albumine* et *le sucre* qu'elle vient de préparer sans pouvoir les fixer aux éléments qui doivent les emporter.

Autrement dit : certains ouvriers sont chargés de transporter dans leurs bras ces éléments, ces matériaux : *azote* et *charbon.* Ils doivent porter ces matériaux de construction et ces matériaux de combustion aux édifices, aux usines, aux tissus et organes qui en ont besoin.

Or les ouvriers ne sont pas assez nombreux pour transporter tous ces matériaux, ils ne sont pas assez forts, assez vigoureux. Ils prennent de ces matériaux plus qu'ils ne peuvent en porter, ils en laissent échapper en route. Tantôt ce sont les pierres, tantôt c'est la chaux, tantôt c'est du combustible.

Cet ensemble d'ouvriers est représenté par le sang composé des globules sanguins et du sérum.

Ces ouvriers du sang sont chargés de transporter *l'albumine* et *le sucre*; ils doivent les livrer aux tissus. Ces ouvriers, globules sanguins et sérums laissent échapper *l'albumine* et *le sucre.* S'ils retiennent davantage l'albumine, ils laissent tomber le sucre, s'ils retiennent le sucre, ils laissent tomber l'albumine.

Arrivé à ce point, la nutrition imparfaite, impuissante, constitue une maladie qui nécessite une hygiène particulière.

ARTICLE 117. — HYGIÈNE DE L'ALBUMINURIE

L'hygiène de l'albuminurie et du diabète relève de soins médicaux. C'est une véritable thérapeutique qui doit être dirigée par un homme compétent.

On peut dire cependant que *l'albuminurique* doit se priver de tout ce qui peut augmenter l'albumine dans ses urines, les viandes rouges, le poisson, les viandes en général, et surtout il doit s'abstenir des empoisonnements par les viandes faisandées. L'alimentation azotée augmentant la surcharge d'azote, il faut, au contraire, diminuer cette surcharge en diminuant considérablement l'aliment azoté, et pour cela en éliminant les viandes.

Cependant, si *l'albuminurie* est peu accusée, on pourra se permettre quelques viandes blanches, moins toxiques que les rouges, mais en petite quantité.

Par contre le régime végétarien, par les végétaux et sans poisson, ce régime est excellent à l'albuminurique.

La déchloruration, c'est-à-dire la privation de sel marin serait également d'un bon résultat, en éliminant une surcharge salée et en diminuant l'hydratation des tissus (l'albumine a besoin de molécules d'eau pour se constituer).

Le régime lacté est le grand traitement de *l'albuminurie*, quoique le lait contienne des aliments azotés, il est le meilleur aliment de ces malades, aliment venant d'une sécrétion vivante, aliment vivant, qui régularise la nutrition intime des tissus.

L'albuminurie sera modifiée avantageusement par le massage généralisé et des exercices très modérés. La nutrition est de la sorte un peu activée.

Enfin l'air et l'oxygène de bonne qualité sont indispensables pour assurer les oxydations retardantes et cet air de bonne qualité est bien rare dans les villes On le trouvera de préférence à la campagne dans le voisinage des bois.

Article 118. — HYGIÈNE DU DIABÈTE

La question a été très discutée.

Autrefois on ne permettait pas de farineux, de sucroïdes, et l'on prescrivait une alimentation azotée.

De nos jours, l'on n'est plus aussi exclusif et on permet quelques aliments féculents, ou sucroïdes en petite quantité, celle qui peut être assimilée par l'organisme et de préférence la pomme de terre qui contient peu d'amidon.

Le régime lacté est le grand traitement du diabétique, malgré le sucre de lait qu'il contient ; le lait est le meilleur aliment pour la déperdition sucrée.

Le diabétique peut manger des aliments azotés, mais il devra éviter l'empoisonnement par l'excès de cette alimentation azotée et être prudent dans l'emploi des viandes rouges et du poisson.

Les viandes blanches sont moins dangereuses pour une alimentation exclusivement azotée.

Le diabétique pourra prendre de l'huile de foie de morue.

Le diabète ou *anémie sucrée* étant une maladie du foie, une impuissance du foie à fabriquer le glycogène ou sucre vivant et assimilable, le foie étant impuissant à fabriquer les ouvriers ferments qui doivent saisir, garder, emprisonner le sucre et l'utiliser sous forme de glycogène, le foie se trouvera bien de l'apport des éléments du foie, contenus dans l'huile de foie de morue.

Le diabétique se trouvera très bien de l'emploi du bicarbonate de soude, le médicament du foie par excellence.

Dans les cas où le diabète a une origine centrale, c'est-à-dire tient à une exagération de l'activité cérébrale, et plus particulièrement de certains centres nerveux avoisinant le plancher du 4e ventricule, le malade se trouvera bien de l'antipyrine associée au bicarbonate de soude.

Pour un paquet :

Antipyrine de Knorr	0 gr. 50
Bicarbonate de soude	0 gr. 50

Faire trente paquets semblables.

Prendre un paquet toutes les deux heures, soit six paquets par jour, continuer pendant cinq jours.

A renouveler après repos de cinq jours.

Le diabète se trouvera bien aussi de massage général et d'exercices modérés, qui activeront la nutrition générale.

Le diabétique a besoin d'un air de qualité irréprochable. L'oxygène qu'il doit respirer doit oxyder son sucre, et il ne faut pas que cette combustion soit entravée par le plus minime empêchement.

CHAPITRE V

RÉGIMES

Régime végétarien. = Régime sec

Article 119. — LE RÉGIME VÉGÉTARIEN

Pour lutter contre l'encrassement de l'organisme, contre l'anémie azotée, ou anémie acide, pour lutter contre la production de déchets ou de crasse dans les humeurs, dans les sérums, dans le sang, et dans tous les tissus, peau, cerveau, articulations, on a voulu revenir à l'alimentation des ancêtres, alimentation qui a fait une race robuste, vigoureuse, résistante.

Les ascendants les plus reculés étaient pasteurs. Ils se nourrissaient du lait des juments, des vaches, des brebis ou des chèvres. Les mêmes habitudes ont encore persisté dans certaines régions de la Sibérie et de l'Europe avoisinant la mer Caspienne.

Les ancêtres moins anciens, et qui ont peuplé le sol de la France et de l'Europe, sont devenus agriculteurs. Quand la vie nomade n'a plus été possible, les nouveaux occupants sont restés stationnaires.

Les produits du sol ont fait la race qui l'a occupé.

L'alimentation végétarienne a fait notre race, elle l'a faite forte, résistante, frugale, tel qu'était encore le paysan il y a peu de temps. Or, cette alimentation comporte des légumes farineux, des racines, des herbes, des fruits, et, comme produits animaux, le lait et les œufs.

Certains ajoutent le poisson, mais le poisson est de la chair musculaire et ne fait pas partie du régime végétarien.

Le régime végétarien est excellent ; il donne une santé robuste, il occasionne de bonnes digestions, il développe les muscles, et, avec les muscles, la force, la vigueur et l'énergie.

Dans le *régime végétarien*, la quantité d'aliments azotés est largement suffisante, car toutes les graines contiennent un albuminoïde végétal. Le blé contient le gluten ; les légumes farineux : pois, lentilles, haricots, etc., renferment une grande proportion d'aliment azoté.

Le régime végétarien a l'immense avantage de ne pas développer l'arthritisme ou encrassement azoté ; bien plus, il est excellent pour lutter contre cette diathèse.

Le régime végétarien combat l'anémie acide ou anémie azotée et toutes ses manifestations. Il donne une santé exempte de souffrance, il donne le bonheur.

Certains religieux se soumettent au régime végétarien et au jeûne. En cela, ils sont les gardiens de la tradition ; les ascendants étaient végétariens et jeûnaient pour économiser les provisions.

Ce *régime végétarien* fait vivre jusqu'à un âge avancé.

Le reproche que l'on fait au régime végétarien et à l'alimentation par les féculents est de donner un sang lourd et épais. Il faut comprendre l'expression. C'est une figure ou une comparaison.

Cela veut dire que l'intelligence est obtuse, moins alerte, moins libre, moins apte aux travaux de la pensée. Et cela est vrai. La digestion des féculents est plus longue, plus difficile, plus pénible que celle de la viande.

De plus, le féculent n'est pas l'aliment des nerfs. Il en résulte que la digestion, plus longue, entrave et diminue le travail intellectuel, ou les aptitudes aux travaux de la pensée.

Mais, par contre, en rendant le travail intellectuel moins

facile, en ne lui donnant pas d'aliment spécial abondant, le régime par les féculents s'oppose à l'encrassement azoté, l'azote est en petite quantité. De plus, les déchets azotés provenant du travail intellectuel sont moins nombreux, puisque le travail intellectuel est moins facile, et la santé est mieux conservée.

Toutefois, avec *le régime végétarien*, le travail intellectuel est toujours possible, mais cependant il est moins puissant, moins parfait, moins soutenu qu'avec l'alimentation par la viande de bœuf.

On peut vivre avec du pain et du fromage, c'est l'alimentation la plus simple, la plus rudimentaire et la plus économique. On dit qu'il existe des tuberculeux ayant guéri en mangeant du pain et du fromage. Je n'en ai pas vu.

Que dans les jours de disette et de pauvreté, on fasse quelques repas avec le pain et le fromage, cela peut aller, mais il ne faut pas prolonger l'expérience, et le tuberculeux ne doit pas s'y livrer plus d'une fois tous les quinze jours, et seulement pendant un seul jour.

L'alimentation variée a sa raison d'être, ses avantages et son utilité.

Article 120. — LE RÉGIME SEC

Pour lutter contre l'obésité, contre l'embonpoint exagéré, contre la graisse trop abondante, on a proposé le *régime sec*, c'est-à-dire une alimentation ordinaire en supprimant l'eau et toutes les boissons.

Le malade obèse qui veut maigrir doit manger sans boire. Il lui est permis de boire un verre d'eau deux heures après le repas.

Le vin et les boissons alcooliques sont défendus.

Le thé et *le café* sont permis.

Le raisonnement est le suivant : Il faut de l'eau pour fabriquer de la graisse, par conséquent l'organisme privé d'eau ne peut fabriquer de la graisse. Avec très peu d'eau, il ne pourra produire que très peu de graisse.

Avec *le régime sec*, l'eau est absente quand la digestion

s'élabore et quand l'absorption des aliments a lieu ; par conséquent, la graisse ne peut être fabriquée.

Un résultat immédiat du régime sec, c'est que, sans boire, la faim est plus vite satisfaite. Boire en mangeant facilite l'introduction des aliments. Ne pas boire en mangeant ne facilite pas le passage des aliments.

Par conséquent, l'homme soumis au régime sec mange moins parce qu'il ne boit pas, et il maigrit parce qu'il mange moins. Si beaucoup d'hommes sont trop gras et obèses, c'est parce qu'ils mangent trop.

Un résultat plus lointain est le suivant : Les sucs de la digestion sont plus concentrés, et ils sont plus actifs, plus puissants avec *le régime sec*. Au contraire, quand l'homme boit en mangeant, les sucs de la digestion sont dilués, ils sont moins actifs, ils attaquent moins bien les aliments pour les digérer, et cela est vrai.

Il en résulte ceci, qui paraît paradoxal et qui ne l'est pas :

1° *Le régime sec est recommandé pour maigrir ;*

2° *Le régime sec est recommandé pour engraisser.*

1° *Le régime sec est recommandé pour maigrir.*

Quand une personne est trop grasse, les sucs digestifs non dilués assurent une digestion meilleure, plus parfaite, plus complète, les ferments ouvriers de la digestion sont plus puissants, ils travaillent mieux, ils utilisent les matériaux-aliments pour faire de la bonne construction solide et non de la construction fragile et sans solidité, de la bouffissure comme la graisse.

2° *Le régime sec est recommandé pour engraisser.*

Quand une personne est maigre, c'est que sa nutrition ne se fait pas bien, et il faut soigner l'acte qui précède et qui est la digestion. Avec *le régime sec*, les ferments digestifs non dilués sont plus forts, plus puissants, et assurent un travail digestif plus parfait ; par suite une nutrition plus parfaite ; l'homme maigre se nourrissant bien augmentera son embonpoint, mais il ne fabriquera pas de graisse en excès.

Un procédé moins sévère du régime sec consiste à boire un verre d'eau à la fin du repas.

Appréciation.

Le régime sec est excellent. Il rend à l'occasion de grands services. Mais il ne faut pas l'exagérer et vouloir l'imposer à tout le monde, les bien portants comme les malades.

Ne pas boire assez d'eau présente des inconvénients.

Les liquides de l'économie deviennent plus concentrés, plus saturés, par suite les concrétions de toute nature se forment facilement : concrétions salines, calculs biliaires, calculs rénaux, gravelle, calculs vésicaux.

Les urines sont concentrées, chargées de sels, les sels déposent et favorisent les calculs vésicaux.

La bile est plus concentrée, les calculs biliaires se forment plus facilement.

Il faut boire un peu aux repas, mais pas trop.

Boire aux repas paraît la plus sage mesure.

Il faut boire modérément, mais ne pas se priver si l'on a soif.

La nature a mis en nous des besoins qui sont notre sauvegarde. La soif et la faim assurent la conservation de l'individu. Il faut savoir obéir à ces besoins dans une sage mesure.

CHAPITRE VI

HYGIÈNE DU DYSPEPTIQUE

Exposé. — Choisir les aliments. — Favoriser la digestion. — Hydrothérapie — Médicaments. — Ne pas contrarier la digestion. — Influence de la digestion sur l'esthétique.

Article 121. — EXPOSÉ

Le dyspeptique est un malade qui digère mal.

Les mauvaises digestions relèvent de deux ordres de causes :

1° Les causes dues aux aliments; 2° Les causes dues à l'estomac ou à l'appareil digestif.

ALIMENTS

En effet, les aliments peuvent être en trop grande quantité et donner un travail trop grand aux organes de la digestion.

Ou bien ces aliments peuvent être de qualité médiocre et occasionner un travail difficile et pénible pour les digérer.

APPAREIL DIGESTIF

En ce qui concerne la digestion et l'appareil digestif, un grand nombre de causes peuvent influer sur cette fonction et sur cet appareil, par exemple le travail intellectuel, la fatigue, les intoxications diverses.

La dyspepsie peut donc avoir pour causes :

1° La quantité et la qualité des aliments;

2° Les troubles fonctionnels de la digestion.

Ces deux ordres de causes se trouvent quelquefois réunies chez le même malade.

MANIFESTATION DE LA DYSPEPSIE

Dilatation de l'estomac. — La dyspepsie entraîne la faiblesse et l'impuissance de l'appareil digestif dans son ensemble.

La dyspepsie entraîne également la faiblesse et l'impuissance de chaque partie de l'appareil digestif, estomac, intestin, foie, glandes de la digestion, etc.

Pour l'estomac, la dyspepsie se traduira par de *la dilatation d'estomac.* Les tuniques muqueuses et musculaires étant affaiblies se laissent distendre par les gaz résultant d'une mauvaise digestion, gaz anormaux et signes de maladie.

Dyspepsie acide. — La dyspepsie se traduira encore par une *sécrétion acide exagérée* provoquant des digestions lentes ou entravées et se traduisant par des renvois acides, gazeux, et quelquefois des vomissements acides.

Dyspepsie douloureuse. — La dyspepsie se traduit encore par de *la douleur d'estomac*, due à l'irritation de la muqueuse stomacale, par le contact des aliments, agissant comme corps étrangers.

Constipation. — Pour l'intestin, la dyspepsie se traduit quelquefois par *de la constipation.* L'intestin faible, paralysé ne réagit plus et ne fait pas cheminer les déchets organiques. D'où un empoisonnement putride, les poisons absorbés sont véhiculés directement au foie. Il en résulte tous les symptômes de la *mélancolie*, appelée aussi *lypémanie* et *hypocondrie.*

Les anciens connaissaient la relation qui existe entre le foie et la lypémanie ou hypocondrie, ils attribuaient cette maladie à une altération du foie.

Diarrhée. — La dyspepsie se traduit d'autres fois par *de la diarrhée*, cette manifestation due à l'irritation de la muqueuse intestinale, par le contenu intestinal faisant office de corps étrangers. Les glandes sécrètent davantage, ces liquides sécrétés produisent la diarrhée. L'absorption n'a pas lieu et les forces du malade sont diminuées ou abolies.

Coliques. — La dyspepsie se traduit encore par *des coliques*, des douleurs abdominales dues aux efforts que fait l'intestin pour expulser les matières étrangères qu'il contient.

Ces douleurs abdominales sont dues aussi à l'irritation de l'intestin par ces matières inertes et faisant office de corps étrangers.

Pérityphlite, appendicite. — L'affection appelée autrefois *pérityphlite* et de nos jours *appendicite* est occasionnée par de mauvaises digestions, par la constipation, par la paresse intestinale.

C'est une affection quelquefois très grave puisqu'elle entraîne la mort.

Il existe dans le corps humain des points en retard sur le développement continu de l'être organisé.

Le gros intestin est un organe en retard. Il est appelé à disparaître en se transformant.

La région de l'appendice est aussi un de ces points en retard. L'appendice est le vestige d'un organe qui a existé dans un état assez développé chez les mammifères ruminants qui nous ont précédé dans la succession des espèces. L'appendice était une poche où les aliments se tenaient en réserve. C'était un second estomac se trouvant à l'autre extrémité du tube digestif, et faisant pendant au premier.

Cette poche, devenant inutile dans la suite des générations, s'est atrophiée. Car si la fonction crée l'organe, *l'absence de fonction atrophie l'organe.*

Chez l'homme, l'appendice s'est réduit au volume et à la forme d'un doigt de gant.

Cette poche est cependant le point de départ d'accidents.

Il arrive que cette poche s'oblitère, l'orifice est fermé par un bouchon de matières dures, et le fond de la poche s'enflamme.

Il arrive en cet endroit ce qui arrive dans une dent gâtée.

La pulpe dentaire s'enflamme et provoque des douleurs intolérables, puis un abcès se forme dans les régions voisines, c'est la fluxion dentaire.

L'appendice s'enflamme comme la dent, c'est une inflammation en vase clos, ou en cavité close, comme la dent.

Il se forme à la suite des douleurs intolérables et une inflammation de voisinage comparable à la fluxion dentaire.

Puis un abcès dans les parois abdominales. C'est la pérityphlite. Mais comme l'appendice est enveloppé par le péritoine, quelquefois il se produit une péritonite, affection très grave et souvent mortelle.

On ne saurait donc trop veiller à la liberté du ventre, terme du public, car elle donne la santé.

Il faut savoir user des moyens qui entretiennent cette liberté abdominale. *Les lavements* ou *injections intestinales* ou *les douches ascendantes* sont à conseiller dans une large mesure.

Le nettoyage du gros intestin appelé l'égout collecteur est une pratique d'hygiène et de salubrité individuelle, une mesure de propreté personnelle qui n'est pas assez en honneur. Elle n'est pas entrée comme il le faudrait dans la pratique usuelle et dans les habitudes de la vie courante.

MÉLANCOLIE

La dyspepsie, les mauvaises digestions entraînent avec elles un ensemble de symptômes nerveux des plus pénibles et qui ont été appelés *mélancolie*, *lypémanie*, *hypocondrie*, *spleen*, *idées noires*, etc.

La vie heureuse ou malheureuse, tel est le résultat des digestions bonnes ou mauvaises.

Les bonnes digestions donnent la vie heureuse. On voit tout en beau, on voit tout du bon côté. C'est l'apanage de la jeunesse et des bonnes digestions.

Les digestions mauvaises donnent la vie malheureuse; tout va mal, chaque jour on pleure, on a des regrets sur tout, on souffre, on n'a pas de forces, on est sans courage, on s'ennuie, on ne prend goût à rien, tout périclite, rien ne réussit. Voilà le résultat de la dyspepsie.

Ces symptômes nerveux sont dus à *l'empoisonnement* par les produits alimentaires qui se décomposent dans l'appareil digestif. Ces aliments ne pouvant être complètement digérés se transforment et donnent *des poisons*. Ces poisons absorbés vont d'abord au foie. Par leur contact ils déterminent l'irritation des tissus et une véritable maladie du foie, puis du foie ces poisons se répandent dans tout le corps, occasionnant un empoisonnement général et continuel.

ÉQUILIBRE ENTRE LE CERVEAU ET L'ESTOMAC

Les fonctions de l'estomac et du cerveau sont sous la dépendance l'une de l'autre.

L'estomac influe sur le cerveau. — Le vertige stomacal est un symptôme banal et des plus fréquents. Il est constitué le plus souvent par une faiblesse intellectuelle qui empêche de penser, de se livrer à un travail cérébral un peu pénible, et qui supprime complètement la pensée quand le sujet veut réagir.

La migraine est une autre manifestation cérébrale due aux troubles de l'estomac et aux mauvaises digestions.

Pour beaucoup de motifs, il faut surveiller ses digestions, les régulariser. Car tout écart, toute faute contre l'hygiène se paie chèrement au prix de la santé et du bonheur.

ARTICLE 122. — CHOISIR LES ALIMENTS

PRÉCEPTES D'HYGIÈNE

L'hygiène du dyspeptique consiste :

1° A choisir ses aliments ;

2° A favoriser les digestions;

3° A ne pas contrarier les digestions.

1° CHOISIR LES ALIMENTS

Le dyspeptique prendra des aliments faciles à digérer.

En première ligne *le lait*.

Le lait. — Le lait est l'aliment qui rend le plus de service au dyspeptique. Le lait peut le plus souvent guérir le dyspeptique.

RÉGIME LACTÉ

Le dyspeptique se soumettra au *régime lacté exclusif*.

Il prendra, suivant sa puissance à digérer, un litre ou un litre et demi de lait par jour. Ceci pour commencer le traitement.

Puis il augmentera la quantité de lait prise chaque jour. En augmentant progressivement, il pourra prendre jusqu'à trois litres de lait par jour.

Dans la généralité des cas, il est bon de ne pas dépasser cette mesure. Car une grande quantité de liquide développe la dilatation de l'estomac. Cependant exceptionnellement, un dyspeptique peut prendre jusqu'à cinq litres de lait par jour.

DOSES DE LAIT FRACTIONNÉES

Le lait doit être pris en petites quantités à la fois.

La meilleure méthode est de prendre le lait par petites quantités toutes les heures ou toutes les deux heures, soit une demi-tasse ou une tasse, soit 50 à 100 grammes toutes les heures.

On augmente progressivement la quantité de lait prise toutes les heures jusqu'à une tasse de thé ou un bol, soit 150 à 250 grammes chaque heure.

REPAS DE LAIT

Mais il arrive souvent que les occupations de la journée ne permettent pas de prendre le lait toutes les heures.

L'employé de bureau, l'ingénieur, l'ouvrier ne peuvent avoir le lait à proximité de leur travail.

Le dyspeptique est alors obligé de prendre ses repas composés de lait.

Il prend la quantité de lait prescrite en trois ou quatre repas dans la journée, et aux mêmes heures que les repas ordinaires. Soit le matin à 7 heures, à midi, vers 4 heures et le soir à 7 ou 8 heures.

La règle importante à observer est la suivante :

Le litre de lait doit être pris dans un espace minimum de une heure un quart.

On peut mettre un temps plus long à prendre le litre de lait, soit par exemple deux heures.

Mais, la durée de une heure et quart est la plus courte pour permettre de prendre le litre de lait sans inconvénients.

De la sorte, on pourra prendre le litre de lait en cinq fois, et boire un cinquième de litre tous les quarts d'heure, soit 200 grammes de lait.

De cette façon, l'estomac ne sera pas dilaté, et le lait pourra être digéré.

Quand le lait est pris en trop grande quantité à la fois, il charge l'estomac, il fait un poids sur l'estomac.

Un litre de lait mis dans l'estomac pèse un poids de un kilogramme sur cet organe, qui pris à l'improviste est étonné et souvent surchargé, alourdi. La digestion en est entravée.

Ce lait pris en grande quantité à la fois, soit un litre de lait pris en une fois, n'est pas bien digéré. Les sucs digestifs ne sont pas en assez grande quantité dans l'estomac, ils s'élaborent lentement, et le lait est mal digéré parce qu'il est en trop grande quantité pour les ouvriers de la digestion. Le lait qui n'est pas digéré donne la diarrhée.

NOMBRE DES REPAS DE LAIT

Dans cette méthode, pour suivre le régime lacté en prenant le lait total de la journée en quatre repas, il faut toujours prendre le lait en petites quantités à la fois. La tasse à thé est la meilleure mesure, et la dose la plus ordinairement acceptée. Cette petite quantité de lait, la tasse à thé de lait, sera prise tous les quarts d'heure (pendant une heure et quart), tandis que dans la méthode des doses fractionnées dans la journée, la tasse à thé de lait est prise toutes les heures.

De cette façon, le repas composé de un litre de lait, durera une heure et quart ou une heure et demie.

PETITES DOSES DE LAIT

Chez certains dyspeptiques intolérants et gravement atteints, il faut savoir faire prendre le lait par très petites quantités, par exemple une cuillerée à bouche toutes les cinq à dix minutes, on arrivera à faire digérer le lait.

Chez les enfants, dans certains cas de dyspepsie grave, il faut savoir donner le lait à raison d'une cuillerée à café toutes les cinq minutes ou tous les quarts d'heure.

Le lait assure l'asepsie de l'intestin et c'est le meilleur aliment du dyspeptique.

RÉGIME LACTÉ MIXTE

Quand le dyspeptique va mieux, il pourra ajouter certains aliments au régime lacté, mais graduellement et successivement.

1° Il ajoutera d'abord les œufs de préférence à la coque, ou ébouillantés. Il commencera par ajouter au lait un œuf chaque jour, puis deux, puis quatre, puis six, etc., si les premiers sont bien supportés.

Puis il usera des diverses préparations de lait, œufs et sucre, préparations si nombreuses et si faciles à réussir pour exciter l'appétit du malade et varier le régime lacté qui, à la longue, est pénible à supporter.

2° Le dyspeptique ajoutera ensuite la viande maigre tout en continuant l'alimentation par le lait et les œufs.

La viande maigre se digère facilement et ne nécessite pas un grand effort de l'appareil digestif.

3° Le dyspeptique joindra ensuite à son alimentation de la croûte de pain brûlé. La croûte de pain devra être privée de mie complètement, et pour cela coupée au couteau. Si la croûte est brûlée, elle n'en est que meilleure, le charbon est très favorable aux dyspeptiques. Il absorbe les gaz, et assure dans une certaine mesure l'asepsie de l'intestin.

4° Le dyspeptique ajoutera plus tard des fruits cuits, pruneaux cuits, pommes cuites, poires cuites, etc.

Pour lutter contre la constipation, le dyspeptique prendra des herbes cuites, des salades cuites, épinards, chicorée cuite.

5° Enfin le dyspeptique allant mieux complétera l'alimentation par l'usage de farineux.

Ces farineux seront de préférence en purée pour débuter.

Le dyspeptique commencera par de petites quantités, de façon à essayer la susceptibilité de l'estomac, soit une cuillerée à soupe de purée de pois, de lentille, de riz, de haricot, de fèves, de châtaignes, etc.

Il est à remarquer que la purée de pommes de terre est plus difficile à digérer que les autres purées de farineux ; on la réservera pour plus tard.

Enfin le dyspeptique continuera à prendre du lait et des œufs, tout en complètant son régime alimentaire par des viandes et des farineux.

Article 123. — FAVORISER LA DIGESTION

Le repos ou *l'exercice* après avoir mangé relèvent de deux procédés différents. L'un ou l'autre sont conseillés suivant le sujet.

Le repos réussit mieux aux uns, tandis que *l'exercice* réussit mieux aux autres.

1° *Le repos.* — Quand le dyspeptique est très faible, le repos dans la position allongée, après avoir mangé, sera très favorable.

Ce repos a une durée variable de vingt minutes à cinq heures.

Pour certains malades, vingt minutes de repos après avoir mangé suffisent pour imprimer à la digestion une bonne direction.

Pour d'autres malades, il faut un repos allongé de une heure ou de deux heures, succédant immédiatement au repas. Le repos a lieu, de la sorte, pendant toute la durée de la digestion stomacale.

Chez d'autres malades, le repos dans la position allongée doit durer pendant tout le temps de la digestion, la stomacale et l'intestinale, soit une durée de cinq heures, car, chez ces malades, la digestion est très lente.

2° *L'exercice.* — D'autres dyspeptiques, et le plus grand nombre, se trouvent mieux d'une petite promenade après avoir mangé. Ce petit exercice active la fonction digestive.

Mais pour conseiller l'exercice après le repas, il faut tenir compte des occupations du dyspeptique dans la journée.

Si le dyspeptique a des occupations actives, demandant une dépense de force et de mouvement assez accusés, le besoin d'exercice est satisfait par ces occupations professionnelles, et le dyspeptique se trouvera bien du repos pendant l'heure qui suit le repas.

Si le dyspeptique a un travail sédentaire, un travail de bureau dans l'intervalle des repas, ce dyspeptique se trouvera bien d'un exercice, d'une marche, d'une promenade, dans l'heure qui suit le repas.

Il faut consulter le tempérament de chaque malade, ses aptitudes, sa manière de vivre, et conseiller ce qui lui réussit le mieux.

3° *Le froid.* — La digestion peut être favorisée par le froid.

Le froid est un agent excellent pour activer la nutrition.

Le froid exige une consommation de charbon considérable pour entretenir la chaleur humaine, et ce besoin de charbon fait un appel constant d'aliments carbonés, un échange constant d'éléments qui portent du charbon.

Le froid peut être utilisé de différentes façons : on peut aller dans les climats froids, dans les hautes montagnes couvertes de neige, où l'on trouve, avec le froid, un air pur et de l'oxygène excellent pour les échanges nutritifs. Mais ce moyen n'est pas à la portée de tous les malades.

On peut utiliser divers procédés plus faciles et que le sujet est sans excuse de ne pas mettre en pratique.

L'application du froid est faite en employant *la douche*, *le bain*, *le tub*, *la serviette humide* ou *le drap mouillé.*

ARTICLE 124. — HYDROTHÉRAPIE

Les différentes pratiques d'hydrothérapie sont : la douche, le bain, le tub, la serviette humide, le drap mouillé. Chacune de ces pratiques présente certains avantages.

La douche.

La douche est le meilleur procédé. Elle a l'inconvénient de ne pas être toujours pratique.

Prendre une douche le matin consiste à s'habiller, aller à l'établissement de douche, se déshabiller, prendre la douche, s'essuyer, se rhabiller, rentrer chez soi.

Pour une femme, il faut toute la matinée ; pour un homme, il faut deux heures.

Le résultat est que l'on ne prend pas de douche.

Si la salle de bain faisait partie de l'appartement, comme il conviendrait, comme les règles de l'hygiène le demandent et comme les règlements de police d'hygiène devraient l'exiger, la douche pourrait être prise au saut du lit, et demanderait à peine un quart d'heure.

Mais avant que les pouvoirs publics imposent la propreté comme une loi, et la salle de bain dans l'appartement comme une obligation, il faut une génération nouvelle qui vienne avec de nouvelles idées.

Quand on a un appareil à douche chez soi, on s'en sert si l'on a une salle de bain, sinon on ne s'en sert pas, parce que l'on mouille le plancher et les meubles, et l'on détériore l'immeuble au bout de peu de temps.

Les salles de bains dans les appartements sont une rareté. Et cependant, c'est la pièce la plus utile, celle qui préside à la propreté du corps, source de santé et de beauté. Tout appartement devrait posséder une salle de bains par mesure d'hygiène publique, et imposée par les pouvoirs publics.

Le bain.

Le bain froid ou frais. — Le bain peut être froid ou frais. *Le bain froid* est de 15 à 20°.

Au-dessous de 15°, le bain est très froid et glacé.

Le bain frais est de 20 à 25°.

Le dyspeptique se plonge dans l'eau froide à 20°, il y reste quelques secondes et en ressort pour s'essuyer. Suivant la saison et la température extérieure, le bain froid peut durer plus ou moins longtemps.

En été, le bain froid peut durer vingt minutes, mais pendant une période de jours limitée.

Le bain frais de 20 à 25° peut durer un peu plus de temps que le bain froid. Suivant l'accoutumance du sujet, le bain frais peut durer de cinq à dix minutes. Il est excellent, tonique, stimulant.

Le bain tiède est de 25 à 30°. Chez les sujets très sensibles et très impressionnables au froid, le bain tiède peut être utilisé à la place du bain froid.

Tous ces bains, froids, frais, tièdes, sont excellents.

Outre qu'ils sont toniques par le froid, ils assurent la propreté du corps et facilitent les fonctions de la peau.

Mais il faut une baignoire et beaucoup d'eau, aussi le bain n'est pas toujours pratique.

Les bains chauds sont dangereux pour le tuberculeux, ils ne doivent pas durer plus de dix minutes ; ils doivent servir à nettoyer le corps.

Le bain chaud prolongé est nuisible au tuberculeux, il est déprimant, et favorise la marche des lésions.

Le tub.

Le tub est commode et avantageux.

Il peut être utilisé dans la chambre du sujet.

Il se prend le matin au réveil, avant de s'habiller.

Le sujet se met au milieu du bassin appelé tub ; il fait couler sur lui, au moyen d'éponges, une cuvette d'eau froide. Il s'essuie avec un peignoir.

L'inconvénient du tub est de ne pas mouiller toute la surface de la peau ; il est des régions assez étendues qui ne sont pas humectéss, et, par suite, elles ne sont pas lavées.

Le tub est encombrant, qu'il soit en métal ou en caoutchouc ; il faut le mettre quelque part où il ne soit pas vu, et le malade n'a pas toujours un endroit disponible.

Il faut faire sécher le tub quand il est en caoutchouc, et c'est un ornement disgracieux.

La serviette humide.

La serviette humide est le procédé de choix, facile, commode, pratique, pouvant être assuré en voyage comme en station, n'ayant aucun inconvénient, et présentant de nombreux avantages sur les douches, les bains froids et le tub.

La serviette humide s'applique ainsi :

On prend une serviette que l'on trempe dans une cuvette d'eau froide, puis on passe cette serviette humide sur tout le corps, en commençant par la figure et continuant par le dos, la poitrine, les bras, l'abdomen, les reins, les membres inférieurs.

Puis on lave chaque pied séparément.

Puis on procède à la toilette intime, la plus importante, et celle qui est le plus négligée. Tellement que l'on n'ose en parler, et si on en parle, c'est à mots couverts, et en ayant toujours peur de froisser les convenances.

Le drap mouillé.

Le drap mouillé est une variante de la serviette humide. On trempe un drap dans l'eau froide et l'on enveloppe le sujet dans ce drap mouillé.

Le sujet peut rester dans le drap mouillé jusqu'à ce que la réaction s'établisse, ou bien il peut le retirer au bout de peu de temps.

Le drap mouillé est moins commode et moins avantageux que la serviette humide ; le drap, une fois mouillé, est encombrant pour le faire sécher. Le drap mouillé ne nettoie pas aussi bien que la serviette humide.

La serviette humide sèche facilement et discrètement.

Pour tous ces motifs et d'autres encore, la serviette humide est le procédé de choix, celui qu'il faut mettre en pratique, celui qu'on est coupable de ne pas exécuter.

Article 125. — MÉDICAMENTS

Chez le dyspeptique, la digestion peut être favorisée par la strychnine et par le bicarbonate de soude.

LA STRYCHNINE

On peut employer le sulfate de strychnine en granules ou la teinture de noix vomique prise par gouttes.

Les granules de sulfate de strychnine doivent être dosés à 1 milligramme par granule et enrobés de sucre. Ils sont plus pratiques, plus commodes, plus faciles à prendre que la teinture de noix vomique. Ils sont d'un prix plus élevé.

La teinture de noix vomique est plus économique et quelquefois plus pratique que les granules pour ce motif.

La strychnine est un médicament nerveux.

La strychnine bien maniée multiplie les forces de l'homme.

La strychnine donne à l'homme des forces deux ou trois fois plus grandes, et il faut utiliser cette propriété chez le dyspeptique pour le faire digérer.

La strychnine a une action de prédilection sur la moelle. C'est un tonique et un stimulant de toutes les fonctions localisées dans la moelle.

L'intestin et tout l'appareil digestif participent à cette stimulation.

La strychnine donne faim. Elle fait digérer, elle active et augmente la puissance musculaire de l'intestin et aussi la puissance fonctionnelle résidant dans la sécrétion des glandes.

La strychnine a pour résultat d'être un tonique nerveux général et de faciliter tout travail nerveux.

Comment donner la strychnine ?

Il existe deux méthodes : 1° par doses massives; 2° par doses progressives.

1° *Doses massives.* — Le procédé par les doses massives consiste à donner chaque jour 10 milligrammes de sulfate de strychnine pendant huit à quinze jours.

Il ne faut pas employer cette méthode au début.

Cette méthode ne peut être utilisée que chez les personnes habituées à la strychnine, celles qui ont pris ce médicament à intervalles variés depuis quelque temps.

Mais chez les débutants, il ne faut pas donner ces fortes doses qui, n'étant pas toujours supportées, déterminent parfois des coliques. Il faut commencer par les petites doses.

2° *Doses progressives.* — La dose de début est de 1 milligramme de sulfate de strychnine à chaque repas, midi et soir, soit 2 milligrammes par jour. On continue pendant huit jours, puis on cesse. C'est la dose prudente.

Cependant, chez certaines personnes, cette petite dose n'est pas supportée, et l'action stimulante de la strychnine sur les muscles de l'intestin se traduit par des coliques. Dans ce cas, il faut aller plus lentement, on cesse l'usage de la strychnine pendant huit à quinze jours, et on en reprend l'usage en donnant un granule de 1 milligramme par jour. Cette dose est ordinairement très bien tolérée pendant huit jours.

La strychnine s'accumule dans l'organisme et son effet se prolonge après que l'on a cessé l'usage de la strychnine. On en déduit la règle générale suivante :

On peut prendre de la strychnine pendant quinze jours puis cesser pendant quinze jours.

De cette façon, la strychnine accumulée s'élimine et les effets en sont toujours persistants.

L'organisme s'habitue à la strychnine, et avec l'accoutumance, avec l'habitude, il supporte des doses de plus en plus fortes. On augmentera donc la dose de strychnine, suivant l'action produite, et on donnera ensemble 2, puis 3, puis 4 granules ou milligrammes de sulfate de strychnine par jour, et pendant quinze jours.

Chez les personnes qui prennent de la strychnine depuis longtemps, deux ou trois ans, on peut augmenter encore et aller jusqu'à 10 granules de sulfate de strychnine par jour, soit 10 milligrammes par jour.

Cette dose peut même être dépassée.

La strychnine est un médicament merveilleux quand on sait s'en servir.

Il faut que le malade apprenne à se servir de la strychnine, car c'est lui-même qui doit donner les indications de la dose d'après ce qu'il ressent.

La strychnine, excito-moteur de la moelle, possède une action impulsive sur tous les organes innervés par la moelle. C'est surtout la moitié inférieure du corps : intestin, génération, marche.

La strychnine agit aussi sur la partie supérieure de la moelle; son action, quoique moins puissante et moins évidente, est cependant bien certaine, les organes de la moitié supérieure du corps en bénéficient. Le cœur est plus fort, plus vaillant, plus énergique, il se contracte mieux.

La strychnine donne au larynx une puissance merveilleuse, et en cela il est d'un puissant secours pour les chanteurs. Il agit comme stimulant général et comme stimulant local.

Mais cette action est moins apparente que pour le tronc inférieur, et le dyspeptique doit se baser sur les signes fournis par la moitié inférieure du corps, pour prendre la strychnine et la doser. C'est la marche, la digestion et la génération.

La dose de strychnine doit être telle qu'elle doit augmenter la marche et la puissance de digérer seules. Quand l'excitation de l'appareil générateur est provoquée par la strychnine, c'est que la dose a été trop forte, il faut la diminuer.

Chez le dyspeptique et surtout chez le tuberculeux, la force donnée par la strychnine doit être utilisée et satisfaite seulement pour digérer et pour marcher. Elle ne doit pas être dépensée inutilement pour d'autres sollicitations.

BICARBONATE DE SOUDE

Le dyspeptique favorise la digestion par le bicarbonate de soude.

Comme règle générale, le bicarbonate de soude est contraire au tuberculeux, parce qu'il est un anti coagulant, un altérant, un alcalin, et, pour ces motifs, il favoriserait dans le sang et les tissus le développement du bacille tuberculeux.

Mais il est des cas nombreux où l'action favorable et salutaire du bicarbonate de soude l'emporte de beaucoup sur l'action à craindre ou à redouter.

Il ne faut pas, par une peur irraisonnée, se priver des bons effets du bicarbonate de soude, ce qui s'est produit. Il ne faut pas rechercher l'action altérante et anticoagulante du bicarbonate de soude, mais il faut savoir l'utiliser pour la digestion.

Les dyspeptiques se divisent en deux grandes catégories : 1° les dyspepsies acides ou hyperacides ; 2° les dyspepsies hypoacides.

C'est-à-dire, dans un cas, ce sont les dyspepsies dans lesquelles l'acidité de l'estomac est exagérée, trop grande, l'estomac contient trop d'acide.

Dans l'autre cas, l'acidité est insuffisante, trop peu accusée, l'estomac ne contient pas assez d'acide.

Le bicarbonate de soude est utilisé dans les dyspepsies hyperacides, tandis que les dyspepsies hypoacides se trouveront bien de l'usage des acides, du citron, des fruits et du tannin.

Ces malades hypoacides manquent d'acidité, ils recherchent naturellement les acides, et on a vu certaines jeunes filles anémiques rechercher le vinaigre malgré la défense des parents, parce que leur estomac manquait de l'acide nécessaire pour faire la digestion. Il faut savoir écouter les enseignements de la nature et leur obéir.

Chez le dyspeptique hyperacide, la digestion est viciée par un excès d'acidité de l'estomac. Cet acide n'est pas favorable à la digestion. Il est le produit de l'irritation, de l'inflammation de la muqueuse stomacale et des glandes qui y sont contenues.

L'acide normal de l'estomac est sécrété par une muqueuse normale, non irritée, non enflammée. Cet excès d'acide ne contrarie pas beaucoup la digestion des albuminoïdes dans l'estomac, mais il contrarie grandement la digestion des farineux et féculents. Cet acide en excès passe de l'estomac dans l'intestin où doivent s'élaborer et se digérer les farineux grâce aux sucs intestinaux. Ces sucs intestinaux provenant du foie et du pancréas sont alcalins; ils ne sont pas en quantité suffisante pour neutraliser l'acide en excès.

Cet acide en excès neutralise l'alcalinité du contenu intestinal; par suite, la digestion des farineux n'a pas lieu ou est mal faite, car elle ne peut se faire qu'avec un milieu assez alcalin.

Si l'on introduit dans l'estomac du bicarbonate de soude en même temps que les farineux, ces farineux peuvent être digérés dans l'intestin, le bicarbonate de soude neutralise l'excès d'acide sécrété par l'estomac.

Le bicarbonate de soude doit se prendre à la fin du repas à raison d'une cuillerée à café bien pleine de bicarbonate de soude, soit environ 4 grammes dissous dans un verre d'eau.

La meilleure indication du bicarbonate de soude se trouve dans les renvois acides après les repas, les vomissements acides, les maux d'estomac appelés crampes d'estomac, et survenant après les repas, une heure ou deux heures après le repas, quelquefois plus tard, au milieu de la nuit. Ces douleurs sont dues à l'arrêt de la digestion dans l'intestin.

Dans ces cas, le dyspeptique doit prendre une cuillerée à café (4 gr.) de bicarbonate de soude après le repas, midi et soir, et dissous dans un verre d'eau.

Une heure après le repas, midi et soir, le dyspeptique doit prendre de nouveau une cuillerée à café de bicarbonate de soude dissous dans un verre d'eau, soit dans la journée 4 cuillerées à café ou 16 grammes de bicarbonate de soude.

On prolonge l'usage du bicarbonate de soude aussi longtemps qu'il est utile.

On diminue les doses ou l'on cesse le bicarbonate de soude quand il est inutile.

Le bicarbonate de soude étant un altérant et un anticoagulant, il ne faut pas s'en servir à tort et à travers.

Chez le tuberculeux, il faut considérer que l'alimentation

carnée fait partie du traitement et favorise l'acidité de l'organisme, les déchets acides, par conséquent l'usage du bicarbonate de soude sera souvent indiqué. Il ne faut pas en avoir une peur trop grande pourvu qu'il soit pris avec juste mesure et quand il en est besoin.

Cette peur est venue de ce que les tuberculeux soumis au traitement de l'eau de Vichy sur place présentent immédiatement des poussées congestives et des hémoptysies. Vichy est absolument contraire au tuberculeux. Mais le bicarbonate de soude en sel n'agit pas comme les eaux de Vichy prises sur place. Le sel de bicarbonate de soude n'a pas les effets congestionnants des eaux de Vichy.

ARTICLE 126. — NE PAS CONTRARIER LES DIGESTIONS

Le repos complet et total de l'organisme est nécessaire à un grand nombre de dyspeptiques. Certains malades ont de mauvaises digestions parce qu'ils font tout ce qu'il faut pour cela. Manger vite, ne pas mâcher, lire en mangeant, travailler de tête immédiatement après avoir mangé.

Manger vite. — Manger vite congestionne le foie et demande à l'organisme un effort puissant en peu de temps. Tandis que lorsque l'on consacre une heure et plus à un repas, les sécrétions se font plus lentement, l'effort est réparti sur un temps favorable à une bonne digestion.

Ne pas mâcher. — Ne pas mâcher donne de mauvaises digestions. Les dents doivent servir. Elles servent à préparer les aliments pour qu'ils soient imprégnés des sucs digestifs dans toutes leurs parties.

Un gros morceau de viande introduit dans l'estomac sans être mâché, trituré par les dents, se trouve en contact avec les sucs digestifs par sa surface seulement. La surface seule du gros morceau de viande est digérée. L'intérieur du morceau passe dans l'intestin sans être digéré.

Dans l'intestin, la viande ne peut plus être digérée, le milieu étant alcalin et le morceau de viande fait alors office de corps étranger, irritant, occasionnant des douleurs, des coliques et entravant la digestion des aliments qui pourraient être digérés sans cela.

Un morceau de pain qui n'est pas mâché, un morceau de fruit qui n'est pas mâché produisent le même effet. Ce sont des corps étrangers parce qu'ils ne peuvent être entamés par les sucs de la digestion. Ils occasionnent des coliques, de la diarrhée et autres symptômes désagréables.

Travail intellectuel. — Il est une cause des plus importantes pour l'arrêt de la digestion, c'est le travail intellectuel.

Il y a opposition entre le cerveau et l'estomac.

Le cerveau et l'estomac sont ennemis.

Il y a opposition entre le travail de la pensée et le travail de la digestion.

Opposition entre le travail intellectuel et le travail d'assimilation alimentaire.

Le cerveau et l'estomac ne peuvent pas travailler en même temps. Il faut savoir régler ces deux ordres de travaux, pour qu'ils se succèdent et non pas pour qu'ils coïncident.

Si l'on force le cerveau et l'estomac à travailler au même moment, c'est le cerveau qui l'emporte, c'est le cerveau qui a le dessus, alors l'estomac faiblit, et la digestion ne se fait pas ou se fait mal.

Lire en mangeant est une habitude déplorable qui abîme l'estomac, car le cerveau prend l'habitude de travailler en mangeant, et cela au détriment de la digestion.

Lire le journal en mangeant nuit à la digestion et doit être absolument défendu. A plus forte raison lire un livre sérieux, difficile à comprendre, faire des comptes, des calculs.

Certaines personnes habituées à travailler de la pensée subissent un entraînement particulier. Leur cerveau travaille sans être sollicité, même pendant le repos, par suite de l'impulsion acquise, le cerveau est constamment en action à tous les moments de la journée, et pendant les repas également, d'où une cause puissante de mauvaises digestions.

Il faut savoir s'imposer le repos de la pensée.

La meilleure méthode pour faire de bonnes digestions est de manger en commun, en la compagnie de personnes qui parlent, causent, rient en mangeant et qui savent avoir de bonnes digestions.

Tout surmenage musculaire ou intellectuel est cause de mauvaises digestions. Il faut être fort pour digérer. La digestion est un travail pour lequel il faut dépenser des forces et l'organisme doit les avoir en réserve.

L'individu surmené par la marche, par le travail intellectuel ou par le travail sensuel, cet individu ne peut digérer. Il faut d'abord qu'il se repose. Il faut qu'il consacre à la digestion une partie des forces dont il dispose.

Le cheval surmené par une longue marche ne mange pas, il se repose.

De même l'homme surmené par un travail intellectuel ou un travail sensuel excessifs ne peut manger, ne peut digérer, il faut d'abord qu'il se repose pour accumuler la force nécessaire pour digérer.

Mais cette nouvelle force qu'il vient d'accumuler, il ne faut pas qu'il la dépense de nouveau pour le travail intellectuel ou le sensuel. Or, il existe certains organismes qui dépensent constamment, et dès qu'elles sont accumulées, leurs forces pour ces travaux surmenants. Il ne leur reste rien pour digérer, et ils ont toujours de mauvaises digestions.

ARTICLE 127. — INFLUENCE DE LA DIGESTION SUR L'ESTHÉTIQUE

Au point de vue esthétique, au point de vue de la beauté, de la force, de la vigueur et de la valeur de la race, les digestions sont à considérer.

L'homme qui a de bonnes digestions est beau.

La femme qui a de bonnes digestions est belle.

Tandis que les mauvaises digestions donnent la laideur du visage, la difformité du corps.

Traits tirés, peau jaune, yeux caves, joues décharnées,

ventre gros, muscles mous, membres flasques, voilà ce que donnent les mauvaises digestions.

Au contraire, les bonnes digestions donnent le teint frais et rose, le sang à fleur de peau, les lèvres rouges, les yeux brillants, les joues pleines, les proportions heureuses, la taille fine et bien prise, les membres musclés, ronds et fermes bien en chair.

Et avec cela la santé, la gaieté, le bonheur, la joie de vivre, la joie d'aimer, la joie d'aimer ce qui est beau, ce qui est bon, ce qui est vrai, la joie de s'intéresser à l'art, au chant, à la musique, à la poésie.

Et encore la puissance pour réussir dans les entreprises.

Au point de vue de la race, l'alimentation fait la race. La digestion fait la race.

L'alimentation pauvre et misérable des montagnes a créé des races malheureuses et portant sur leurs traits les souffrances innombrables de la longue série des ascendants.

L'alimentation riche, chair, poisson, farineux, fait les hommes forts, puissants et les races puissantes, conquérantes, dominatrices.

C'est l'avantage de certaines nations européennes d'avoir mis à profit une alimentation riche et de bonnes digestions, parce qu'elles étaient fortes et puissantes. Elles ont dominé les races faibles, malingres, chétives. Le travail de la pensée a été plus parfait, plus vif, plus facile et supérieur. Les muscles ont été mieux nourris, mieux entretenus et plus développés.

C'est par la pensée encore plus que par les muscles ou la force brutale que les races dominatrices et puissantes ont dominé les peuples sauvages et barbares, les races nègres, les races rouges, les races jaunes.

Cette pensée puissante et supérieure est la beauté de l'intelligence. Ce sont les bonnes digestions qui la produisent.

CHAPITRE VII

ESSAI DE PHYSIOLOGIE

Article 128. — LE FOIE

Le foie est un organe créateur.

Le foie crée la matière vivante.

Le foie reçoit des éléments, albuminoïdes, sucroïdes et sels préparés par la digestion. Il en fait de la matière organisée vivante.

Le foie est une usine qui reçoit des matériaux albuminoïdes, sucroïdes, sels, et qui en construit de la matière organisée vivante.

Observons comment fonctionne une usine pour constater par analogie comment fonctionne le foie.

Premier exemple. — Usine de métallurgie.

1° Une usine de métallurgie reçoit du minerai qui est trituré et qui est versé dans les hauts fourneaux. Elle reçoit du charbon qui sert à fondre le minerai dans les hauts fourneaux.

Ce sont les matières premières qui entrent par une porte, par une voie, par un chemin préparé.

2° Une fois le minerai fondu, l'usine forge toutes sortes d'objets, des rails, des poutres en fer, des colonnes en fonte, des canons, des engrenages, etc. C'est le produit de l'usine qui sort par une porte spéciale, on peut l'appeler le magasin de vente.

3° Une fois le minerai fondu, il en résulte des scories, des cendres, des déchets. Ces scories, ces cendres, ces détritus sont déversés au dehors par une autre porte de sortie.

De ces détritus, on peut tirer partie, car ils renferment quelquefois des principes ayant de la valeur. Tel le radium.

4° L'usine et ce qu'elle contient peut se détériorer par l'usage. Le marteau-pilon, les hauts fourneaux, les laminoirs, les murs, la toiture ont besoin d'être réparés. On apporte dans ce but des matériaux nécessaires à l'entretien de l'usine.

Par conséquent, dans une usine de métallurgie, il y a quatre services à envisager :

1° Le service de l'alimentation (minerai et charbon);

2° Le service de production ;

3° Le service de nettoyage ou exonération des scories;

4° Le service d'entretien de l'usine.

L'activité de l'usine, la marche des marteaux-pilons, des laminoirs, des rabottages, de la trempe, etc., nécessitent ces quatre services et ces quatre chemins d'apport et de sortie.

Deuxième exemple. — Usine à fabriquer le drap.

1° Une usine à fabriquer le drap reçoit la matière première, la laine dont il faut faire des fils, ou les fils de laine déjà préparés. Elle reçoit le charbon pour faire marcher la machine et produire la force motrice.

2° Le drap une fois fabriqué sort par une porte de sortie qui est le magasin de vente.

3° L'usine rejette les produits inutiles, les eaux sales qui ont lavé la laine, les brins de laine coupés comme trop longs, les cendres du foyer, etc. Et cependant ces détritus contiennent des matières pouvant être utilisées. C'est ainsi que l'on retire le savon et la lanoline du nettoyage de la laine.

4° Les ingénieurs veillent à l'entretien de l'usine, à la bonne marche des machines, celles qui roulent les fils, celles qui tissent le drap; ils surveillent les murs, la toiture de l'usine. Comme les machines servent tous les jours, elles ont constamment besoin de réparation et de surveillance, de même, les murs, les toits, les conduites d'eau, etc.

L'activité de l'usine, de la fabrique de drap comporte, pour fonctionner, ces quatre parties, ces quatre services.

Le foie est comparable à une usine.

1° Le foie reçoit la matière première, les matériaux qui doivent servir à le faire travailler. Ce sont les éléments préparés par la digestion, les albuminoïdes, les sucroïdes, les sels. Le foie reçoit ces éléments, cette matière première et il va la transformer en matière organisée vivante. Le foie reçoit ces matériaux albuminoïdes, sucroïdes, sels, par la veine porte.

2° Le foie donne la matière vivante qu'il a fabriquée, la matière vivante qu'il a produite. Ces produits de la fabrication du foie sortent par les veines sus-hépatiques, analogues au magasin de vente de l'usine.

3° Le foie rejette les détritus, les scories, les cendres qui sont le résidu du travail de l'usine. C'est la bile qui est rejetée au dehors du foie par les canaux biliaires. Et cependant il existe dans ces détritus des principes qui peuvent être utilisés, la bile sert à balayer l'intestin, à le nettoyer et à le rendre alcalin.

4° Le foie, comme l'usine, a besoin de réparations, d'entretien. C'est l'artère hépatique qui lui apporte ces éléments de réparation et d'entretien, sous forme de sang artériel.

L'activité du foie a lieu au moyen de ces quatre conditions, de ces quatre services nécessaires à toute usine et à tout centre de production.

COMMENTAIRES

Pour entrer dans quelques détails :

L'usine que nous appelons le foie est représentée par la cellule hépatique.

La cellule hépatique ou cellule du foie représente l'usine que nous appelons le foie.

Le foie est formé d'un nombre considérable de cellules hépatiques qui sont autant d'usines.

Envisageons la cellule hépathique, l'usine la plus simple :

1° A droite se trouve la porte d'entrée par où entrent les matières premières, albuminoïdes, sucroïdes, sels, apportées par une veine capillaire.

2° A gauche se trouve une porte de sortie par où sortent les détritus, les scories, c'est-à-dire la bile, au moyen d'un petit canal ou canalicule biliaire.

3° En bas se trouve la porte par où viennent les matériaux d'entretien et de réparation de l'usine, c'est par une artère capillaire hépatique.

4° En haut se trouve la porte de sortie (le magasin de vente) par où sortent les produits de l'usine, la matière vivante fabriquée par le foie. Cette porte de sortie est la veine capillaire sus-hépatique.

Voilà constituée l'usine hépatique, la cellule hépatique.

Mais il y a des milliers de cellules hépatiques qui fonctionnent les unes à côté des autres et ces milliers d'usines sont réunies pour former une agglomération, une ville, appelée lobule hépatique, c'est-à-dire une petite boule ronde comme un grain de raisin, mais beaucoup plus petit.

Et il arrive ceci, c'est que la nature qui fait bien les choses donne toujours à l'usine hépatique, à la cellule du foie, ses quatre portes : 1° pour l'apport des matériaux; 2° pour la sortie des scories ; 3° pour l'apport de l'entretien ; 4° pour la vente ou distribution des produits fabriqués.

Il arrive encore ceci, c'est que quatre usines voisines s'associent, s'unissent pour la fabrication et chacune se spécialise :

1° L'une, la première, reçoit les matières premières, albuminoïdes, sucroïdes et sels, et commence le travail de fabrication ;

2° Une autre, la seconde, déverse les scories, les cendres, la bile ;

3° Une autre, la troisième, reçoit les matériaux d'entretien et les utilise pour la communauté ;

4° La quatrième et dernière usine livre au commerce, à la circulation, les produits de l'usine, drap, fer ou matière vivante.

Et cependant chacune de ces quatre usines, quoique spécialisée, concourt directement à la fabrication définitive de l'usine.

Ces petites usines, les cellules hépatiques, sont réunies au nombre de plusieurs milliers en un lobule hépatique, mais les chemins d'arrivée et de sortie ne disparaissent pas pour cela. Ils se réunissent les uns aux autres et il arrive ceci :

1° D'un côté se trouvent trois portes d'entrée ou de sortie : 1 La porte d'entrée des matériaux, des matières premières, c'est *la veine porte* ; 2° la porte d'entrée des matériaux d'entretien, c'est *l'artère hépatique* ; 3° la porte de sortie des excrétions, des résidus, des scories, de la bile, c'est *le canal biliaire*. Ces trois chemins de communication se juxtaposent, se réunissent les uns à côté des autres, sans se confondre. Ils forment ce que l'on appelle LES CANAUX ARTÉRIO-PORTO-BILIAIRE et par abréviation, les PORTO-BILIAIRES.

2° De l'autre côté se trouve la porte de sortie des produits fabriqués, confectionnés, et donnés par les veines sus-hépatiques. Ces portes de sortie, ces chemins de distribution sont LES CANAUX OU VEINES SUS-HÉPATIQUES.

LE LOBULE HÉPATIQUE

Chaque lobule hépatique est une agglomération de petites usines, formant une grande usine.

Chaque lobule hépatique est une ville composée par de grandes usines.

De même que dans une usine de métallurgie, il y a plusieurs hauts fourneaux, plusieurs marteaux-pilons, plusieurs laminoirs, de même dans le lobule hépatique il y a plusieurs usines réunies en une seule.

De même que dans une usine de drap, il y a plusieurs métiers pour laver la laine, plusieurs métiers pour faire les fils de laine, plusieurs métiers pour tisser le drap, etc., de même dans le lobule hépatique il y a plusieurs métiers pour fabriquer la matière vivante, plusieurs métiers pour excréter la bile, plusieurs métiers pour faire les réparations.

Ces lobules hépatiques sont disposés comme les grains d'un raisin. Chaque grain de raisin est retenu par la grappe. De même chaque grain hépatique est retenu, maintenu par un pédicule analogue à la grappe et formant *le canal artério-porto-biliaire*, ou plus brièvement, *le porto-biliaire. Les artério-porto-biliaires* (canaux) entrent dans le grain de raisin hépatique et font leur office de fabrication dans chaque usine.

Ces grains de raisin hépatiques sont serrés, comprimés les uns contre les autres, et alors, cette compression fait qu'ils sont aplatis les uns par les autres, d'où une forme hexagonale ou à six côtés quand on les coupe en deux.

Les *veines sus-hépatiques* se trouvent dans les angles formés par les grains de raisin pressés les uns contre les autres, dans les encoignures, dans les petits réduits triangulaires qui se trouvent entre trois grains de raisin. Ces veines sus-hépatiques se réunissent les unes aux autres et déversent le sang dans le cœur droit par l'intermédiaire de la veine cave inférieure qui aboutit au cœur droit.

Chez les animaux de la série héréditaire, le foie, les lobules du foie étaient contenus dans le cœur droit formant cavité beaucoup plus grande. Avec la perfection des organes, le cœur s'est formé en petites cavités et en vaisseaux, emprisonnant toujours le foie. Les cavités du cœur droit se sont rapetissées de façon à former les veines situées entre les grains de raisin hépatique.

La première molécule vivante a été une molécule hépatique.

Le foie assimile la matière brute, non organisée et en fait de la matière vivante.

La première cellule vivante a été une cellule hépatique, prenant à l'extérieur les éléments non organisés, pour les transformer en matière organisée. Les nerfs, les muscles sont venus plus tard.

Le foie est l'organe créateur de la matière vivante.

SIXIÈME PARTIE

QUESTION SOCIALE DE LA TUBERCULOSE

La Société. — L'alcoolisme. — L'aide morale. — Question sociale de l'alimentation.

I. — LA SOCIÉTÉ

L'épidémie de tuberculose devient de jour en jour plus menaçante et plus envahissante.

La lutte contre la tuberculose ne sera vraiment efficace que lorsque les pouvoirs publics auront pris en main la direction de cette lutte.

En ce moment, la lutte est active. Toutes les bonnes volontés sont présentes à leur poste pour lutter contre le fléau. Chaque individu veut concourir à cette lutte. La charité ouvre la porte de ses trésors inépuisables.

Et cependant la tuberculose gagne toujours, se propage toujours, fait de nouvelles victimes plus nombreuses encore qu'autrefois.

C'est que les efforts sont isolés, chacun lutte de son côté, les efforts sont indépendants les uns des autres, sans lien, sans direction.

La lutte est dans la chambre du malade, alors qu'il faudrait cette lutte dans la rue, sur la place publique, dans toutes les assemblées nationales, dans toutes les organisations, sociales, toutes absolument toutes.

La lutte contre la tuberculose ne sera efficace que lorsqu'elle sera lutte nationale, quand cette lutte sera organisée par la nation.

Quand une nation fait la guerre, elle n'envoie pas ses bataillons dispersés, indépendants, sans lien, sans commandement qui les dirige.

Quand une nation fait la guerre, elle nomme un général qui commande à toute l'armée et qui dirige tous les efforts vers un même but : vaincre l'ennemi.

Les forces sont groupées, et chaque armée, chaque régiment, chaque soldat, dans le groupe où il se trouve, concourt au même but et obéit à la même direction.

Cette image de la guerre s'applique à la lutte contre la tuberculose. La guerre contre la tuberculose doit avoir une direction unique qui dirige, oriente, coordonne tous les efforts vers un même but.

C'est ce qui n'existe pas en ce moment.

Que voyons-nous ? Des efforts isolés, sans cohésion, sans lien. Des efforts considérables, des bonnes volontés prodigieuses, mais isolées, non coordonnées, non associées.

Les médecins soignent les tuberculeux, c'est très bien.

La charité publique fonde des hôpitaux, des dispensaires, des cliniques pour donner des soins gratuits au tuberculeux. c'est très bien.

On désinfecte en beaucoup d'endroits, c'est très bien.

Mais la lutte est une lutte isolée, une lutte qui ne dépasse pas la chambre du malade.

Le plus souvent la lutte ne dépasse pas l'appartement du malade.

Jamais la lutte ne dépasse la maison du malade.

A côté de cette lutte organisée dans la chambre, l'appartement ou même la maison du tuberculeux, il existe la contrepartie, le tuberculeux abandonné, malheureux, exploité par la société, ne pouvant lutter parce qu'il est faible et impuissant, exploité par tous, parce qu'il est malade et faible.

Quand il a quelques économies, le tuberculeux est volé en concordance avec le Code, jusqu'à ce qu'il n'ait plus rien.

Quand il a été dépouillé de tout, le tuberculeux meurt dans la rue, de misère, après avoir connu les désespoirs d'une agonie qui dure plusieurs mois.

Il meurt dans la rue mais par pudeur et par honte, on lui donne un lit d'hôpital pour mourir, afin qu'il ne paraisse pas que ce tuberculeux est mort sans secours.

Il y a plus.

Il y a des hommes assez méprisables pour empêcher le tuberculeux de mourir en paix, quand une âme charitable le recueille dans ses bras pour consoler ses derniers moments et pour adoucir les désespoirs qui n'ont pas eu de fin.

Qui a tué ce tuberculeux ?

Qui a causé la mort de ce tuberculeux ?

Qui a assassiné ce tuberculeux ?

C'est la société.

Qui est-ce qui propage la tuberculose ?

C'est la société.

Quelle est l'histoire de ce tuberculeux qui conserve et propage la tuberculose, forcé qu'il est par la société ?

Dans la même ville, dans la même rue, dans la même maison, où la lutte contre la tuberculose est organisée individuellement, se trouvent d'autres tuberculeux, qui eux ne peuvent pas lutter, ne savent pas lutter. Ils conservent leur maladie et la propagent, parce que personne ne s'occupe d'eux, personne de compétent, personne d'autorisé et de capable pour diriger cette lutte et protéger le malade et la société contre la contagion.

Ces malades peuvent travailler et gagner leur vie. Ils travaillent, ils vivent comme ils peuvent, moins bien que les bien portants, car ils ont à lutter contre la société.

Ils ont moins de vigueur, moins de résistance, étant malades. Ils trouvent pour les exploiter et pour profiter de leur faiblesse, tous les fournisseurs : boucher, boulanger, propriétaire, pharmacien et médecin, qui lui prennent son argent.

Quand il n'a plus d'argent, il meurt.

Voilà le sort du tuberculeux.

Aussi, s'il propage sa maladie le tuberculeux n'est pas responsable, il ne faut pas lui en faire un crime.

Le responsable, c'est la société.

Voilà un paysan qui vient de son village à Paris. Il y vient en bonne santé. Au bout de deux ou trois ans il devient tuberculeux, parce qu'il a respiré un mauvais air, parce qu'il a habité une maison malsaine.

Qui est le coupable? Est-ce lui, tuberculeux, ou la société ?

Qui lui a semé le bacille dans toutes les rues pour qu'il le récolte sûrement? C'est la société.

Qui lui a empoisonné son air pour qu'il soit sans défense contre le bacille? C'est la société.

Qui lui a imposé une maison malsaine, que l'on conserve précieusement au lieu d'y mettre le feu? C'est la société.

C'est la société, la collectivité, la réunion des habitants en une ville, c'est cette association qui est cause du mal. C'est aux pouvoirs publics qui représentent la société d'assurer la lutte contre la tuberculose, et de protéger la société elle-même contre ce terrible fléau.

Dans une ville, tant qu'il restera un tuberculeux non surveillé, non dirigé, non soigné, la tuberculose sera conservée dans cette ville.

La société a intérêt à se défendre. Le tuberculeux est un danger social.

Et pourquoi vouloir que le tuberculeux fasse les frais de la lutte dont la société bénéficiera.

A qui sert la lutte? A la société et non au tuberculeux. Le tuberculeux est sacrifié, c'est un homme à la mer. Il est pris.

Mais la société, elle, est indemne, elle n'est pas touchée, un danger la menace, c'est elle-même qui doit se protéger.

Dans le département, tant qu'il y aura une commune où les tuberculeux pourront entretenir l'épidémie, et conserver la contagion, la lutte contre la tuberculose sera inefficace.

Les moyens de communication sont nombreux et fréquents, l'épidémie tuberculeuse gagnera les communes voisines.

On peut dire qu'en France, tant qu'il restera une commune, où les tuberculeux ne seront pas surveillés et soignés, la tuberculose ne sera pas vaincue, de cette commune l'épidémie tuberculeuse se propagera partout.

Si les tuberculeux sont si nombreux, c'est que la société n'a rien fait pour s'opposer au mal, c'est que les pouvoirs publics n'ont pas lutté, ils ont laissé grandir le danger sans prendre aucune mesure.

Que l'on fasse pour la tuberculose ce que l'on fait pour la peste, le choléra, la fièvre jaune, et rapidement l'épidémie tuberculeuse disparaîtra, et la vie de cent mille habitants sera conservée chaque année.

La tuberculose disparaîtra en France quand on le voudra, quand on voudra qu'elle disparaisse ; mais il faut le vouloir, et c'est à la société intéressée à le vouloir.

II. — L'ALCOOLISME

L'alcool est le poison de la race.

L'alcoolisme est l'empoisonnement lent qui fait disparaître la race forte, puissante, vigoureuse, intelligente et noble, et la transforme en race d'individus chétifs, malingres, tuberculeux, épileptiques, fous et vicieux.

Le danger de l'alcoolisme est toujours croissant. L'empoisonnement étend ses ravages, et les efforts individuels sont impuissants à l'arrêter.

Dans plusieurs pays européens cet empoisonnement a été supprimé. Il est défendu de tuer et d'empoisonner, et les pouvoirs publics ont été assez puissants et assez intelligents pour appliquer la loi, punir les empoisonneurs et supprimer le mal.

En France il n'en est pas de même. Si les efforts individuels sont nombreux et associés par la ligue anti-alcoolique, les efforts sont impuissants et restent impuissants parce qu'ils ne sont pas sanctionnés ni favorisés par les pouvoirs publics.

Au contraire.

En France il est permis d'empoisonner par l'alcool sans être inquiété par les gendarmes.

L'alcool paie des droits et rapporte de l'argent à la caisse du gouvernement. Plus il y aura d'alcool vendu plus la caisse du gouvernement se remplira. Plus il y aura d'empoisonnement par l'alcool et plus les bénéfices seront élevés.

Aussi l'État a tout intérêt à la production de l'alcool au moyen du sucre. Il a tout intérêt à faciliter l'écoulement du vin de sucre. La caisse publique gagne une première fois sur la vente du sucre, et une seconde fois sur la vente de l'alcool. Si l'État s'opposait à la vente de l'alcool, il empêcherait l'argent de rentrer dans la caisse de la nation.

De plus, le député comme homme privé peut être opposé à l'alcool et même faire partie de la ligue anti-alcoolique. Comme député, il doit changer d'avis, il doit favoriser l'alcoolisme en la personne du marchand de vin son agent électoral, et en la personne des électeurs qui l'envoient à la Chambre pour favoriser l'écoulement de l'alcool. Il ne peut rien refuser à ses électeurs, d'autant plus que la caisse publique bénéficie de cet empoisonnement.

Ce n'est que lorsque l'alcoolisme aura fait bien plus de victimes que des mesures seront prises pour s'opposer à l'empoisonnement par l'alcool.

Pendant ce temps la race s'abâtardit, dégénère et meurt.

L'alcool fait son œuvre d'empoisonneur protégé par les lois.

Voici trois annonces relevées en août 1905 :

1° Avis aux dyspeptiques. — Douée de vertus éminemment apéritives, aidant puissamment à l'assimilation des aliments, l'Oxygénée verte X.Y.Z. est par excellence l'apéritif des dyspeptiques.

2° Le désaccord règne en politique, en matière de chasse, de courses, d'automobilisme, etc., chacun prétendant avoir la science infuse sur ces questions.

Mais il n'en est qu'une seule qui mette tout le monde

d'accord, c'est quand on exprime cette vérité : l'Oxygénée verte X. Y. Z., c'est la santé.

3° Utile Dulci. — De toutes parts nous sommes menacés de n'avoir plus à consommer que des eaux contaminées.

Le meilleur moyen de les rendre inoffensives et même agréables à boire c'est d'y ajouter un peu d'Oxygénée X.Y.Z. L'Oxygène c'est la vie. L'Oxygénée X. Y. Z., c'est la santé.

Or l'Oxygénée X. Y. Z. c'est de l'absinthe verte dans de l'alcool.

Celui qui veut faire prendre de l'absinthe pour de l'oxygène est un imposteur.

Celui qui vend de l'absinthe en faisant croire que c'est de l'oxygène est un voleur.

Celui qui fait boire de l'absinthe et de l'alcool en faisant croire que c'est de l'oxygène bienfaisant, cet homme est un empoisonneur et un assassin.

Les lois sont ainsi faites que si je dis que X. Y. Z est un imposteur, un voleur, un assassin, je puis être condamné même si X.Y.Z. a menti, volé, assassiné : l'argent et la richesse acquis en mentant, en volant, en assassinant...

Mais je pourrais être poursuivi si j'en disais trop long.

III. — L'AIDE MORAL

Il ne suffit pas de donner au tuberculeux l'aide médical et l'aide en argent.

Il est un secours bien plus important que l'argent pour le tuberculeux, c'est l'aide moral.

Riches qui donnez l'or à pleines mains, ajoutez un peu de votre pensée, un peu de vos encouragements, un peu de vos bonnes paroles, un peu de votre cœur.

Vous savez donner, votre intelligence cultivée et raffinée vous inspire la parole juste qui frappe au cœur.

Femmes riches qui voulez faire le bien, montez une maison de travail. Dirigez un atelier pour donner à manger à vos protégées tuberculeuses, pour leur donner aussi le pain intellectuel, les consolations, les encouragements, le travail qui élève et qui honore.

Vous ne gagnerez pas d'argent dans cette entreprise commerciale. Vous en perdrez probablement. Chaque année vous aurez un déficit de plusieurs milliers de francs. Ce sera votre charité.

Mais vous aurez donné du travail à de pauvres tuberculeuses. Vous leur aurez permis de travailler dans la mesure de leur pouvoir, deux heures par jour si elles ne peuvent davantage. Vous ne leur demandez rien si elles ne peuvent rien donner.

Mais vous aurez fait la charité intelligente, vous aurez fait la charité du cœur, c'est la plus louable. C'est celle qui, bien mieux que l'argent, sauve les malheureux et les ramène à la joie de vivre, d'espérer et d'aimer.

IV. — QUESTION SOCIALE DE L'ALIMENTATION

Prescription du médecin au tuberculeux.

Viandes rôties, grillées, lait, œufs, suralimentation.

Ne rien faire, ne pas travailler, se reposer toute la journée.

Aller habiter à la campagne pour respirer un bon air.

Pour satisfaire à ces prescriptions, il faut être riche.

Comment prescrire des viandes grillées celui qui n'a pas de pain.

Comment conseiller de ne pas travailler à celui qui n'a que son travail pour vivre.

Comment dire d'aller à la campagne à celui qui ne peut pas payer son loyer.

La question sociale est d'une importance capitale pour le tuberculeux.

Souvent le tuberculeux est malade à cause des conditions cruelles que lui impose la société.

Dans la lutte pour l'existence qu'il doit soutenir contre

tous, il ne trouve pas de travail pour gagner sa vie, pour gagner de quoi manger, et il meurt de faim.

N'ayant pas de quoi manger, ou se privant d'aliments nécessaires, il est affaibli ; il est envahi par les germes de maladie et succombe à la tuberculose.

Est-ce à dire que les tuberculeux sont à abandonner parce qu'ils sont faibles dans la lutte pour l'existence.

Loin de là.

Tout se transforme et évolue. La société se transforme et les individus qui ont reçu une éducation pour un genre de vie datant d'hier, n'ont pas reçu l'éducation pour le genre de vie de demain.

L'individu qui sait vivre à la campagne ne sait pas vivre à la ville. Souvent il réussit dans cette nouvelle existence car il suit l'exemple de ses parents, de ses amis ou de ses voisins.

Mais l'individu isolé, sans parents, sans ami, sans aide, se trouve dans la grande ville en butte a des difficultés qu'il ne peut surmonter.

Du travail, il frappe à cinquante portes sans en trouver. Il use ses forces à chercher.

Il use sa volonté, sa force morale à résoudre un problème qu'il ne peut solutionner. Vaincu, abandonné, il devient tuberculeux et meurt.

A côté de la thérapeutique et des conseils d'hygiène. il y a le côté social à traiter.

Ordonner des viandes grillées et la suralimentation n'aboutiront à rien pour bon nombre de tuberculeux.

La charité pourra donner beaucoup d'argent et guérir beaucoup de tuberculeux. Cela ne suffit pas

Il est un autre aide, une autre charité à donner aux tuberculeux. Il faut leur faire la charité morale. Cette charité morale ne consiste pas seulement en de bonnes paroles; elle consiste surtout dans la direction morale du tuberculeux, à lui procurer du travail, à lui donner de quoi manger, de quoi vivre, e quoi être heureux par ses propres ressources.

L'aide, le conseiller, la femme charitable qui auront

assez de vertu pour entreprendre cette tâche devront s'armer de patience, d'abnégation et d'idéal.

Ils devront faire le bien pour le bien.

Ils ne devront pas attendre de récompense de la part de l'obligé. Ils ne devront ni la rechercher, ni la demander, ni la provoquer.

Que la main qui donne soit inconnue, et la charité sera mieux faite. Celui qui reçoit n'aura pas honte. Il y en a tant qui aiment mieux mourir que tendre la main.

Que la main qui donne ne cherche pas le remerciement; il y en a qui sont fiers et ce n'est pas un motif pour les laisser mourir.

Que la main qui donne ait l'air de ne pas donner, qu'elle paraisse recevoir un service, et la charité sera complète, la charité du cœur s'ajoutera à celle de l'argent.

Comment faire?

Donner du travail aux tuberculeux qui peuvent travailler, aux tuberculeux qui peuvent avoir la santé par le travail.

Une difficulté à surmonter est celle-ci.

Quelquefois le tuberculeux a mauvais caractère.

Il manque de souplesse. Il a l'esprit de contradiction.

Il a encore d'autres défauts. C'est pour cela qu'il est devenu tuberculeux. Il n'a pas su par exemple se plier à l'autorité d'un patron qui l'a renvoyé.

Il n'a pas su ménager la chèvre et le chou, il a manqué de diplomatie, il a un caractère entier, il a dit ce qu'il pense sans ménagement, il s'attire des inimitiés.

C'est que son éducation n'est pas faite.

Vous, riches, fortunés, qui avez été en classe jusqu'à l'âge de vingt ans et plus, vous avez eu de nombreux professeurs qui vous ont appris à parler, à écrire, à penser. Vos professeurs ont été variés, les uns vous ont appris les langues étrangères; d'autres le calcul qui apprend à raisonner; d'autres la vie pratique et matérielle, coudre, faire la cuisine, etc.; d'autres enfin les arts, le dessin, la musique, le chant.

Et ce n'est pas parce que vous êtes d'une essence supérieure que vous êtes dans une situation intellectuelle élevée. C'est que vos parents ont eu l'argent et l'intelligence nécessaires pour vous donner une bonne et solide éducation.

Mais si vous aviez été l'enfant trouvé, livré aux vicissitudes de la vie, sans argent, sans éducation, sans intelligence protectrice, vous seriez peut-être l'égal des malheureux que vous secourez, et les défauts que vous leur trouvez, vous les auriez à leur place.

Aussi, faites le bien quoi qu'il arrive, à tous, aux ingrats comme aux reconnaissants.

Et quel mérite aurez-vous de faire le bien aux personnes reconnaissantes, à celles qui iront porter votre nom et vos bienfaits en tous lieux, à ceux qui vous rendront sous une autre forme le bienfait rendu.

Vous aurez alors un mérite restreint, ou quelquefois vous n'aurez aucun mérite, vous aurez fait le bien par vanité.

Mais si vous faites le bien à un ingrat, soyez heureux de rencontrer cet ingrat. Vous avez fait le bien, sans attendre de récompense, par mérite personnel, par vertu innée, et le mal que vous voyez n'a pas de prise sur vous ; l'ingratitude que vous constatez ne vous émeut pas, elle ne sollicite pas en vous de mauvaises passions, de mauvaises idées, car vous n'êtes pas capable de mal.

Faites le bien sans espoir de récompense et vous serez sage.

La Société doit donner à manger au tuberculeux.

La Société doit guérir le tuberculeux ; puis elle doit le protéger et le suivre une fois guéri, lui favoriser le travail et lui permettre une existence possible.

TABLE DES MATIÈRES

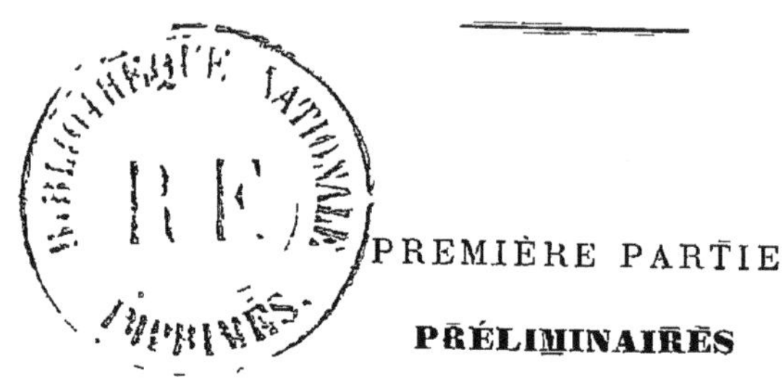

PREMIÈRE PARTIE

PRÉLIMINAIRES

CHAPITRE PREMIER. — **Expose.**

CHAPITRE II. — **Definition.**

DEUXIEME PARTIE

CLASSIFICATION DES ALIMENTS SUIVANT LEUR FACILITÉ A ÊTRE DIGÉRÉS

CHAPITRE PREMIER. — **Aliments très faciles à être digerés**

CHAPITRE II. — **Aliments faciles à être digérés.**

CHAPITRE III. — **Aliments communs digérés par un estomac sain et robuste.**

CHAPITRE IV. — **Aliments difficiles à être digérés.**

TROISIEME PARTIE

CLASSIFICATION DES ALIMENTS SUIVANT LEUR EFFET UTILE

CHAPITRE PREMIER. — Classification.

CHAPITRE II. — Aliments azotés. — Albuminoides.

CHAPITRE III. — Aliment charbon. — Hydrocarbonés.

CHAPITRE IV. — Sels.

CHAPITRE V. — Aliments-medicaments.

CHAPITRE VI. — **Huile de foie de morue.**

CHAPITRE VII. — **Le tannin.**

QUATRIÈME PARTIE

SERVICE DE L'ALIMENTATION

CHAPITRE PREMIER. — **Le repas.**

CHAPITRE II. — **Le cuisinier.**

CHAPITRE III. — La table.

CINQUIEME PARTIE

RÉSULTATS DE L'ALIMENTATION

CHAPITRE PREMIER. — Obstruction alimentaire.

CHAPITRE II. — Diathèse azotée.

CHAPITRE III. — Diathèse graisseuse

CHAPITRE IV. — **Albuminurie et diabète.**

CHAPITRE V. — **Régimes.**

CHAPITRE VI. — **Hygiène des dyspeptiques.**

CHAPITRE VII. — **Essai de physiologie.**

SIXIEME PARTIE

LA QUESTION SOCIALE DE LA TUBERCULOSE

10 4-06. — Tours, imprimerie E ARRAULT et Cie

OUVRAGES DU DOCTEUR COSTE DE LAGRAVE

Le docteur Coste-de Lagrave, persuadé que l'éducation du tuberculeux est le meilleur procédé pour combattre l'épidémie tuberculeuse, a fait paraître dans ce but une série de publications, dont le titre seul indique le sujet traité.

Les médecins, eux aussi, retireront le plus grand bénéfice de cette lecture.

Guérison de la tuberculose, *seconde édition*	6 fr. »
La Journée du tuberculeux, 1903	1 fr. »
Le Thermomètre en tuberculose, 1903	1 fr. »
Exercices de respiration, 1903	1 fr. »
Premiers Préceptes aux tuberculeux, 1903. . . .	1 fr. »
Le Sanatorium-école, 1904.	1 fr. »
Pourquoi les tuberculeux meurent-ils à la ville, à la campagne, au sanatorium. 1904.	1 fr. »
La Cure de repos pour le tuberculeux, 1905 . . .	2 fr. »
Les Raies de feu (*Communications au Congrès de la Tuberculose de Paris*, octobre 1905).	0 fr. 50
Comment prendre l'huile de foie de morue et le tannin, 1906.	4 fr. 50
Hygiène alimentaire du tuberculeux, 1907 . . .	7 fr. 50
Le Vade-mecum du tuberculeux, 1907.	3 fr. 50
La Question sociale de la Tuberculose, 1907 . . .	2 fr. 50

Pour paraître prochainement :

La Cure d'air pour le tuberculeux.

La Cure de froid pour le tuberculeux.

CHEZ MALOINE, ÉDITEUR
25-27, RUE DE L'ÉCOLE-DE-MÉDECINE, PARIS

10-4-06 — Tours, Imp. E. ARRAULT et Cie.

www.ingramcontent.com/pod-product-compliance
Ingram Content Group UK Ltd.
Pitfield, Milton Keynes, MK11 3LW, UK
UKHW021841190726
13855UKWH00001B/81